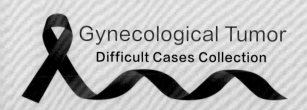

Gynecological Tumor
Difficult Cases Collection

妇科肿瘤疑难病例集锦

主　编　孙　力　王桂香

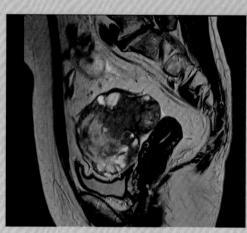

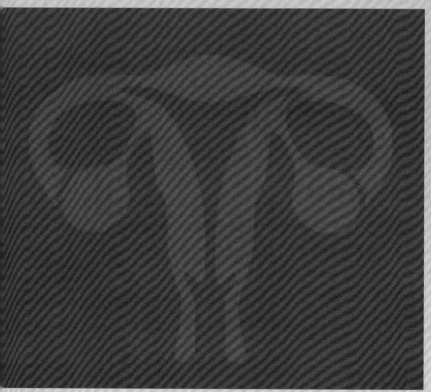

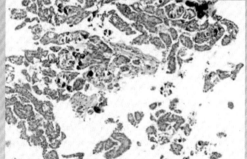

中华医学电子音像出版社
CHINESE MEDICAL MULTIMEDIA PRESS
北　京

图书在版编目（CIP）数据

妇科肿瘤疑难病例集锦 / 孙力，王桂香主编. —北京：中华医学电子音像出版社，2024.5

ISBN 978-7-83005-385-7

Ⅰ.①妇… Ⅱ.①孙…②王… Ⅲ.①妇科病－肿瘤－病案 Ⅳ.①R737.3

中国国家版本馆CIP数据核字（2024）第078004号

网址：www.cma-cmc.com.cn（出版物查询、网上书店）

妇科肿瘤疑难病例集锦
FUKE ZHONGLIU YI'NAN BINGLI JIJIN

主　　编：孙　力　王桂香
策划编辑：薛瑞华　鲁　静　代明燕
责任编辑：赵文羽
责任印刷：李振坤
出版发行：中华医学电子音像出版社
通信地址：北京市西城区东河沿街69号中华医学会610室
邮　　编：100052
E-Mail：cma-cmc@cma.org.cn
购书热线：010-51322635
经　　销：新华书店
印　　刷：廊坊市佳艺印务有限公司
开　　本：889mm×1194mm　1/16
印　　张：17.5
字　　数：500千字
版　　次：2024年5月第1版　2024年5月第1次印刷
定　　价：289.00元

内 容 提 要

本书以"妇科肿瘤疑难病例剖析"为主题,收录了大量妇科肿瘤领域内典型或疑难、复杂的临床案例,并邀请知名专家对其进行多层次、多维度的剖析,对每个病例的诊疗经过、治疗方案选择、治疗效果、不良反应及预后情况进行详细阐述;同时结合妇科肿瘤规范化诊疗指南及最新的研究进展,对病例进行全方位点评和解读。

本书共分为5个部分,包括卵巢恶性肿瘤篇,子宫颈恶性肿瘤篇,子宫恶性肿瘤篇,外阴、阴道恶性肿瘤篇,以及特殊病例篇,旨在通过对病例的深入解析,帮助妇科医师更好地理解妇科肿瘤领域的复杂性,拓展其临床诊治思维,提高业务水平,以期为患者提供更加个性化、有效的治疗方案。

本书适合妇科,尤其是妇科肿瘤专业的临床工作者学习。

编委会

我非常高兴看到由孙力教授、王桂香教授主编的《妇科肿瘤疑难病例集锦》一书的出版，本书内容实用性强，必将受到同仁的欢迎。

我对本书的体会有两点：①坚持以临床实践为主。本书选取的病例非常有参考价值，从诊断到治疗均是作者长期工作经验的总结，也有一些对新研究成果的运用。②坚持以本院病例为主，但不乏旁征博引，始终突出自己的特点又符合国情，保持了这本书的特色，使之成为妇科肿瘤临床医师的有益参考。

在这本书中，我感受到了医师对患者的关爱和责任，体现了以患者为中心、人民至上的医院文化。

本书主编在妇科肿瘤治疗领域耕耘多年，在临床工作及相关研究方面积累了丰富的经验。我也希望本书的著作者以及后来者们，继续不断积累经验、深入研究，造福更多的妇科肿瘤患者！

我非常愿意把这本书推荐给妇科肿瘤工作者。

马丁

中国工程院院士

华中科技大学同济医学院附属同济医院妇产科学系主任

2024年4月

随着医疗技术的进步，妇科肿瘤诊治水平也在不断提高，但在诊治疑难病例时，我们仍然面临着困难和挑战。这些疑难病例不仅需要我们全面了解并深入分析患者的病情，更需要根据最新的研究成果为患者进行"个体化定制"。

《妇科肿瘤疑难病例集锦》正是在此临床需求背景下应运而生，给缺少妇科疑难肿瘤病例诊治经验的医师提供了一本很好的参考书。

中国医学科学院肿瘤医院深圳医院（简称"深圳医院"）妇科建科7年来，已成功诊治大量疑难病例。本书是对以上疑难病例诊治经验的总结和提炼，凝聚了深圳医院妇科肿瘤专家团队的心血，是集体智慧的结晶。

纵观书中每个病例的诊疗过程，可以看到医学专家们秉持认真负责的态度对待每一位患者，应用多学科诊疗模式对病例进行多层次、多维度剖析，在遵循治疗指南的同时也积极运用新理论、新技术来解决临床治疗中的难点。

在本书的编写过程中，老中青三代学者密切协作，将临床与研究深入结合，使妇科肿瘤诊治水平又提升到一个新的台阶。希望本书的出版能为妇科肿瘤医师、患者带来诸多益处，同时也希望本书能为广大临床医师和肿瘤研究工作者提供新的思路。

为此书作序，以表达我对本书编者的敬意，正是因为他们的辛勤工作和无私奉献，才使得这些宝贵经验得以分享，相信这些经验汇集成书必将对妇科肿瘤临床医师有很大帮助。

吴令英

中国医学科学院肿瘤医院妇瘤科主任

2024年4月

序　三

受邀为《妇科肿瘤疑难病例集锦》作序，我深感荣幸。这本书汇集了来自前沿医疗实践的洞见，展示了医疗团队面对挑战时的专业精神和创新努力。作为一位长期致力于妇科肿瘤领域诊治和研究的专业人员，希望通过这篇序，分享我对这些病例的专业观察，以及这些病例对现代医疗实践意义的看法。

妇科肿瘤学是一个充满挑战与未知的领域，涵盖多种疾病，不仅探讨疾病本身的复杂性，还涉及复杂的病理和生理过程，以及遗传和环境因素的影响。在临床实践中，我们时常会遇到一些疑难病例，其特点是病情复杂、诊断困难、治疗棘手。为了给患者提供最合适的治疗方案，仅依靠经验和直觉是远远不够的。这要求临床医师具备扎实的医学知识、对疾病的深层次理解，以及对最新的诊断和治疗技术的精通。本书通过详尽分析妇科肿瘤领域的疑难案例，旨在提供一个实用的参考资源，助力医师深化对该领域的认识，并能够制定出基于证据的个性化治疗方案。

仔细阅读本书，我感到非常欣喜。这些病例不仅丰富了我们的经验，还激发了我们的思考，为我们提供多重启发。治疗的细节或许简略，但背后反映出医疗团队的全心投入和不懈努力。这些病例之所以珍贵，不仅因为病例的独特性，还因为其见证了医师的承诺：全力以赴，为患者寻求最佳治疗方案。回顾过去的工作，让我想到"历经千辛万苦，方显真金本色"这句话，作者团队的努力和坚持终将铸就价值。

希望这本书能为年轻的妇科肿瘤医师提供启示与辅助，助力提升妇科肿瘤的防治和诊疗水平。本书即将发布，期待广大读者能够充分利用这一宝贵资源，结合个人的临床实践经验，进一步提升处理妇科肿瘤疑难病例的专业技能。

向阳

中国医学科学院北京协和医学院妇产科学系副主任

2024年4月

前　言

　　妇科肿瘤学是一个充满挑战与疑难的领域，它涉及众多复杂的病理生理过程，同时又受到环境和遗传等多种因素的影响。在临床实践中，我们时常会遇到一些疑难病例，它们的特点是病情复杂、诊断困难、治疗棘手，需要我们运用丰富的专业知识和经验进行深入研究和解决。

　　2017年，肩负着国家癌症中心优质医疗资源下沉的使命，我们从北京来到深圳，成立了中国医学科学院肿瘤医院深圳医院。我们日夜兼程、风雨无阻，挽救了无数陷于绝境的患者。在医院成立7周年之际，我们将这类疑难病例进行汇集和解析，希望通过真实的病例展示，帮助读者更好地理解妇科肿瘤的复杂性，掌握处理疑难病例的策略和方法。

　　全书精选了40余个我院具有代表性的妇科肿瘤疑难病例，每个病例都详细描述了患者的病史、体格检查、实验室和影像学检查结果，并进行深入的临床分析和指南循证参考。同时，我们还邀请多位在妇科肿瘤领域具有丰富经验的专家进行点评，他们结合自己的实践经验，对每个病例进行了全面的总结和讨论。

　　在回顾病例的过程中，我们从心底升腾出一种敬佩与感动。对于治疗的描述可能只有只言片语，但却承托着一群医者无限的心血与付出。这些病例是珍贵的，也是不可复制的。我们身为纯粹的医者，为每一位患者的治疗都倾注了大量的心血，力求做到尽善尽美。现在，回头看看我们走过的脚印，正如诗中所言，"千淘万漉虽辛苦，吹尽狂沙始到金"。

　　本书的编写过程历时数年，期间得到多位妇科肿瘤领域专家的支持和协助。在此，向他们表示衷心的感谢，感谢各位专家无私的付出，你们是我们成长路上的引路人！同时，我们也希望本书能够对广大年轻妇科肿瘤医师有所启示和帮助，为提高妇科肿瘤防治及诊疗水平做出贡献。

　　在本书即将付梓之际，我们希望广大读者能够充分利用本书提供的宝贵资料，结合自己的临床实践经验，不断提高处理妇科肿瘤疑难病例的能力。同时，我们也欢迎广大读者对本书提出宝贵的意见和建议，以便我们在今后的工作中不断完善和提高。

主　编　孙　力　王桂香

2024年3月

目 录

第一部分
卵巢恶性肿瘤篇

病例1 卵巢低级别浆液性癌并腹腔镜 穿刺孔种植转移1例

作者 邓少琼 盛修贵

点评 孙 力

【关键词】

卵巢低级别浆液性癌；腹腔镜穿刺孔种植转移

【病史及治疗】

➢ 患者，51岁，孕2产1。否认肿瘤家族史。

➢ 2018-04-17起无诱因出现腹部膨隆，未予重视及处理。

➢ 2018-07因"腹胀加重"于外院行彩色多普勒超声检查显示盆腔囊实性包块，大小约 14 cm×6 cm，糖类抗原125（carbohydrate antigen 125，CA125）134.8 U/ml。

➢ 2018-07-12外院行腹腔镜探查，术中见肿瘤广泛种植，仅行活检，术后病理显示卵巢低级别浆液性癌。

➢ 2018-07-31外院正电子发射计算机断层显像（positron emission tomography-computed tomography，PET/CT）显示：①腹盆腔多发病灶代谢活跃，标准化摄取值（maximal standard uptake value，SUV）约为11.2，较大者约10.7 cm×15.0 cm×10.8 cm，部分病灶与双侧附件、子宫、邻近肠管、肝、脾分界不清，考虑卵巢癌伴播散种植转移；②双侧髂血管旁、腹主动脉旁、膈上、右内乳区、右锁骨上多个肿大淋巴结代谢活跃，考虑转移；③前腹壁（两侧腹腔镜入路周围）片状影代谢较活跃，疑种植转移；④双侧胸腔少量积液。

➢ 2018-08-01、2018-08-22外院给予"紫杉醇＋卡铂"方案化学治疗（简称"化疗"）2个周期，具体剂量不详。疗效评估为病情稳定（stable disease，SD）。

➢ 2018-09-26予"多柔比星脂质体＋卡铂"方案化疗1个周期。

➢ 外院多学科讨论（multi-disciplinary treatment，MDT）认为无法达到满意减瘤，建议继续化疗。患者及其家属要求商议后再决定。

➢ 2018-10-17患者因"盆腔低级别浆液性癌新辅助化疗3个周期后21天"初次就诊于中国医学科学院肿瘤医院深圳医院（以下简称"我院"）。

➢ 入院体格检查（简称"查体"）显示，生命体征平稳，腹部膨隆；原腹腔镜穿刺孔处可见隆起，高出体表约3 cm，表面皮肤红肿，无破溃；触诊穿刺孔处不规则质硬肿物，与周围组织分界不清，左侧腹壁处大小约8 cm×5 cm，右侧腹壁处大小约6 cm×5 cm，脐周大小约3 cm×3 cm，均活动度差。妇科检查显示，外阴、阴道、子宫颈（简称"宫颈"）正常；盆腔可及巨大肿物，上界达脐，两侧达盆壁，活动度差。

➤ 2018-10-18肿瘤标志物显示，CA125 129.8 U/ml，人附睾蛋白4（human epididymis protein 4，HE4）＞1500 pmol/L。

➤ 2018-10-18胸部、腹部、盆腔计算机体层成像（computed tomography，CT）（图1-1）显示：①腹盆腔、腹膜（包括肝、脾包膜）可见多发结节及肿物影，较大者位于盆腔，形态不规则，大小约13.9 cm×10.1 cm，部分病灶与子宫、双侧附件、邻近肠管、肝、脾分界不清，病灶内可见钙化灶，部分同前相仿，部分较前增大，结合病史，倾向卵巢癌并腹、盆腔广泛播散转移；②双侧前腹壁区（腹腔镜入路周围）可见不规则片状高密度影，与腹壁肌层分界欠清，左侧最大截面约7.8 cm×4.8 cm，右侧最大截面约5.1 cm×4.6 cm，且明显增大，考虑为转移瘤，累及腹壁肌层；③左侧肾上腺增粗，左肾小囊肿，胆囊、胰腺、右侧肾上腺及右肾未见明显异常，膀胱受推移改变，子宫内可见节育环影，部分层面与肿物分界欠清；④双肺内未见明显结节及肿物，纵隔及双肺门未见明显肿大淋巴结影，双侧胸腔及心包未见明显积液。

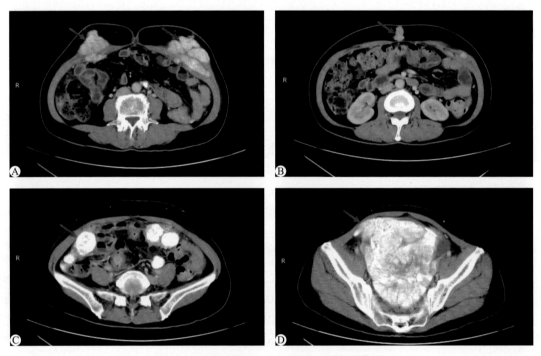

图1-1　胸部、腹部、盆腔CT显示多发转移瘤
注：A.双侧前腹壁区病灶；B.脐部病灶；C.腹腔病灶；D.盆腔病灶。箭头所指处为病灶。

➤ 2018-10-19盆腔肿物及右侧锁骨上淋巴结穿刺细胞学病理显示，（盆腔肿物）纤维组织内见腺癌浸润，大部分呈乳头及微乳头状结构，伴沙砾样钙化，形态符合低级别浆液性乳头状癌。（右颈部淋巴结）少许纤维脂肪组织，内见局灶腺癌组织浸润（形态同盆腔肿物），伴少许钙化。免疫组织化学（简称"免疫组化"）结果显示（图1-2），雌激素受体（estrogen receptor，ER）（90%＋）、Ki-67（热点区20%＋）、P16（少数局灶＋）、P53（部分＋）、PAX8（部分＋）、孕激素受体（少许弱＋）、WT-1（＋）。

【病史及治疗续一】

➤ 2018-10-26给予"多柔比星脂质体（40 mg，第1天）＋卡铂（600 mg，第2天）"方案化疗

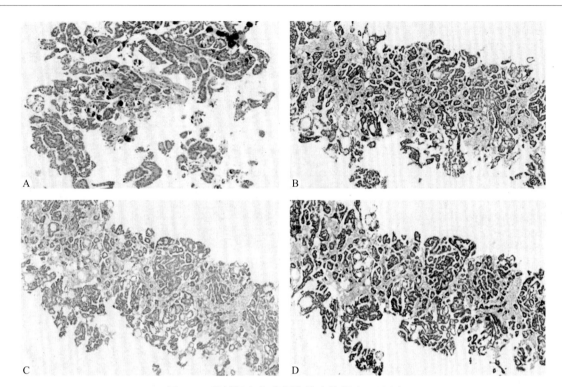

图1-2　穿刺标本免疫组化检查结果（×200）

注：A. HE染色；B. ER（＋）；C. WT-1（＋）；D. PAX8（＋）。

1个周期。疗效评估为SD。

> 2018-11-15本院MDT认为患者后续可行方案包括：①手术，这是Ⅱ～Ⅳ期卵巢低级别浆液性癌的首选治疗方式，患者年轻、身体条件好且手术意愿强烈，同时我院拥有强大的MDT手术团队可以支持手术；②化疗，但其对卵巢低级别浆液性癌的作用有限，且患者新辅助化疗4个周期后肿瘤消退不明显。经充分评估、讨论，拟行初次卵巢肿瘤细胞减灭术。

> 2018-11-21行初次卵巢肿瘤细胞减灭术（经腹子宫全切＋双侧附件切除＋盆腔肿瘤＋脾周肿物＋大网膜＋部分直肠乙状结肠切除＋肠造口＋腹壁肿瘤切除＋腹壁缺损修补）。术中探查发现，盆腔见一直径约20.0 cm的囊实混合性肿物，固定于两侧盆壁，表面与部分网膜及肠管粘连，与膀胱致密粘连，肿瘤包绕子宫及双侧附件，致其无法暴露；肠管表面及肠系膜表面多发小结节，较大者直径约1.0 cm；脾下方见一大小约3.0 cm×4.0 cm肿物，与大网膜致密粘连、包裹；双侧膈下表面多发散在大小约0.2 cm的结节；肝、胆囊、脾、肾、大网膜均未触及异常肿物，盆腹腔未扪及肿大淋巴结。手术较为困难，残余肿瘤直径＜1.0 cm（R1），位于脾区及膈下。术后恢复顺利（图1-3）。

> 2018-11-30石蜡病理显示，（全子宫＋盆腔肿物）双侧卵巢低级别浆液性乳头状癌，伴大量砂粒体形成，可见多灶脉管瘤栓，未见明确神经侵犯。肿瘤累及外肌层（＜外1/2层）。（双侧输卵管组织、双侧子宫旁组织、盆腔肿物、大网膜、脾区肿物及脐窝肿物）肿瘤细胞无明显退变，符合轻度治疗反应。子宫内膜呈萎缩性改变。宫颈及宫颈管内膜组织、宫颈管间质内可见脉管瘤栓。（部分阴道）鳞状上皮黏膜组织基底切缘见癌累及。（右侧腹壁结节、左侧腹壁结节）皮肤真皮、皮下纤维脂肪及横纹肌内见低级别浆液性乳头状癌浸润。（部分直肠及部分乙状结肠及肿物）肠壁中见低级别浆液性乳头状癌累及，部分肿物侵犯浆膜达深肌层；部分肿物侵透肠壁肌层达黏膜下层，局部侵及黏膜层。上切缘未见癌组织。邻近下切缘浆膜下组织中见少许癌组织累及。淋巴结转移（11/21），包括肠壁淋巴结（3/5）和肠系膜淋巴结（8/16）。pTNM分期为ypT3cN1。

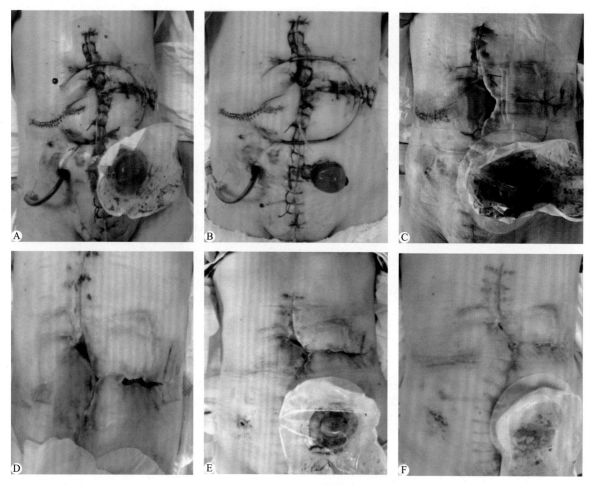

图 1-3　患者术后第 1～6 周腹壁伤口恢复情况

注：A. 术后第 1 周；B. 术后第 2 周；C. 术后第 3 周；D. 术后第 4 周；E. 术后第 5 周；F. 术后第 6 周。

➢ 基因检测显示，*BRCA1/2*、*KRAS*、*BRAF*、*P53*、*PD-L1* 及 *MSH* 等均未检测到变异。

➢ 2018-12-28 给予"多柔比星脂质体＋卡铂"方案化疗 1 个周期，发生Ⅳ度骨髓抑制 [血红蛋白（hemoglobin，Hb）60 g/L，血小板计数（platelet，PLT）30×10^9/L]，给予输血、升血小板治疗。

➢ 2019-01-28 给予"多柔比星脂质体＋奈达铂"方案化疗 1 个周期，发生Ⅲ度骨髓抑制（Hb 76 g/L，PLT 35×10^9/L），给予输血、升血小板治疗。

➢ 2019-02-26、2019-03-26、2019-04-23 给予"多柔比星脂质体＋贝伐珠单抗"方案化疗 3 个周期，疗效评估为部分缓解（partial response，PR）。

➢ 2019-04-23 查肿瘤标志物显示，CA125 19.9 U/ml、HE4 183.8 pmol/L。

【本阶段小结】

卵巢低级别浆液性癌患者早期多无明显症状或以偶然发现的盆腔包块就诊。本例患者最初彩色多普勒超声提示盆腔包块，未进一步行 CT 或 PET/CT 等影像学检查，术前评估欠充分。外院初次治疗前影像学评估欠充分，因手术致腹腔镜穿刺孔种植转移，确诊后选择新辅助化疗。患者初次就诊于本院时，肿瘤已弥漫性盆腹腔转移且穿刺孔种植病灶进展。考虑肿瘤负荷大，故选择继续化疗以期提高手术切除率，但再次化疗 1 个周期后疗效评估为 SD。经我院 MDT 讨论认为，化疗对此患者作用有限。鉴于手术为卵巢低级别浆液性癌的主要治疗方式，且患者一般情况尚可，同时本院拥有强大的MDT团队支持，经综合评估后决定行初次卵巢肿瘤细胞减灭术；因肿瘤侵犯腹壁及盆腹腔脏器，需同时行腹壁缺损修补及肠管切除。术中输尿管、盆腹腔大血管损伤风险高，最终联合胃肠外科、肝胆外科、泌尿外科等科室顺利完成手术。

减瘤术后的辅助治疗效果很大程度上取决于疾病分期。由于卵巢低级别浆液性癌病例较少见，缺乏可选化疗方案的有力证据及充分的前瞻性临床研究，故多数化疗方案类推于卵巢高级别浆液性癌。2019年，美国国家综合癌症网络（National Comprehensive Cancer Network，NCCN）指南推荐ⅠA和ⅠB期患者术后观察随访，ⅠC期可选择化疗、观察（2B类）或内分泌治疗（2B类）；对于Ⅱ~Ⅳ期患者术后支持以铂类药物为基础的化疗，包括紫杉醇/卡铂、多柔比星脂质体/卡铂，然后进行内分泌治疗（2B类），如使用来曲唑、他莫昔芬等。抗血管生成治疗卵巢低级别浆液性癌的有效性尚缺乏明确的临床获益证据，仅有小样本回顾性研究显示，贝伐珠单抗联合化疗可获得47.5%的客观反应率。本例患者在术后行以铂类药物为基础的2个周期化疗中出现严重骨髓抑制，后续改用"多柔比星脂质体＋贝伐珠单抗"方案化疗3个周期，肿瘤标志物降至正常，疗效评估为PR。

【病史及治疗续二】

➢ 2019-04-23患者开始口服来曲唑（2.5 mg，1次/天）进行内分泌治疗。

【本阶段小结】

本例患者初次卵巢肿瘤细胞减灭术达到R1切除，术后按期给予"多柔比星脂质体＋铂类/贝伐珠单抗"方案治疗，疗效评估为PR。根据美国NCCN指南推荐和Gershenson等的回顾性研究结果，选择应用来曲唑进行内分泌治疗。

【病史及治疗续三】

➢ 2020-03-12查肿瘤标志物显示，CA125 111.5 U/ml，HE4 206.2 pmol/L。颈部、胸部、腹部、盆腔CT显示：①腹盆腔、腹膜（包括肝、脾包膜）及左下腹壁多发增厚并钙化影，同前大致相仿，现较厚处约0.9 cm，倾向腹膜转移。②双侧前腹壁术后改变，左侧前下腹壁肠管造口术后改变，盆腔术后改变，子宫、附件缺如，直肠吻合口与阴道残端分界欠清；骶前间隙见条索状、片状软组织密度影，较大层面大小约3.9 cm×2.6 cm，与周围肠管分界欠清，必要时结合盆腔磁共振成像（magnetic resonance imaging，MRI）。③肝顶部新见小结节，直径约0.8 cm，需警惕转移；双侧输尿管中上段稍扩张，输尿管远段于髂总动脉水平与增厚腹膜分界欠清，考虑腹膜转移累及双侧输尿管远段，伴双侧输尿管中上段扩张。④胆囊、胰腺、右侧肾上腺、右肾、膀胱未见明显异常；双肺内未见明确结节或实变。⑤双侧后下胸膜局部结节样增厚，较厚处约0.9 cm，倾向胸膜转移。⑥左前心包横膈组见散在稍大淋巴结，较大者短径约0.6 cm，建议随诊观察。⑦纵隔及双肺门未见肿大淋巴结；双侧胸腔及心包未见明显积液。⑧鼻咽、口咽、喉咽、双侧涎腺及甲状腺未见明显异常；双侧颈部未见明显肿大淋巴结。疗效评估为疾病进展（progressive disease，PD）。

➢ 2020-03-13调整为口服"来曲唑（2.5 mg，1次/天）＋他莫昔芬（10.0 mg，1次/天）"方案进行内分泌治疗。

➢ 2020-05患者出现反复低热、恶心，自行停用来曲唑和他莫昔芬。

【本阶段小结】

患者距末次化疗11个月后，复查肿瘤标志物升高，影像学检查提示骶前复发，疗效评估为PD，考虑复发性卵巢低级别浆液性癌对于常规化疗反应率低；并且文献报道对于ER（＋）的卵巢浆液性癌患者，ER表达越强，治疗效果越好，但长期服用者恶心、潮热等不良反应的发生率随之升高。本例患者免疫组化显示ER 90%强阳性，故最终选择采用"来曲唑＋他莫昔芬"方案治疗，但患者因药物不良反应而自行停药。

【病史及治疗续四】

➤ 2020-05-25查肿瘤标志物显示，CA125 171.7 U/ml，HE4 672.6 pmol/L。

➤ 盆腔MRI显示：①盆腔术后改变，子宫及双侧附件缺如，骶前、阴道残端旁见软组织肿物，大小约5.1 cm×3.9 cm，增强扫描不均匀强化，肿物与盆壁、肠管边界欠清，考虑肿瘤复发或转移。②扫描范围内腹膜多发转移，较前明显进展，部分与盆壁及邻近肠管边界欠清，较大者约3.8 cm×2.2 cm；左下腹壁造口处及腹前壁腹肌内新见多发转移瘤，较大者约1.7 cm×1.3 cm。③双侧髂血管旁多发转移淋巴结，较大者约1.8 cm×1.4 cm，建议随诊观察。④膀胱未见异常；盆腔未见积液。⑤所见范围内骨质未见明确破坏征象；盆壁软组织肿胀。疗效评估为PD。

➤ 2020-06-05给予"贝伐珠单抗＋多柔比星脂质体＋奈达铂"方案治疗1个周期，过程顺利。

➤ 2020-06-12患者出现腹痛，伴肛门坠胀感，排稀便，每天10余次，食欲差。

➤ 2020-06-17颈部、胸部、腹部、盆腔CT显示：①腹盆腔、腹膜（包括肝、脾包膜）及盆壁、左下腹壁肌层多发转移并类结节形成，部分结节内可见稍高密度影，并累及左下腹壁造口处肠管，现腹膜较厚处约0.9 cm，结节内钙化明显。②双侧前腹壁术后改变，左侧前下腹壁肠管造口术后改变，盆腔术后改变，子宫、附件缺如，直肠吻合口与阴道残端分界欠清，阴道残端下方阴道壁增厚；骶前间隙见条索状、片状软组织密度影，与周围肠管分界欠清，可疑累及阴道残端，形成窦道，可见气液平面，较大层面范围约4.9 cm×5.3 cm，范围增大，建议随诊观察。③腹膜转移累及双侧输尿管远段，双肾轻度积水，双侧输尿管中上段稍扩张，较前稍减轻，输尿管远段于髂总动脉水平与增厚腹膜分界欠清。④胆囊、胰腺、右侧肾上腺、膀胱未见明显异常。⑤左前心包横膈组及腹腔、右侧髂血管旁见散在稍大淋巴结，较大者短径约0.7 cm，较前缩小，建议随诊观察。⑥右后下胸膜结节样增厚伴钙化，倾向转移，请结合胸部检查。

➤ 因患者出现肠瘘，家属要求停止抗肿瘤治疗。

➤ 2020-06-30复查肿瘤标志物显示，CA125 32.6 U/ml，HE4 672.6 pmol/L。

➤ 后续因"肠瘘、盆腹腔感染、多器官功能衰竭"，家属放弃治疗，患者于2020-12-21死亡。

【本阶段小结】

患者有2次手术史，盆腔、腹腔解剖结构紊乱，且复发肿物与输尿管、膀胱、肠管关系密切，位于骶前血管丛，活动度差，术中大出血风险极高，经评估无法达到再次满意减瘤。对于复发且无法行满意再次肿瘤细胞减灭术的患者，目前尚无标准的系统治疗方案，临床主要应用化疗、内分泌治疗、靶向治疗、免疫检查点抑制剂治疗（简称"免疫治疗"）及临床试验等。本例患者为铂敏感型复发，但由于无基因突变，MEK抑制剂（MEKi）疗效不确定且费用高，故最终选择贝伐珠单抗联合化疗继续治疗1个周期，疗效评估为PR，但因肠瘘终止抗肿瘤治疗。

【专家点评】

卵巢低级别浆液性癌是一种少见的卵巢癌亚型，表现为低度恶性，病程进展缓慢。患者多无明显症状。影像学检查缺乏典型的超声影像表现，CT检查可提示附件区肿块伴钙化或腹膜存在结节转移钙化灶，最终诊断主要依赖于病理学检查；常表现为ER、PR、WT-1阳性，p53野生型，伴较高的KRAS、BRAF基因突变与表达。无论是初治或复发患者，治疗方式均以手术为主，以最大限度达到无肉眼残留病灶（residual disease，RD）。减瘤术后的辅助治疗选择很大程度上取决于疾病分期。2021年开始，美国NCCN指南已将芳香化酶抑制剂来曲唑等和化疗作为初治手术后的首选，与"紫杉醇＋卡铂±贝伐珠单抗"并列。而对于复发且无法行再次肿瘤细胞减灭术的患者仍无标准的系统治疗方案，主要包括化疗、内分泌治疗、靶向治疗、免疫治疗及临床试验等。复发性卵巢低级别浆液性癌对于常规化疗反应率仅为3.7%。贝伐珠单抗联合化疗可能提高复发患者的治疗反应率，而MEKi等靶向治疗是未来治疗的方向。2022年，美国NCCN指南已推荐复发性低级别浆液性癌患者可选用比美替尼。

本例患者为卵巢低级别浆液性癌Ⅳ期，外院腹腔镜探查后穿刺孔种植转移，肿瘤累及腹盆腔多脏器，肿瘤负荷高，新辅助化疗效果欠佳。经本院MDT团队多维度讨论分析后，提供了合理的个体化诊疗路径和策略，多学科联合手术尽可能达到了满意减瘤。术后补充化疗，并通过内分泌治疗延长患者无疾病进展生存期（progress free survival，PFS）达11个月。

由于本例患者在初始治疗期间对以铂类药物为基础的化疗不敏感，且复发后无法行满意再次肿瘤细胞减灭术，且患者无基因突变，MEKi疗效不确定且费用高，故选择贝伐珠单抗联合以铂类药物为基础的化疗1个周期，疗效评估为PR，提示治疗有效。然而，患者最终因贝伐珠单抗的不良反应而停药。

【指南背景】

1.美国NCCN指南 卵巢低级别浆液性癌好发于年轻患者，通常表现为晚期疾病，但其侵袭性不强，免疫染色WT-1和ER阳性。因对化疗不敏感，卵巢低级别浆液性癌患者不适合进行新辅助化疗。初始治疗为全面分期术。对于ⅠC期选择化疗的患者，化疗后可观察或使用来曲唑或其他激素维持治疗（2B类证据）；对于Ⅱ～Ⅳ期选择化疗的患者，化疗结束后推荐使用来曲唑或其他激素维持治疗；复发后治疗可选择参与临床试验，或使用曲美替尼、比美替尼（2B类证据）、激素治疗，未化疗的患者可进行化疗，或参照上皮性癌铂敏感型复发、铂耐药型复发推荐处理。

2.中国临床肿瘤学会（Chinese Society of Clinical Oncology，CSCO）指南 手术治疗是卵巢低级别浆液性癌的基础。Ⅰ期患者建议行全面分期术；而对于Ⅱ～Ⅳ期患者，减瘤术是标准的初始治疗选择。减瘤术后RD大小是影响患者生存的最重要因素。对于ⅠA期和ⅠB期患者，建议术后观察；对于ⅠC期患者，术后化疗或内分泌治疗也是推荐的治疗方案；对于Ⅱ～Ⅳ期患者，目前铂类药物联合紫杉醇是减瘤术后的首选化疗方案，随后进行内分泌维持治疗（2B级）或单独内分泌治疗（2B级），常用芳香化酶抑制剂。无论是化疗后的维持治疗还是作为单独治疗，内分泌治疗均建议持续至疾病进展或出现不可耐受的毒性。对于复发性卵巢低级别浆液性癌患者则有多种治疗方式选择，包括进行再次肿瘤细胞减灭术、化疗、内分泌治疗、靶向治疗和临床试验等，方案选择需个体化。目前，曲美替尼推荐用于复发性卵巢低级别浆液性癌的治疗，而MEKi、BRAF抑制剂（BRAFi）、贝伐珠单抗对卵巢低级别浆液性癌的有效性尚缺乏临床获益证据。在治疗过程中，应综合兼顾肿瘤情况（分期、分级）和患者意愿，结合MDT团队意向，尽量做到规范化和个体化诊治。

【循证背景】

1.GOG-182研究 对189例卵巢低级别浆液性癌患者的研究资料进行报道并分析，在减瘤术后达到满意减瘤的患者，其中位PFS和总生存期（overall survival，OS）分别为33.2个月和96.9个月，明显高于RD＜1.0 cm组（PFS 14.7个月和OS 44.5个月）、RD＞1.0 cm组（PFS 14.1个月和OS 42.0个月），以上数据差异均具有统计学意义（$P<0.001$）。对于广泛转移性病灶伴有较多严重合并

症的患者，不宜行减瘤术，可先进行新辅助化疗，再考虑行间歇性肿瘤细胞减灭术，但这种情况下观察到的化疗应答率低（＜4%），患者通常预后较差。

2.Gershenson研究　回顾性分析203例Ⅱ～Ⅳ期低级别浆液性癌患者术后联合以铂类药物为基础化疗后的常规观察或应用来曲唑维持治疗的疗效，其中常规观察组133例，维持治疗组70例。研究结果显示，维持治疗组患者的PFS高于常规观察组（64.9个月 *vs.* 26.4个月，$P<0.001$），但患者并未从维持治疗中获得更高的OS（115.7个月 *vs.* 102.7个月，差异无统计学意义）。与常规观察组患者相比，维持治疗组患者的疾病进展风险显著降低［危险比（hazard ratio，*HR*）＝0.44，95%*CI* 0.31～0.64；$P<0.001$］。研究结果提示，化疗联合内分泌治疗可提高患者的生存率。

【核心体会】

手术是卵巢低级别浆液性癌的主要治疗手段，术后根据疾病分期选择后续辅助治疗，但以铂类药物为基础的化疗对此病理类型效果差。由于此类型病例少见，临床应用研究欠缺，目前化疗仍类推于卵巢高级别浆液性癌，而内分泌治疗、免疫治疗、靶向治疗等"去化疗"方案为卵巢低级别浆液性癌患者提供了更多的治疗选择。在今后工作中，医师可进行针对卵巢低级别浆液性癌患者的多中心、前瞻性临床研究，以期提高患者生存质量，同时需重视MDT团队协作，这对疾病的临床诊治及个体化治疗方案的制定至关重要。

【参考文献】

［1］DALTON H J, FLEMING N D, SUN C C, et al. Activity of bevacizumab-containing regimens in recurrent low-grade serous ovarian or peritoneal cancer：a single institution experience［J］. Gynecol Oncol，2017，145（1）：37-40.

［2］GERSHENSON D M, BODURKA D C, COLEMAN R L, et al. Hormonal maintenance therapy for women with low-grade serous cancer of the ovary or peritoneum［J］. J Clin Oncol，2017，35（10）：1103-1111.

［3］SMYTH J F, GOURLEY C, WALKER G, et al. Antiestrogen therapy is active in selected ovarian cancer cases：the use of letrozole in estrogen receptor-positive patients［J］. Clinical Cancer Research，2007，13（12）：3617-3622.

［4］LESKELA S, ROMERO I, CRISTOBAL E, et al. The frequency and prognostic significance of the histologic type in early-stage ovarian carcinoma：a reclassification study by the Spanish group for ovarian cancer research（GEICO）［J］. Am J Surg Pathol，2020，44（2）：149-161.

［5］NICKLES F A, JAVA J, Gynecologic Oncology Group（GOG），et al. Survival in women with grade 1 serous ovarian carcinoma［J］. Obstet Gynecol，2013，122（2Pt1）：225-232.

病例2　卵巢癌ⅠC期复发肝转移免疫治疗1例

作者　邓少琼　孙　力

点评　李晓光

【关键词】

卵巢癌；肝转移；免疫治疗

【病史及治疗】

➢ 患者，52岁，孕2产1。

➢ 2015-10-22因"卵巢癌"在外院行"经腹卵巢癌全面分期术"，达到满意减瘤；术后诊断为卵巢高级别浆液性癌ⅠC2期，给予"紫杉醇＋卡铂"方案化疗6个周期，末次化疗时间2016-03。后定期复查未见明显异常。

【本阶段小结】

本例患者为卵巢癌，行卵巢癌全面分期术，达到满意减瘤，术后诊断为卵巢高级别浆液性癌ⅠC2期。根据2015年美国NCCN指南给予"紫杉醇＋卡铂"方案化疗6个周期，结束治疗后按照随访要求定期复查。

【病史及治疗续一】

➢ 2019-04-18因"右侧肋下缘疼痛"于外院行CT检查显示肿瘤复发，肝肿物穿刺提示卵巢癌肝转移。

➢ 2019-04-25初次就诊于中国医学科学院肿瘤医院深圳医院（以下简称"我院"）。

➢ 2019-04-26查肿瘤标志物显示，CA125 18.2 U/ml，糖类抗原19-9（carbohydrate antigen 19-9，CA19-9）10.3 U/ml，糖类抗原15-3（carbohydrate antigen 15-3，CA15-3）14.2 U/ml，HE4 130.90 pmol/L。

➢ 2019-04-27肠镜检查显示，进镜至距肛门缘21～25 cm处结肠2/3周可见一增生、溃疡性肿物堵塞大部分肠腔，肿物质脆、触之易出血，内镜不能通过。肠镜活检肿物病理显示，肠壁组织内见少量重度挤压退变的癌组织，结合免疫表型及病史，符合高级别浆液性癌累及。

➢ 2019-04-27胸部、腹部、盆腔CT显示：①阴道残端见软组织影，大小约6.5 cm×6.4 cm，密度欠均匀，增强扫描明显不均匀强化，考虑肿瘤复发；②肝多发低密度肿物影，较大者约5.2 cm×4.4 cm，增强扫描呈边缘强化，考虑肝多发转移瘤；③双侧腹股沟区多发肿大淋巴结，较大者短径约1.0 cm，建议随诊观察。腹膜后及腹盆腔散在淋巴结增大，较大者约1.1 cm×0.7 cm，部分需警惕淋巴结转移。会诊外院肝穿刺组织病理显示，少许肝组织中见恶性肿瘤浸润，结合病史及免疫组化结果考虑为分化差的癌，卵巢癌肝转移可能性较大。

➢ 2019-05-05及2019-06-04给予"紫杉醇＋卡铂"方案静脉化疗2个周期,发生Ⅳ度粒细胞缺乏伴发热。

➢ 2019-06-24复查肿瘤标志物显示,甲胎蛋白(alpha fetoprotein,AFP)1674.0 ng/ml,CA125 23.5 U/ml,HE4 178.7 pmol/L,CA19-9 14.9 U/ml,CA15-3 26.8 U/ml。复查胸部、腹部、盆腔CT显示:①阴道残端见软组织影,大小约6.5 cm×6.4 cm,密度欠均匀,增强扫描明显不均匀强化,同前相仿;②肝多发转移瘤,部分较前稍增大,部分同前相仿,现较大者约5.8 cm×5.7 cm;③腹膜后、腹盆腔及双侧腹股沟区多发淋巴结,较大者约1.4 cm×0.7 cm,同前相仿;④前腹壁术区局部薄弱,伴部分肠管疝出。疗效评估为SD。

➢ 2019-07-01患者出现腹胀、呕吐、停止排便,腹部X线片提示不完全性肠梗阻,经讨论后行"剖腹探查＋回肠末端造口术"。

➢ 2019-07-17给予"多柔比星脂质体"静脉化疗1个周期,发生Ⅲ度胃肠道反应,反复出现不完全性肠梗阻,经评估无法耐受后续化疗及靶向治疗。

【本阶段小结】

结合美国NCCN指南推荐,对于铂敏感型复发患者,如经评估能再次达到满意减瘤,则推荐行再次肿瘤细胞减灭术;若无法达到满意减瘤,则可考虑首选以铂类药物为基础的联合化疗或联合贝伐珠单抗,再给予多腺苷二磷酸核糖聚合酶抑制剂[poly(ADP-ribose)polymerase inhibitor,PARPi]或贝伐珠单抗维持治疗。通常情况下,接受再次肿瘤细胞减灭术患者的复发灶多为孤立或寡转移灶,无腹水,无广泛腹膜转移。而对于铂耐药型复发者,首选非铂类单药化疗或与抗血管生成靶向药物的联合化疗。

本例患者在初始治疗结束后37个月复发,为铂敏感型复发,伴盆腹腔及淋巴结多发转移,病灶范围广,经评估无法达到满意减瘤,故选择含铂方案进行化疗。在使用"紫杉醇脂质体＋卡铂"方案化疗的过程中,虽影像学疗效评估为SD,但肿瘤标志物水平仍呈上升趋势,向铂难治型发展。此外,患者化疗后出现严重骨髓抑制,伴不完全性肠梗阻,行回肠末端造口术后不完全性肠梗阻仍反复出现,为靶向治疗的相对禁忌证,以致后续化疗及靶向治疗均无法耐受。

【病史及治疗续二】

➢ 2019-08-09复查肿瘤标志物显示,AFP 1722.0 ng/ml,CA125 15.0 U/ml,HE4 315.8 pmol/L,CA19-9 23.8 U/ml。基因检测提示程序性死亡-配体1(programmed death ligand-1,PD-L1)阴性,肿瘤突变负荷(tumor mutation burden,TMB)仅中度表达,BRCA1/2基因均无突变,同源重组修复缺陷(homologous recombination deficiency,HRD)阴性,未发现免疫治疗负相关基因。

➢ 2019-08-23至2020-04-08给予"帕博利珠单抗(100 mg)"免疫治疗10个周期,在免疫治疗4个周期后复查AFP水平降至正常。CT提示肝转移瘤明显缩小(图2-1)。

➢ 2020-04-25复查CA125升至38.6 U/ml。影像学检查提示盆底肿瘤、腹膜后淋巴结增大。肿瘤疗效评估为PD。

➢ 考虑单药免疫治疗无法控制疾病进展,且患者一般状况较前好转,经评估可耐受静脉化疗,遂于2020-05-18至2020-08-14给予"帕博利珠单抗＋多柔比星脂质体＋卡铂"方案静脉化疗4个周期。发生Ⅰ度胃肠道反应、Ⅱ度骨髓抑制。

➢ 2020-09-02复查CA125降至10.1 U/ml。盆腔MRI(图2-2)显示,盆底肿瘤、腹膜后淋巴结较前明显缩小。疗效评估为PR。

➢ 2020-09-09进行MDT,由放射诊断科、胃肠外科、肝胆外科及泌尿外科参与,讨论结果为

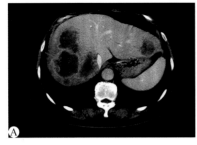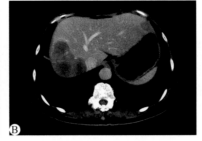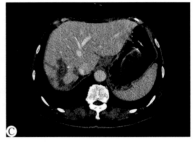

图2-1 CT提示肝转移瘤明显缩小

注：A.2019-06-25 CT（免疫治疗前）；B.2019-11-05 CT（免疫治疗4个周期后）；C.2020-05-11 CT（免疫治疗10个周期后）。

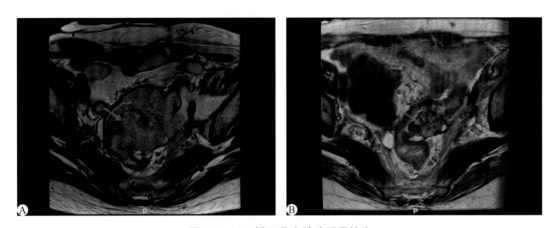

图2-2 MRI提示盆底肿瘤明显缩小

注：A.2020-06-09 MRI（免疫治疗＋化疗前）；B.2020-09-03 MRI（免疫治疗＋化疗4个周期后）。

行多学科联合手术。

【本阶段小结】

因患者无法耐受化疗及靶向治疗，给予帕博利珠单抗免疫治疗10个周期，肿瘤标志物AFP水平呈进行性下降直至正常，肿瘤明显缩小，疗效评估为PR。通过免疫治疗，患者病情获得8个月的临床缓解，为后续继续化疗创造了机会。

经单药免疫治疗10个周期后，患者CA125升至38.6 U/ml；影像学检查提示盆底肿瘤、腹膜后淋巴结增大，疗效评估为PD。单药免疫治疗无法控制疾病进展，且患者一般状况好转，经评估可耐受静脉化疗，遂于2020-05-18至2020-08-14行免疫治疗联合化疗4个周期，肿瘤标志物CA125水平降至正常；影像学评估盆底肿瘤、腹膜后淋巴结较前明显缩小，疗效评估为PR，无腹水。经充分评估后可行减瘤术，遂行再次肿瘤细胞减灭术。

【病史及治疗续三】

➤ 2020-09-21行"膀胱镜下输尿管支架置入＋盆底肿物切除＋直肠切除＋部分乙状结肠切除＋乙状结肠造口＋部分小肠切除＋肠吻合术"。术后病理显示，直肠肿物、部分直肠及肿物、部分乙状结肠3处肠壁内均可见恶性肿瘤累及，结合病史，符合肿瘤复发，形态符合高级别浆液性癌，局部伴软骨肉瘤样分化；未见明确脉管瘤栓及神经侵犯；肿瘤细胞部分退变，伴间质炎细胞浸润，符合治疗后改变（图2-3）。

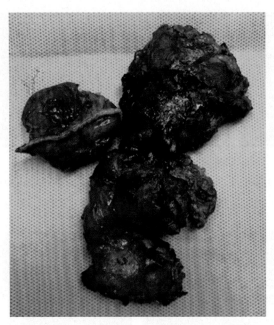

图2-3 手术标本（部分乙状结肠＋直肠＋盆底肿物）

➢ 2020-10-19给予"帕博利珠单抗＋多柔比星脂质体＋卡铂"方案静脉治疗1个周期。

➢ 2020-11-09至2020-11-18给予"帕博利珠单抗＋贝伐珠单抗＋多柔比星脂质体＋卡铂"方案静脉治疗1个周期。

➢ 2020-11-30给予"帕博利珠单抗＋贝伐珠单抗"方案静脉治疗1个周期。

➢ 因第3个周期后出现肉眼血尿，且尿常规显示大量蛋白尿，故停用贝伐珠单抗。2020-12-20给予"帕博利珠单抗＋多柔比星脂质体＋卡铂"方案静脉治疗1个周期。

➢ 2021-01-08复查CA125 11.0 U/ml。颈部、胸部、腹部、盆腔CT显示：①阴道残端左上方腹膜局限性增厚，与邻近小肠、左侧输尿管盆段关系密切，左侧髂腰肌、闭孔内肌略肿胀，术后改变？②胃左、肠系膜、腹膜后周围多发淋巴结，较大者短径约1.6 cm×0.9 cm，部分较前缩小；③肝多发转移瘤，部分融合，形态极不规则，内见浅淡钙化，较大者短径约2.2 cm，部分较前略缩小。疗效评估为SD。

➢ 2021-01-09给予"帕博利珠单抗＋多柔比星脂质体＋卡铂"方案静脉治疗1个周期。肝功能异常，经三类药物联合护肝治疗后无明显好转。

➢ 2020-01-18进行MDT，由妇科、放射诊断科、肝胆外科参与，经全面评估、讨论后，考虑肿瘤治疗效果稳定，且患者肝功能异常，无法耐受继续化疗，可行手术，减轻肿瘤负荷后再行内科抗肿瘤治疗。

➢ 2021-01-25行"腹腔粘连松解＋胆囊切除＋肝多发转移瘤切除术"。术后病理显示，（肝右后叶及肿物、肝5段肿物、肝左外叶肿物、肝左外叶肿物）肝组织内可见大片坏死伴玻璃样改变及钙化，局部可见小灶疑似肿瘤细胞残影，结合病史，符合重度肿瘤治疗后改变（图2-4）。

➢ 因患者肝功能受损无法耐受化疗，经科内讨论，结合术前免疫治疗有效，遂于2021-02-23至2021-04-08给予帕博利珠单抗静脉治疗3个周期，后患者出现皮疹伴重度瘙痒，考虑为免疫不良反应，给予对症处理后暂停治疗。

➢ 2021-06-22复查CA125 125.0 U/ml，较前上升，故加用尼拉帕利（200 mg，1次/天，口服）。

➢ 2021-07患者皮疹及瘙痒缓解，2021-07-03、2021-07-24给予帕博利珠单抗（200 mg）静脉治

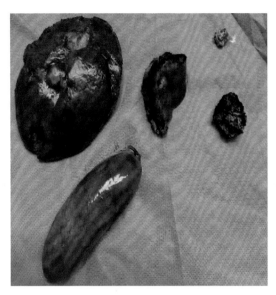

图2-4 手术标本（肝多发转移瘤＋胆囊）

疗2个周期。

> 2021-07-25彩色多普勒超声显示左侧锁骨上淋巴结转移；淋巴结穿刺活检细胞病理学提示高级别浆液性癌转移。疗效评估为PD。

> 2021-08-14至2021-10-14给予"多柔比星脂质体＋奈达铂"方案静脉治疗3个周期。化疗后患者出现严重胃肠道反应伴电解质紊乱、Ⅲ度骨髓抑制；结合肿瘤标志物及影像学检查结果，经科内讨论疗效评估为SD，因严重化疗不良反应，患者无法耐受全身化疗而停止化疗。

【本阶段小结】

患者复发时盆腹腔肿瘤侵犯肝、肠管、膀胱、输尿管达左侧盆壁，伴多处淋巴结转移，无法行二次手术。经免疫治疗、化疗等手段进行抗肿瘤治疗后，肿瘤明显缩小，疗效评估为PR，且患者一般状况好转，结合影像学结果，经MDT充分评估后可达到满意减瘤，遂行"剖腹探查＋盆底肿物切除＋直肠切除＋部分乙状结肠切除＋乙状结肠造口＋部分小肠切除＋肠吻合术"。手术评价达到满意减瘤。

患者通过手术彻底清除盆腔病灶，肿瘤负荷大大减轻，结合既往使用化疗联合免疫治疗有效，故术后继续行免疫联合化疗治疗3个周期。由于病情复杂，再次进行院内MDT，在充分评估肝部肿瘤可达到满意减瘤时，行经腹肝肿瘤切除术，切除范围包括肝右后叶、肝左叶及肝尾叶转移瘤，达到满意减瘤，术后患者恢复良好。术后病理回报，肝组织内可见大片坏死，符合重度肿瘤治疗后改变。术后病理结果表明，免疫治疗和化疗对肝转移瘤有杀伤作用，可使转移瘤缩小，为患者创造减瘤机会，提升后续药物抗肿瘤的疗效。

【专家点评】

纵观本例患者的治疗过程，无论是初始采用帕博利珠单抗单药进行免疫治疗，抑或因肿瘤进展而联合靶向治疗或静脉化疗期间，患者均有良好的耐受度及反应，并未出现严重免疫相关性不良反应。即使在肿瘤进展后，帕博利珠单抗仍表现出较好的应答，使处于肿瘤终末期出现结直肠转移、肝多发转移的耐药型难治性卵巢癌患者获得再次减瘤的机会，并最终达到PR。

目前认为，可预测免疫治疗效果的标志物有PD-L1、微卫星高度不稳定型（microsatellite

instability-high，MSI-H）或错配修复基因缺陷型（deficient mismatch repair，dMMR）、TMB及最近发现的T细胞炎性基因表达谱。在妇科肿瘤方面，对PD-L1在肿瘤及免疫细胞中的表达及TMB表达的研究较多。PD-L1阳性患者在接受程序性死亡受体1（programmed death-1，PD-1）抑制剂治疗后的客观缓解率（objective remission rate，ORR）约为14.3%。因此，仅靠PD-L1检测并不能精确筛选出对抗PD-1/PD-L1抑制剂治疗的受益者。汇总分析发现，肿瘤TMB高的患者对PD-1单抗的疗效更好，但高TMB（TMB＞10 mutations/Mb）在上皮性卵巢癌中的发生率相对较低。本例患者的基因检测结果提示微卫星稳定（microsatellite stable，MSS）、PD-L1阴性、TMB中度表达，且免疫治疗的biomarker均为阴性，使用帕博利珠单抗却显著获益，获得了良好的疗效。结合多重荧光免疫组化提示该患者的CD8$^+$T细胞及自然杀伤细胞（NK细胞）在肿瘤组织中显著浸润，因此，考虑其使用帕博利珠单抗显著获益与T细胞及NK细胞的浸润为免疫治疗提供合适的肿瘤微环境有关，这可能是免疫治疗获益的潜在机制。

【指南背景】

参考美国妇科肿瘤学组（Gynecologic Oncology Group，GOG）的标准，复发性卵巢癌根据无铂间期（platinum-free interval，PFI）的长短进行分型，具体如下：①铂敏感型复发是指对初期以铂类药物为基础的治疗有明确反应，且已经达到临床缓解，前次含铂化疗停用6个月以上（含6个月）出现进展或复发，其中停止化疗6～12个月复发的患者有时也被称为铂类部分敏感型复发。②铂耐药型复发是指对初期化疗有反应，但在完成化疗后6个月内出现进展或复发。③难治型是指对初始化疗无反应，如肿瘤稳定或肿瘤进展，包括在化疗后4周内出现进展者。本例患者初始复发时为铂敏感型复发卵巢癌，对于此类患者，美国NCCN指南推荐，经评估能再次达到满意减瘤者可行再次肿瘤细胞减灭术；但患者初始复发时转移瘤数目多，且为多发转移，直接手术切除的可能性小，尤其是肝和肠管的病灶，故对于该类铂敏感型复发且评估后无法达满意减瘤的患者，首选含铂类药物的方案进行化疗。

在妇科肿瘤领域，2016年，美国临床肿瘤学会（American Society of Clinical Oncology，ASCO）关于抗PD-1抗体帕博利珠单抗治疗进展性实体肿瘤安全性和有效性的临床研究（KEYNOTE-028）结果显示，帕博利珠单抗有望成为复发性或转移性子宫颈癌（简称"宫颈癌"）PD-L1阳性表达患者的有效疗法，且耐受性较好。基于帕博利珠单抗的研究结果，2018年，美国NCCN首次发布的宫颈癌、子宫肿瘤及卵巢癌的临床实践指南中均推荐，将帕博利珠单抗作为MSI-H或dMMR的复发性宫颈癌、子宫内膜癌及卵巢癌的治疗药物。

【循证背景】

PD-1/PD-L1抗体药物在卵巢癌的治疗方案中仍处于试验阶段。KEYNOTE-028研究卵巢癌部分的临床数据结果显示，接受帕博利珠单抗治疗的26例PD-L1阳性的上皮性卵巢癌患者的ORR为11.5%，中位PFS和OS分别为1.9个月和13.1个月。帕博利珠单抗在卵巢癌方面的Ⅱ期临床试验数据表明，帕博利珠单抗在晚期卵巢癌患者中有良好的抗肿瘤活性，并对总体预后不良和治疗选择有限患者的耐受性较好。一项评估帕博利珠单抗联合PARPi——尼拉帕利（niraparib）在铂耐药型复发卵巢癌中的临床试验（KEYNOTE-162）初步结果显示，9例卵巢癌患者中的5例达到完全缓解（complete response，CR）或PR，最终数据尚未公布。Bellone等报道，1例伴有PD-L1基因重排的铂耐药型转移性卵巢癌患者在接受帕博利珠单抗治疗后，CR时间达10个月以上。

本例患者为复发性卵巢癌晚期，一般状况极差，反复发生肠梗阻；全身多发转移，尤以肝转移灶最重，几乎占全肝体积的2/3，预计OS不足3个月；其免疫治疗相关标志物均为阴性。对其尝试使用帕博利珠单抗单药免疫治疗3个周期后，疗效评估为PR；治疗6个周期后，肿瘤标志物AFP水平由1722 ng/ml降至正常，且患者治疗耐受度好，未出现严重免疫相关不良反应。免疫治疗为本例患者提供了再次手术的机会，并获得满意减瘤效果。

【核心体会】

卵巢癌是病死率最高的妇科恶性肿瘤，全球每年新发患者29.5万例，死亡18.5万例。对难治性、复发性卵巢癌的治疗目前并无成熟的标准可循，复发和耐药是其治疗失败并导致患者死亡的主要原因。近年来，许多靶向药物应运而生，为卵巢癌的治疗打开了"另一扇窗"，但卵巢癌患者的5年生存率仍不足50%，且在过去数十年里卵巢癌患者的存活率并无显著提高。

对于复发性卵巢癌，其治疗主要目的是控制症状、改善生存质量及延长生存时间。临床上，复发性卵巢癌的表现复杂多样，尤其是晚期卵巢癌患者，大多经历多次手术，以及多疗程、多方案的化疗，一般状况差，复发部位常涉及多脏器。对于晚期复发卵巢癌，目前并无切实高效、低不良反应的治疗策略，故根据循证医学原则对患者实施个体化、分层的综合治疗尤为重要。

目前，越来越多的妇科肿瘤专家将目光投向免疫治疗，以期探索新的治疗思路。通过查询临床试验网站，笔者发现已启动的卵巢癌免疫治疗相关临床试验近60项。PD-1与PD-L1结合可抑制T淋巴细胞的增殖和活化，促进肿瘤细胞免疫逃逸。PD-1/PD-L1抑制剂已成为肿瘤治疗的新思路。

尽管免疫治疗在卵巢癌的治疗中体现出一定效果，但免疫单药应用对患者预后的改善仍较为局限。一项评估抗PD-1抗体的有效性和安全性的Ⅱ期临床试验共纳入376例晚期复发性卵巢癌患者，结果表明，抗PD-1抗体的总反应率为7.4%～9.9%，PFS为2.1个月；统计分析显示，单独抗PD-1抗体治疗晚期复发性卵巢癌的疗效一般。临床多采取免疫治疗与化疗、手术治疗、靶向治疗等多种抗肿瘤手段的联合应用。化疗能直接对肿瘤细胞产生细胞毒作用，还可诱导细胞免疫原性的产生，扩大肿瘤新生抗原谱，减少免疫抑制的细胞数量，最终增强免疫反应的抗肿瘤作用。目前，关于联合使用化疗和免疫治疗的临床试验研究比较多。初步研究显示，化疗联合免疫治疗对于卵巢癌的疗效优于单独使用化疗。但化疗与免疫治疗的联合也存在一些挑战，例如，化疗会影响细胞分化，不仅影响肿瘤细胞本身，还包括效应性免疫细胞和固有免疫细胞的分化结局。此外，有研究报道，某些化疗药物可能会削弱抗肿瘤免疫应答。为此，未来需要更严谨地评估联合治疗的可行性，谨慎选择化疗药物类型并控制联合治疗的毒性。

在免疫治疗时代，医师应在保障安全性的前提下，进一步了解卵巢癌微环境的复杂网络调控系统，深入探究微环境的免疫耐受机制，在临床实践中探讨PD-1/PD-L1抑制剂相关不良反应的发生机制、预测因子，以及真实、全面的临床特征，与疗效的相关性等问题，从而筛选出低风险、高效率的适用人群，使患者的治疗获益最大化。虽然肿瘤的免疫治疗已取得了一定进展，但距其进入肿瘤标准治疗还有着很远的距离。期待进行更多相关研究，让免疫治疗能为晚期复发性卵巢癌患者带来新的希望。

【参考文献】

[1] HELLMANN M D, CALLAHAN M K, AWAD M M, et al. Tumor mutational burden and efficacy of nivolumab monotherapy and in combination with Ipilimumab in small-cell lung cancer [J]. Cancer Cell, 2018, 33 (5): 853-861, e854.

[2] KONSTANTINOPOULOS P A, SACHDEV J C, SCHWARTZBERG L. Dose-finding combination study of niraparib and pembrolizumab in patients with metastatic triple- negative breast cancer or recurrent platinum-resistant epithelial ovarian cancer (TOPACIO/Keynote-162) [J]. Ann Oncol, 2017, 28 (suppl_5): v403-v427.

［3］BELLONE S，BUZA N，CHOI J，et al. Exceptional response to pembrolizumab in a metastatic chemotherapy/ radiation-resistant ovarian cancer patient harboring a PD-L1-genetic rearrangement ［J］. Clin Cancer Res，2018，24（14）：3282-3291.

［4］BRAY F，FERLAY J，SOERJOMATARAM I，et al. Global cancer statistics 2018：GLOBOCAN estimates of incidence and mortality worldwide for 36 cancers in 185 countries ［J］. CA Cancer J Clin，2018，68（6）：394-424.

［5］CRAWFORD A，HABER L，KELLY M P，et al. A mucin 16 bispecific T cell-engaging antibody for the treatment of ovarian cancer ［J］. Sci Transl Med，2019，11（497）：eaau7534.

病例3 复发性卵巢癌的"去化疗治疗"1例

作者 梁思思 盛修贵

点评 王桂香

【关键词】

卵巢癌化疗；多腺苷二磷酸核糖聚合酶抑制剂（PARPi）

【病史及治疗】

➤ 患者，67岁，孕2产2。母亲有腹膜癌病史。

➤ 2007-06患者因"盆腔包块"在外院就诊。

➤ 2007-06-19外院行"经腹子宫全切＋双侧附件切除＋大网膜切除术"，术中卵巢肿物冷冻病理显示恶性肿瘤，给予"卡铂＋氟尿嘧啶"方案腹腔灌注。手术达到满意减瘤。术后病理显示，双侧卵巢浆液性囊腺癌，中分化，右侧盆壁腹膜、膀胱反折腹膜、肠管表面浆膜见癌浸润。手术－病理诊断为"双侧卵巢中分化浆液性囊腺癌ⅡA期"。

➤ 2007-07至2007-11外院给予"紫杉醇＋顺铂"方案静脉化疗6个周期。术后化疗1个周期后查CA125水平降至正常，末次化疗时CA125在10 U/ml以下。CT疗效评估为CR。术后定期复查未见异常。

【本阶段小结】

由于卵巢深居盆腔，卵巢上皮性癌患者的早期症状不明显，多因体检发现盆腔包块而就诊。晚期主要因肿块增大或盆、腹腔积液而出现相应症状，表现为下腹不适、腹胀、食欲减退等，也可因肿块压迫而出现排尿、排便次数增多。出现胸腔积液者可有气短、难以平卧等表现。血清CA125水平是卵巢上皮性癌中应用价值最高的肿瘤标志物，可用于辅助诊断、疗效监测和复发监测。卵巢癌的标准治疗方法是以手术为主，辅以术后化疗。初次手术包括全面分期术及初次肿瘤细胞减灭术。临床判断为早期的患者应实施全面分期术，明确最终分期；临床判断为中、晚期的患者应行初次肿瘤细胞减灭术。本例患者行初次肿瘤细胞减灭术，术后诊断为卵巢中分化浆液性囊腺癌ⅡA期。根据美国NCCN指南，经手术后确定Ⅱ～Ⅳ期的患者推荐进行6个周期化疗。化疗以"紫杉醇＋卡铂"方案为首选。该患者初次治疗符合诊治规范。

【病史及治疗续一】

➤ 2014-09（间隔7年）外院复查CA125 86.3 U/ml。PET/CT显示左侧髂血管旁结节及左侧盆腔乙状结肠旁沟有2个软组织密度结节，代谢活跃，标准摄取值（standardized uptake value，SUV）18.79。考虑第1次复发。

➤ 2014-09-28外院行"经腹左侧盆腔淋巴结切除＋阑尾切除＋乙状结肠节段切除＋肿瘤细胞减灭术"，手术为满意减瘤。术后病理显示，结肠壁可见大量癌细胞浸润，癌细胞排列呈束状，结合临床及免疫组化结果，病变符合卵巢癌侵犯乙状结肠。

➤ 2014-10至2015-02给予"紫杉醇＋卡铂"方案静脉化疗5个周期，因Ⅳ度骨髓抑制（血小板计数为20×10^9/L）而终止化疗。

➤ 术后化疗1个周期后CA125降至30 U/ml以下，末次化疗时CA125在10 U/ml以下。疗效评估为CR。

【本阶段小结】

卵巢癌的复发可根据末次化疗至复发的时间间隔分成2类：①铂耐药型复发，即肿瘤在以铂类药物为基础的治疗中无效（铂难治型），或化疗有效但无化疗间隔＜6个月复发者（铂耐药型）；②铂敏感型复发，即肿瘤在以铂类药物为基础的化疗中有效，无化疗间隔≥6个月复发者。对于铂敏感型复发患者，首先判断是否适合进行再次肿瘤细胞减灭术。该患者复发间隔7年，为铂敏感型复发，经评估适合进行再次肿瘤细胞减灭术。铂敏感型复发性卵巢癌的化疗方案仍以"紫杉醇＋卡铂"为首选。

【病史及治疗续二】

➤ 2017-01（间隔2年）外院复查CA125 37 U/ml。PET/CT显示：①肝S7后缘结节，代谢活跃；②脾局部结节状代谢增高；③下腔静脉与右侧膈肌角间、肝胃间隙数个轻度肿大淋巴结，代谢增高，考虑转移瘤；④右侧髂骨病变，不除外转移瘤。造影提示肝S7病变，考虑转移瘤（2.0 cm×1.9 cm）。

➤ 2017-04外院行"人工腹水＋穿刺活检＋射频消融术"。术后病理显示，送检肝组织内可见巢片状异型细胞浸润，部分细胞排列呈不规则腺样，形态符合低分化腺癌，结合病史，考虑卵巢癌肝转移可能。

➤ 2017-04至2017-06外院给予"吉西他滨＋卡铂"方案静脉化疗3个周期，因Ⅳ度骨髓抑制而终止化疗。

➤ 疗效评估为PR（肝转移灶缩小，CA125 15.7 U/ml）。

【本阶段小结】

此次为该患者第2次铂敏感型复发，PFS为2年，较第一次复发的PFS有所缩短。本次可选择的治疗方案包括卡铂/紫杉醇3个周期、卡铂/紫杉醇/贝伐珠单抗、卡铂/多西他赛、卡铂/吉西他滨、卡铂/吉西他滨/贝伐珠单抗、卡铂/多柔比星脂质体、顺铂/吉西他滨、卡铂/白蛋白紫杉醇等，有效率为30%～80%。

【病史及治疗续三】

➤ 2018-01（间隔6个月）初次就诊于中国医学科学院肿瘤医院深圳医院（以下简称"我院"）。
➤ 2018-01-22复查CA125 46.7 U/ml。
➤ 2018-01-24颈部、胸部、腹部、盆腔CT显示：①肝右叶后段类结节，大小约3.0 cm×2.1 cm，为肝周腹膜转移；②脾结节，大小约2.0 cm×1.6 cm，不除外转移；③纵隔2R、4R、7区、右肺门、右侧横膈、腹膜后见多发淋巴结，较大者短径约0.9 cm，部分考虑淋巴结转移。
➤ 2018-01-27我院给予"紫杉醇＋奈达铂"方案静脉化疗1个周期，CA125升高至63.4 U/ml。

➢ 2018-02-27行"经腹盆腹腔肿物切除＋膈肌肿物切除＋脾切除＋肝S7、S8段部分切除＋膈肌修补＋残存大网膜切除术"。术中所见，肝周、脾周、膈顶多发转移瘤，较大者约3.0 cm。手术为满意减瘤。术后病理显示，盆腹腔腹膜结节、残存大网膜、肝S7段肿物、右侧膈肌肿物均见分化差的癌浸润，腹主动脉旁淋巴结见转移癌（1/1）；脾、脾门淋巴结见转移癌（1/3）。

➢ 2018-03-13至2018-06-16给予"贝伐珠单抗＋多柔比星脂质体"方案化疗4个周期。疗效评估为CR。

【本阶段小结】

此次为该患者第3次铂敏感型复发，PFS为6个月。贝伐珠单抗作为抗血管生成药物之一，在卵巢癌的一线治疗，以及铂敏感型复发和铂耐药型复发的治疗中均有价值。与单纯化疗相比，化疗联合贝伐珠单抗治疗有助于延长患者的PFS。该患者在满意减瘤术后采用化疗联合抗血管生成靶向治疗。

【病史及治疗续四】

➢ 2019-02（间隔8个月）复查CA125 46.6 U/ml。颈部、胸部、腹部、盆腔CT显示：①心包横膈组、腹膜后、腹腔、盆腔多发肿大淋巴结，较大者约1.6 cm×1.7 cm，较前增大，考虑淋巴结转移；②肝周结节影，倾向腹膜转移；③双肺多个结节，大小约0.5 cm，较前增大，警惕转移。

➢ 2019-03-27至2019-08-09给予"白蛋白紫杉醇＋奥沙利铂"方案化疗3个周期。因Ⅳ度骨髓抑制，于2019-06-07至2019-08-09更换为培美曲塞化疗4个周期。

➢ 2019-06-27复查颈部、胸部、腹部、盆腔CT（图3-1）显示，腹膜后淋巴结较前缩小好转。

➢ 2019-08-29复查CA125 23.6 U/ml。疗效评估为PR。

➢ 因患者有*BRCA*基因突变（表3-1），2019-10-13至2021-07开始口服奥拉帕利（300 mg，2次/天）治疗。

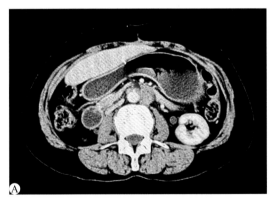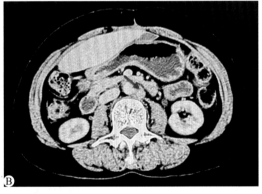

图3-1　CT显示腹膜后转移淋巴结

注：A.2019-02-19 CT（治疗前）；B.2019-06-27 CT（治疗后）。

表 3-1　基因检测报告（突发位点详情）

序号	基因	染色体	突变区域	核苷酸和氨基酸变化*	基因型	临床意义
1	*BRCA2*	chr13	32929387	c.7397T＞C；p.2466V＞A	纯合	良性突变
2	*BRCA2*	chr13	32929232	c.7242A＞G；p.S2414S	杂合	良性突变
3	*BRCA2*	chr13	32915005	c.6513G＞C；p.V217V	纯合	良性突变
4	*BRCA2*	chr13	32911888	c.3396A＞G；p.K1132K	杂合	良性突变
5	*BRCA2*	chr13	32913055	c.4563A＞G；p.L1521L	纯合	良性突变
6	*BRCA2*	chr13	32906729	c.1114A＞C；p.372N＞H	杂合	良性突变
7	*BRCA1*	chr17	41245237	c.2311A＞G；p.L771L	杂合	良性突变
8	*BRCA1*	chr17	41267763	c.114C＞T；p.K38K	杂合	良性突变
9	*BRCA1*	chr17	41244435	c.3113T＞C；p.1038E＞G	杂合	良性突变
10	*BRCA1*	chr17	41245534	c.2014T＞A；p.672K＞*	杂合	致病突变
11	*BRCA1*	chr17	41245466	c.2082G＞A；p.S694S	杂合	良性突变
12	*BRCA1*	chr17	41244000	c.3548T＞C；p.1183K＞R.	杂合	良性突变
13	*BRCA1*	chr17	41234470	c.4308A＞G；p.S1436S	杂合	良性突变
14	*BRCA1*	chr17	41244936	c.2612G＞A；p.871P＞L	杂合	良性突变

注：*核苷酸和氨基酸变化：如 c.1114A＞C 表示为编码 DNA 序列第 1114 位置的 A 碱基突变成 C 碱基；p.372N＞H 中，p. 代表蛋白质，N 代表突变前野生型氨基酸，372 代表氨基酸所在位置，H 代表突变后的氨基酸。

【本阶段小结】

此阶段患者进行基因检测，结果为 *BRCA1* 突变。奥拉帕利（olaparib）是第一个应用于临床的 PARPi。2019 年美国 NCCN 指南推荐对于末线含铂方案化疗有效（CR 或 PR）的铂敏感型复发性卵巢癌，建议应用奥拉帕利进行维持治疗。其常见不良反应包括贫血、恶心、呕吐和疲劳等，Ⅲ～Ⅳ级贫血的发生率约为 30%。

【病史及治疗续五】

➤ 2021-07 复查 CA125 43.8 U/ml。颈部、胸部、腹部、盆腔 CT 显示：①双侧心包横膈前组、右膈脚前方、肝门区、胰腺旁、腹膜后多发淋巴结转移可能性大，较大者约 1.5 cm，较前增大；②肝周、肝裂多发腹膜转移瘤，最大厚度约 1.7 cm；③双肺胸膜下新发转移瘤可能性大。余项未见明确异常。

➤ 2021-08-12 我院妇科 MDT 团队讨论该患者的病例资料，建议应用 PARPi 联合抗血管靶向药物治疗。

➤ 2021-08 至 2022-07（治疗 11 个月）给予奥拉帕利（300 mg，2 次/天）口服联合贝伐珠单抗静脉滴注治疗，用药后不良反应为中度贫血。

➤ 2022-05-26 复查 CA125 43.8 U/ml。颈部、胸部、腹部、盆腔 CT 显示，左锁骨上窝、纵隔、腹膜后多发淋巴结转移，大者约 1.2 cm，大部分较前增大。

➤ 2022-07-13 复查 CA125 85.1 U/ml，较前升高。疗效评估为 PD。

➤ 2022-07-14 至 2022-11-29 给予"多柔比星脂质体＋奈达铂"方案化疗 6 个周期。因肿瘤标志物水平下降不理想，化疗后骨髓抑制严重，患者要求改为口服"安罗替尼＋依托泊苷"方案治疗。

【本阶段小结】

本例患者为铂敏感型复发性卵巢癌，*BRCA1*胚系突变，生存期达14年，经历5次复发。该患者先后进行3次减瘤术，药物治疗包括应用"紫杉醇＋顺铂""紫杉醇＋卡铂""吉西他滨＋卡铂""贝伐珠单抗＋多柔比星脂质体"、白蛋白紫杉醇单药及联合奥沙利铂、培美曲塞、奥拉帕利等方案治疗。在前3次复发后，未进行维持治疗，PFS由7年逐渐缩短至7个月；在第4次复发后采用PARPi进行维持治疗，PFS延迟至23个月，疗效显著。在第5次复发后，采用"去化疗治疗"，选择PARPi联合抗血管靶向治疗，PFS达11个月。

【专家点评】

卵巢恶性肿瘤是女性生殖器官常见的恶性肿瘤之一。近年来，随着靶向治疗药物的出现及相关临床研究结果的公布，已有临床研究证明，抗血管生成药物、PARPi等分子靶向药物用于卵巢癌患者的维持治疗，可延长无铂间期或无化疗间期，改善患者的治疗效果。卵巢癌的维持治疗是指卵巢癌患者在完成既定的手术或化疗后达到最大限度的临床缓解（CR或PR）后，继续应用化学药物或靶向药物进行的治疗，其治疗目的是延缓复发、减少耐药，延长患者的PFS和OS。维持治疗分为一线维持（初始治疗后）和二线维持（复发治疗后）。国内有奥拉帕利、尼拉帕利、氟唑帕利等获批卵巢癌维持治疗的适应证。

*BRCA1/2*是抑癌基因，在DNA损伤修复、细胞正常生长等方面均具有重要作用。*BRCA1/2*和其他同源重组修复（homologous recombination repair，HRR）通路相关的基因突变或表观遗传学改变可抑制DNA损伤后的正常修复能力，引起同源重组修复缺陷（homologous recombination deficiency，HRD），使DNA双链断裂不能通过HRR途径进行高保真的修复。正常情况下，细胞出现DNA单链断裂时，可依赖PARP通过碱基切除修复（base excision repair，BER）途径进行修复。当PARPi作用于肿瘤细胞时，PARP无法发挥作用，从而抑制BER导致复制叉停滞，进而形成DNA双链断裂。如果肿瘤细胞存在HRD，则在PARPi作用下不断形成的DNA双链断裂无法通过HRR途径得到有效修复，两者的"合成致死"效应最终导致肿瘤细胞死亡。

本例患者有*BRCA*基因突变，并有多次复发，复发间隔逐渐缩短，但给予PARPi后PFS有明显延长。即便是在维持治疗23个月后又出现复发，给予PARPi和抗血管生成药物仍然有效，而且不良反应比化疗和手术减少，患者的生活质量有明显提高。在靶向治疗进行得如火如荼的今天，我们要更清楚地认识到满意的手术和规范的化疗仍是卵巢癌治疗的基石，而靶向治疗是锦上添花，并非雪中送炭。

【指南背景】

美国NCCN指南指出，美国FDA批准用于卵巢癌的PARPi有奥拉帕利、卢卡帕尼和尼拉帕利。奥拉帕利对于有*BRCA1*和*BRCA2*基因突变的患者效果更好。基于SOLO-2研究，指南推荐奥拉帕利片剂用于已接受≥2线化疗的卵巢癌患者的维持治疗。

对于铂敏感型复发性卵巢癌，专家组推荐贝伐珠单抗和奥拉帕利作为一线首选方案。

【循证背景】

1.Study19研究 该研究是一项Ⅱ期随机安慰剂对照研究，入选了经铂类药物再治而获得缓解的铂敏感型复发性卵巢癌患者，而对患者的*BRCA1/2*突变状态未作要求。该研究证实，与对照组（安慰剂）相比，奥拉帕利维持治疗能够降低铂敏感型复发性卵巢癌患者65%的疾病进展或死亡风险［中位PFS为8.4个月 *vs.*4.8个月，*HR*＝0.35，95%*CI* 0.25～0.49］，其中*BRCA*突变患者获益更为显著；与对照组相比，奥拉帕利维持治疗可降低*BRCA*突变患者82%的疾病进展或死亡风险（中位PFS为11.2个月 *vs.* 4.3个月，*HR*＝0.18，95%*CI* 0.10～0.31）。

2.SOLO-2研究 该研究是一项Ⅲ期随机对照临床研究，纳入携带*BRCA*突变的铂敏感型复发性卵巢癌患者，在含铂化疗缓解后随机接受PARPi维持治疗或安慰剂治疗。该研究显示，与对照组（安慰剂）相比，奥拉帕利维持治疗能够降低70%的疾病进展或死亡风险（中位PFS为19.1个月 *vs.*5.5个月，*HR*＝0.30，95%*CI* 0.22～0.41）。2020年，美国临床肿瘤学会（American Society of Clinical Oncology，ASCO）报道了SOLO-2研究的最终OS分析结果，证实即使对照组38%的患者出现了交叉治疗，奥拉帕利维持治疗仍可延长中位OS 12.9个月，降低死亡风险26%（中位OS为51.7个月 *vs.* 38.8个月，*HR*＝0.74，95%*CI* 0.54～1.00）；剔除对照组交叉治疗部分患者数据后，奥拉帕利组患者中位OS获益提升至16.3个月。

【核心体会】

满意的减瘤术联合以铂类药物为基础的化疗是卵巢癌最重要的治疗方法。近年来，随着PARPi靶向治疗药物的出现及应用，以及相关维持治疗研究结果的公布，晚期卵巢癌患者的生存期得到了有效延长，其治疗策略也发生了改变。对于有*BRCA*基因突变的卵巢癌患者，"去化疗治疗"可能是不错的选择。如在应用PARPi维持治疗一段时间后出现肿瘤进展，可考虑PARPi与抗血管生成药物联合应用。

【参考文献】

［1］LEDERMANN J，HARTER P，GOURLEY C，et al. Olaparib maintenance therapy in platinumsensitive relapsed ovarian cancer［J］. N Engl J Med，2012，366（15）：1382-1392.

［2］LAURAINE E P，LEDERMANN J A，SELLE F，et al. Olaparib tablets as maintenance therapy in patients with platinum-sensitive，relapsed ovarian cancer and a *BRCA1/2* mutation（SOLO2/ENGOT -Ov21）：a double - blind，randomised，placebo-controlled，phase 3 trial［J］. Lancet Oncol，2017，18（9）：1274-1284.

［3］POVEDA A，FLOQUET A，LEDERMANN J A，et al. Final overall survival（OS）results from SOLO2/ENGOT-ov21：a phase Ⅲ trial assessing maintenance olaparib in patients（pts）with platinum-sensitive，relapsed ovarian cancer and a *BRCA* mutation［J］. J Clin Oncol，2020，38：15.

病例4 卵巢癌多次复发术后"去化疗治疗"长期生存1例

作者 吴 忱 李晓光

点评 白 萍

【关键词】

卵巢高级别浆液性癌；复发后减瘤术；多腺苷二磷酸核糖聚合酶抑制剂（PARPi），"去化疗治疗"

【病史及治疗】

➢ 患者，59岁，孕2产1，人工流产1次。

➢ 既往慢性胆囊炎病史，乙型肝炎病毒携带者（2006年），否认其他疾病病史和手术史。祖父因患肺癌去世，否认其他家族肿瘤遗传病史。

➢ 2010-09因"腹胀半年，发现盆腔肿物1周"于中国医学科学院肿瘤医院（以下简称"我院"）妇科门诊就诊。

➢ 体格检查显示腹水征（＋＋＋）。妇科检查显示，外阴已婚已产型，阴道通畅；宫颈光滑，直径约3 cm；子宫前位，大小正常，质地中等，活动可；盆腔左附件区可及7～8 cm囊实性肿物，活动受限，右附件区未触及明确异常；直肠窝结节不平。肛门检查显示，直肠黏膜光滑，退指指套无血染。

➢ 2010-09查肿瘤标志物CA125 1228 U/ml。腹部、盆腔CT显示，盆腔子宫后方囊实性肿物，直径约8 cm，双侧附件结构显示不清；大网膜弥漫增厚，双侧结肠沟侧腹膜多发结节状增厚；腹盆腔大量积液，考虑卵巢癌腹水；大网膜腹膜多发转移。行"腹腔穿刺置管引流术"，引流腹水细胞病理学显示，腹水中含有腺癌细胞，考虑生殖系统来源。考虑盆腔肿物系生殖系统来源的卵巢癌可能，合并大量腹水，且CT提示腹盆腔多发转移，难以达到满意减瘤。

➢ 2010-09-15、2010-10-12给予"紫杉醇＋卡铂"方案新辅助化疗2个周期。

➢ 2010-11-01复查CA125 34 U/ml。彩色多普勒超声显示，子宫后方囊实性肿物较2010-09明显缩小，直径约4 cm。

➢ 2010-11-03行"经腹子宫全切＋双侧附件切除＋大网膜切除＋阑尾切除＋腹盆腔淋巴结清扫术"。术中可见淡黄色腹水约100 ml，肝、脾、膈面光滑，大网膜腹膜肉眼未见明确肿瘤；子宫正常大小，左侧卵巢表面有菜花样肿物，直径约3 cm，直肠前壁、膀胱表面腹膜见片状结节，约4 cm；阑尾充血水肿，腹盆腔未及明确肿大淋巴结。手术达到满意减瘤。术后病理显示，双侧卵巢组织符合低分化浆液性腺癌，膀胱腹膜、直肠前壁结节中见癌组织浸润。最终诊断为卵巢低分化浆液性腺癌ⅡC期。

➢ 2010-11-12给予"紫杉醇＋卡铂"方案辅助化疗1个周期，患者无明显不适。

➢ 2010-11-23（术后20天）患者出现双下肢肿胀并逐渐加重，伴发热。外院行彩色多普勒超声考虑双下肢静脉血栓，于外院血管外科住院给予"溶栓＋抗凝治疗"2天后，双下肢肿胀明显加重。盆腔CT显示双侧髂血管旁包块，直径约7 cm，不除外肿瘤复发。外院医师与患者及家属沟通认为肿瘤复发，且双下肢有继续坏死及截肢可能。

➢ 2010-11-26患者返回我院急诊就诊。体格检查显示，双下肢明显红肿，触之皮温无升高。辅助检查显示，Hb 87 g/L，天门冬氨酸氨基转移酶（aspartate aminotransferase，AST）41 U/L。急诊彩色多普勒超声显示，双侧髂血管淋巴囊肿伴出血。行"双侧淋巴囊肿穿刺引流及置管术"，左侧穿刺引流出浓血性囊内液约700 ml，右侧穿刺引流出淡血性液约450 ml，同时双侧放置引流管持续引流数天，双下肢肿胀明显缓解，对症治疗约10天后双下肢肿胀基本消失。

➢ 2010-12-05复查Hb 115 g/L，血小板计数135 g/L，CA125 16 U/ml。

➢ 2010-12-06拟继续给予"紫杉醇＋卡铂"方案辅助化疗1个周期。第1天应用紫杉醇化疗后患者发生高热，最高体温39℃。体格检查显示，盆腔压痛阳性，考虑淋巴囊肿感染。第2天暂停使用卡铂，给予退热、抗感染等对症治疗后，患者体温下降，压痛好转。

➢ 2011-01-10再次给予紫杉醇单药化疗后，患者淋巴囊肿反复增大，伴发热、Ⅲ度骨髓抑制、肝功能异常，给予持续引流、抗感染、提升体内白细胞（简称"升白"）、保肝等治疗约1个月后，患者各种症状基本好转，但拒绝继续化疗。

➢ 2011-07复查盆腔CT显示，双侧淋巴囊肿消退，未见肿瘤复发征象。

➢ 2012-02-20复查腹部、盆腔增强CT显示，新出现左侧膈下结节。考虑肿瘤第1次复发，距末次化疗时间间隔13个月。

【本阶段小结】

本例患者初治时考虑盆腔肿物系卵巢癌可能性大，CT及妇科检查显示腹盆腔多发转移，满意减瘤困难，故先行新辅助化疗2个周期；化疗效果较好，疾病缓解后行间歇性肿瘤细胞减灭术，手术达到满意减瘤。术后化疗1个周期后出现双下肢重度肿胀及发热，综合考虑与淋巴囊肿感染相关；穿刺引流后逐渐好转，拟继续化疗。但因反复淋巴囊肿感染，只继续完成紫杉醇单药化疗2个周期，患者又因发热、骨髓抑制、肝功异常等并发症停止化疗。患者未完成标准治疗周期，但治疗后疗效评估为CR。因当时尚无维持治疗的相关指南推荐，遂定期复查。至复发时PFS为13个月。

【病史及治疗续一】

➢ 2012-04-23复查腹部、盆腔增强CT显示，左侧膈下软组织结节较前增大，考虑腹膜转移；腹膜后小淋巴结，考虑肿瘤复发；阴道残端左上方结节，较前略饱满。肿瘤标志物CA125 117.3 U/ml。

➢ PFS为13个月，系首次铂敏感型复发，考虑手术。于2012-04-24至2012-08-24给予"紫杉醇＋卡铂"方案化疗6个周期，化疗后出现Ⅱ度骨髓抑制，对症处理后好转。化疗2个周期后CA125水平降至正常。

➢ 2012-08-23复查CA125 6.74 U/ml。腹部、盆腔增强CT显示，原阴道左上方类结节消失，腹膜后多个小淋巴结较前缩小，左侧膈下转移灶明显缩小。疗效评估为PR。

➢ 患者拒绝继续治疗，定期复查。

➢ 2012-12复查腹部、盆腔CT显示，左膈下结节增大。考虑肿瘤进展，距末次化疗（2012-08）

仅间隔4个月。

【本阶段小结】

参考GOG的标准，复发性卵巢癌根据PFI的长短进行分型。铂敏感型复发是指对初期以铂类药物为基础的治疗有明确反应，且已经达到临床缓解，前次含铂化疗停用6个月及以上出现进展或复发。对于铂敏感型复发性卵巢癌患者，经评估筛选、手术能达到满意减瘤的患者，推荐行再次肿瘤细胞减灭术；对于无法手术者，可考虑进行全身治疗，首选以铂类药物为基础的联合化疗或联合贝伐珠单抗（卡铂＋紫杉醇±贝伐珠单抗、卡铂＋多柔比星脂质体±贝伐珠单抗）等，再给予PARPi或贝伐珠单抗维持治疗。本例患者为铂敏感型复发，复发病灶有多个，且较分散，手术难以达到满意减瘤，故选择进行化疗。根据美国NCCN指南推荐，选用"紫杉醇＋卡铂"方案化疗6个周期。在化疗2个周期后患者CA125水平降至正常，化疗结束时肿瘤疗效评估为PR。末次化疗时间为2012-08-23。距末次化疗间隔4个月后肿瘤进展。

【病史及治疗续二】

➤ 2013-02-26复查CA125 11.83 U/ml。腹部、盆腔CT显示，左侧膈下软组织结节，较2012-10-02增大，考虑腹膜转移，余未见异常。

➤ 考虑目前为膈下单发肿瘤，可以进行手术切除。2013-03-27行第2次减瘤术，术中见肝膈面光滑；大网膜脾曲腹膜处可及肿瘤结节，大小为4.0 cm×3.0 cm×3.0 cm，与胃大弯、结肠脾曲及脾上缘紧密粘连；盆底直肠系膜有0.5 cm质韧结节。分离大网膜脾曲与胃大弯及结肠脾曲、脾上缘之间粘连，完整切除结节及部分腹膜，盆腔结节给予烧灼。术毕，肉眼未见残存肿瘤，达到满意减瘤。术后病理显示，纤维脂肪组织中见低分化癌，形态符合浆液性癌。

➤ 术后建议患者继续进行静脉化疗，患者拒绝，遂给予口服"六甲蜜胺"治疗，但因胃肠反应明显，于用药不足2个周期时停药。此后每3～6个月复查。

【本阶段小结】

患者第2次复发距离末次化疗约6个月，考虑为部分铂敏感型复发；同时复发部位仍为第1次复发病灶部位，并且病灶孤立，有手术切除可能，且患者及其家属有强烈手术意愿，故行再次肿瘤细胞减灭术。

2020年，ASCO年会口头报告公布的AGO DESKTOP Ⅲ研究结果表明，对于首次复发和PFI＞6个月，且经AGO评分为阳性的患者，与单纯进行含铂化疗组相比，再次肿瘤细胞减灭术联合含铂化疗组患者的OS和PFS均获益，同时死亡率和并发症发生风险无明显增加。研究还发现，患者获益的关键在于"手术达到满意减瘤"。

本例患者行再次肿瘤细胞减灭术后达到满意减瘤，此后因抗拒静脉化疗，仅口服六甲蜜胺进行治疗，但因不良反应而停药。此后患者定期复查，生活质量良好，至再次复发时PFS达44个月。

【病史及治疗续三】

➤ 2017-02复查CA125 78.71 U/ml。腹部、盆腔CT显示，左侧盆壁结节增大，腹膜后多发肿大淋巴结，转移可能性大。妇科检查显示，盆底左侧可扪及4～5 cm肿物，活动受限。考虑肿瘤第3次复发。

➤ 因2处病灶相对局限孤立，考虑能手术切除，遂于2017-03-17行第3次减瘤术。术中见肝脾膈面光滑，大网膜术后改变；左侧盆底肿物位于直肠系膜内，与盆底膀胱及左侧盆壁粘连致密，未侵犯直肠肠壁；腹主动脉左旁可及成串肿大淋巴结，下界起自肠系膜下动脉，上界达肾血管水平，长约5 cm×3 cm；肿瘤紧邻腹主动脉和肾血管，行"盆腔肿物切除＋腹主动脉左旁淋巴结清扫术"，手术达到满意减瘤。术后病理显示，盆底肿物为高级别浆液性癌、腹主动脉左淋巴结转移性癌（4/8）。

➢ 2017-03-28至2017-06-23给予"紫杉醇＋卡铂"方案化疗5个周期，出现Ⅱ度骨髓抑制，对症处理后好转。

➢ 化疗2个周期后，患者CA125水平恢复正常。2017-06末次化疗时CA125 4.25 U/ml。患者要求停止化疗。

【本阶段小结】

患者第3次复发较前次间隔长达44个月，说明第2次减瘤术达到满意减瘤后获益明显。与前2次复发不同，第3次复发为新发部位，且病灶较局限、孤立，有手术切除可能，且患者手术意愿强烈，决定行第3次减瘤术，并达到满意减瘤。因其为铂敏感型复发，故术后继续给予"紫杉醇＋卡铂"方案化疗5个周期。第3次减瘤术与第2次间隔时间较长，达4年之久，其间患者生活质量良好。

【病史及治疗续四】

➢ 2017-07-05患者出现Ⅳ度骨髓抑制伴发热，外院给予升白治疗后出现难以耐受的腰痛，外院检查后考虑骨转移，1周后返回我院就诊。

➢ 2017-07复查CA125 8.09 U/ml。胸部CT显示，新出现左肺下叶胸膜下结节，转移与肺梗死待鉴别；双侧胸腔少许积液。骨扫描显示，T_{10}、L_4摄取增高，考虑良性。考虑为炎性疼痛，对症治疗后症状逐渐好转；其后1周左右再次出现骨痛加重，建议骨髓穿刺，但因外院PET/CT及我院MRI结果均提示骨转移，故未行骨髓穿刺。

➢ 考虑患者为铂敏感型复发性转移，对化疗敏感，可继续采用原方案进行化疗。但考虑患者骨髓抑制较重，故2017-08-25给予"紫杉醇＋奈达铂"方案化疗1个周期，患者疼痛无缓解，仍坐轮椅出行，无法自行行走。

➢ 经MDT会诊后考虑卵巢癌多次复发伴骨转移，建议行姑息性放射治疗（简称"放疗"）。放疗定位后，主管医师对骨转移存疑，患者于外院行骨髓穿刺术，穿刺病理结果显示未见肿瘤细胞，考虑化脓性骨髓炎。遂未进行放疗，给予抗感染及神经阻滞等对症治疗。约2个月后，患者症状逐渐好转并消失，可自行行走，无须轮椅辅助。复查骨病灶处骨质已修复完好，至今已6年余，未再出现骨质异常表现。

【本阶段小结】

患者第3次复发行减瘤术较第2次手术间隔时间较长，且患者生活质量良好。本次满意减瘤手术后给予"紫杉醇＋卡铂"方案化疗5个周期。化疗后出现Ⅳ度骨髓抑制，升白治疗后出现顽固性难以耐受性腰痛，骨扫描提示良性，但PET/CT及MRI等显示有骨破坏，提示骨转移。后行骨穿刺未见肿瘤细胞，考虑化脓性骨髓炎，对症处理后缓慢好转。经检查后排除了骨转移，也避免了放疗。定期随访至今，患者骨质修复良好，未再出现骨质异常表现。

【病史及治疗续五】

➢ 2018-12复查CA125 84.49 U/ml。CT检查结果提示，胰腺与脾之间可见直径约5 cm的低回声结节，考虑转移可能性大（图4-1）。考虑第4次复发，PFS为16个月。

➤ MDT会诊认为，此次复发部位特殊，位于胰腺与脾之间，周边重要脏器多，且既往多次手术史，手术困难。考虑既往化疗敏感，建议先行化疗缩小肿瘤后再考虑手术。

➤ 2019-01-08至2019-03-01给予"紫杉醇脂质体＋奈达铂"方案化疗4个周期，化疗结束后CA125降至6.4 U/ml。影像学复查结果显示，胰腺后方肿物同2018-12相仿，囊壁强化实性成分较前减少，内见液平，不除外伴有出血（图4-2）。

➤ 再次MDT会诊，经讨论认为化疗有效，但作用有限，肿瘤局限、孤立，可考虑进行手术。但肿瘤周边重要脏器多，且既往多次手术史，手术困难，风险高，经与患者及家属充分沟通后同意手术。

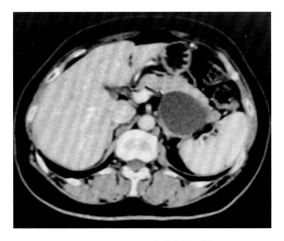 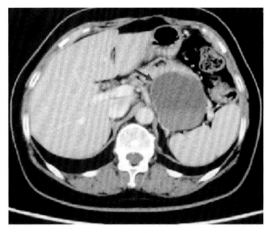

图4-1　CT显示胰腺周边肿物　　　　　　　图4-2　化疗后术前CT

➤ 2019-04-23行第4次减瘤术。术中见无腹水，肝、脾膈面无结节，多段小肠膜状粘连；胰体尾后方可触及实性包块，大小约5 cm×6 cm，质硬，与胰体尾无界限，脾动脉覆盖于肿物表面，与胃大弯粘连致密；盆腔空虚，触之无结节。考虑肿物侵及胰体尾且与脾动脉无法分离，行"胰体尾加脾切除＋胃壁修补术"。无肉眼残存肿瘤，达到满意减瘤（图4-3）。术后病理显示，分化差的癌伴陈旧出血及囊性变，符合卵巢浆液性癌复发。肿瘤侵及胰腺，并与肾上腺组织粘连，未累及脾，

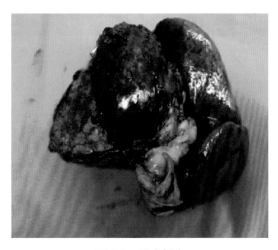

图4-3　手术标本

未见明确脉管瘤栓及神经侵犯，胰腺切缘未见癌。基因检测结果为*BRCA2*致病突变。

➤ 术后出现引流液墨绿色，胰腺总淀粉酶4020 U/L，考虑胰瘘，给予对症处理1周后好转。术后患者体弱，恢复缓慢，未继续治疗，定期复查。

【本阶段小结】

患者第4次复发部位累及上腹腔脏器，部位特殊，周围解剖结构复杂，考虑铂敏感型复发。选择"紫杉醇＋奈达铂"方案化疗4个周期后病灶仍持续存在。经历多次MDT会诊后，考虑肿瘤局限，虽风险较高但仍选择再次行减瘤术，并达到满意减瘤。因手术困难，并进行多脏器切除，术后患者恢复缓慢，未继续化疗。

【病史及治疗续六】

➤ 2019-09复查CA125指标正常。腹部、盆腔CT显示，左肾前方结节，倾向为转移（图4-4）。考虑第5次复发，PFS为5个月，患者拒绝化疗。

➤ 考虑患者基因检测结果为*BRCA2*致病突变，2019-10开始口服尼拉帕利（200 mg，1次/天）进行靶向治疗。治疗3个月后复查肿瘤缩小并一直保持至今。靶向药物治疗期间患者无明显不良反应，未发生骨髓抑制，无剂量减停。患者不愿停药，至今已服用48个月，CA125水平保持稳定，定期复查影像学均无其他新发病灶出现。

➤ 2022-06于我院复查CA125指标正常。腹部、盆腔CT显示，盆腔术后改变，胰体尾及脾切除，术区周围多发条索影，同前相仿，左肾前方结节，较2019-09缩小（图4-5）。

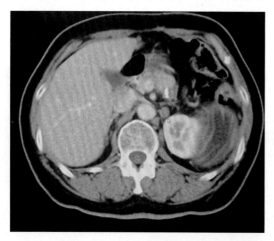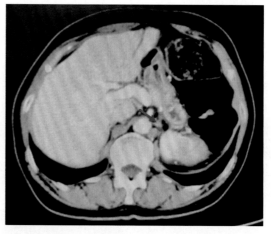

图4-4　CT显示左肾前方结节　　　　图4-5　CT显示左肾前方结节缩小

【本阶段小结】

患者第5次复发时，因前一次术后恢复较慢，加之前几次化疗均出现并发症，患者拒绝继续接受化疗。经基因检测，患者为*BRCA2*致病突变，故应用尼拉帕利进行"去化疗治疗"，患者可以接受并不愿停药，至今已维持4年，无新发病灶。

【专家点评】

卵巢癌症状隐匿、发现较晚、复发率高。本例患者基本应用了卵巢癌的各种治疗手段，体现了卵巢癌的全程管理过程和个体化治疗。对于晚期卵巢癌患者，在治疗前进行整体评估，再按规范制定治疗方案尤为重要。复发后重视MDT会诊，并进行达到满意减瘤的减瘤术对延长患者生存发挥了重要作用。对于治疗后出现的并发症应重点分析，及时处理。该患者因淋巴囊肿所致下肢肿胀，却按下肢血栓进行抗凝治疗，故而造成严重囊内血肿，险些致其下肢缺血坏死；又因腰痛影像学诊断为骨转移，但与临床发展过程不甚相符，且有升白药物治疗后突发症状病史，进行骨穿刺取得病理排除骨转移，避免放疗。最后一次复发后的治疗展现了PARPi用于后线"去化疗治疗"的疗效。该患者经历多次手术，因各种原因导致化疗并不规范，最后使用尼拉帕利也达到了良好的控瘤效果。PARPi用于后线"去化疗"替代方案已有循证医学研究。NRG-GY004研究、SOLO-3研究探索了铂敏感型复发性卵巢癌患者使用非铂类药物的替代方案，观察到PARPi治疗在患者的PFS和ORR方面具有抗肿瘤活性，在*BRCA*突变卵巢癌患者中的疗效更好。ARIEL4研究探索了卢卡帕利治疗铂敏感型/铂耐药型复发性卵巢癌患者的疗效，结果显示，卢卡帕利的总体疗效优于化疗。以上研究证据证明，PARPi可作为卵巢癌后线"去化疗治疗"的替代方案。

【指南背景】

美国NCCN指南认为，卵巢癌的初始治疗包括规范的手术分期和减瘤术，大部分患者术后需要进行化疗。对于Ⅰ期高级别浆液性癌患者，推荐进行6个周期的化疗；而对Ⅰ期其他组织类型患者，推荐进行3～6个周期的化疗。对于Ⅱ～Ⅳ期患者推荐进行6个周期的化疗。对于Ⅱ～Ⅳ期初始治疗后CR/PR的患者，初始化疗不联合贝伐珠单抗；有*BRCA1/2*胚系或体细胞突变者，可选择应用奥拉帕利（1类证据）、尼拉帕利（1类证据）或观察（Ⅱ期患者）；无*BRCA1/2*突变或未知者，可选择观察或应用尼拉帕利。对于CR停化疗时间≥6个月复发，即影像学和/或临床复发者，应选择合适的病例考虑行再次肿瘤细胞减灭术；术后首选以铂类药物为基础的联合化疗（1类证据），或参加临床试验，或按复发治疗和/或支持治疗。贝伐珠单抗是复发患者的首选药物（特别是对于合并腹水者）。

【循证背景】

1.德国妇科肿瘤临床研究协作组（German Gynecological Oncology Group，AGO）DESKTOP-Ⅲ研究 该研究随机分配AGO评分为阳性、无铂类药物治疗/化疗间隔6个月或更长时间后首次复发的复发性卵巢癌患者接受减瘤术联合铂类药物化疗，或单独接受铂类药物化疗。研究共纳入407例患者接受随机分组，其中，206例接受减瘤术联合化疗，201例接受单纯化疗。对于复发性卵巢癌患者，相较于单纯化疗，减瘤术联合化疗在PFS和OS方面具有优势，且并发症的发生率可接受，根据AGO评分而入选的患者生活质量并未受到不利影响。

研究预计，只有可实现彻底切除（满意减瘤）的患者才能从手术中获益。之所以取得阳性结果，很大原因在于非常严格的入组人群筛选，即允许入组的患者均为AGO评分阳性患者，且初次手术要求达到满意减瘤。本研究达到满意减瘤患者居多，其中AGO评分发挥了重要作用。

2.NRG-GY004研究 该研究是一项开放标签、随机的Ⅲ期临床试验，招募了明确诊断的高级别浆液性或内膜样铂敏感型卵巢癌患者。共565例受试患者被随机（1:1:1）分到3组，分别接受铂类药物化疗、奥拉帕利治疗、奥拉帕利/西地尼布治疗。主要终点是PFS，次要终点包括在携带*BRCA*突变的或野生型亚组中的抗肿瘤活性。该研究旨在评估2种全口服非铂类药物——奥拉帕利和奥拉帕利/西地尼布与铂类药物化疗在卵巢癌中的疗效对比。

研究结果显示，化疗组、奥拉帕利组、奥拉帕利/西地尼布组患者的中位PFS分别是10.3个月、8.2个月和10.4个月。与化疗组相比，奥拉帕利/西地尼布组患者的PFS未显著延长（*HR*=0.86，

$P=0.077$）。在携带胚系*BRCA*突变的患者中，与化疗组相比，奥拉帕利组和奥拉帕利/西地尼布组患者的相对PFS的*HR*分别为0.63和0.55；在不携带*BRCA*突变的患者中，奥拉帕利组和奥拉帕利/西地尼布组患者的相对PFS的*HR*分别为1.41和0.97。血液学不良事件在化疗组患者中更为常见，但非血液学不良事件的发生率在奥拉帕利/西地尼布组中更高。

简而言之，与化疗相比，奥拉帕利/西地尼布联合方案并不能延长卵巢癌患者的PFS。但在携带*BRCA*突变的患者中，奥拉帕利和奥拉帕利/西地尼布均具有显著的临床活性。

3.SOLO-3研究 该研究是一项验证性的Ⅲ期临床试验，在既往接受过≥2线铂类药物化疗的*gBRCA*突变铂敏感型复发性卵巢癌患者中评估奥拉帕利（300 mg，口服，2次/天）与医师选择的非铂类药物化疗的疗效对比。

研究共入组266例*gBRCA*突变铂敏感型复发性卵巢癌患者，随机分配接受奥拉帕利组178例和医师选择药物的化疗组88例。在意向性治疗人群中，BICR评估的中位PFS在奥拉帕利组（$n=178$）和化疗组（$n=88$）分别为13.4个月和9.2个月（$HR=0.62$，$P=0.013$）；研究者评估的中位PFS分别为13.2个月和8.5个月（$HR=0.49$，$P<0.001$）。结果显示，均以奥拉帕利组显著更优。

与非铂类药物化疗相比，奥拉帕利无论在患者的ORR还是PFS方面都取得了显著的、有临床意义的改善，奥拉帕利和化疗的耐受性与既往报道的安全性数据一致。值得指出的是，化疗组患者因不良事件而终止治疗的比例几乎是奥拉帕利组的3倍。对于先前经过多线治疗的铂敏感型复发性*gBRCA*突变卵巢癌患者，奥拉帕利的疗效得到进一步确证。

4.ARIEL4研究 该研究旨在对比卢卡帕利单药与化疗在治疗既往接受过≥2线化疗的、不同铂敏感状态下*BRCA*突变的复发性卵巢癌患者的疗效及安全性。与之前SOLO3研究中铂敏感型复发患者选择非铂类药物化疗不同，ARIEL4研究中完全铂敏感型复发患者可选择标准含铂药物化疗；对于铂耐药型或部分铂敏感型复发患者，可接受紫杉醇化疗。相对来说，ARIEL4研究的治疗模式更加贴合临床实践。

结果显示，与化疗组相比，卢卡帕利组患者在主要终点具有显著改善（中位PFS为7.4个月 *vs.* 5.7个月）；在次要终点方面，卢卡帕利组患者的ORR比化疗组稍高（40.3% *vs.* 32.3%），RECIST标准评估确认的ORR或CA125有响应人群数据也提示卢卡帕利组取得了更好的临床疗效（50.7% *vs.* 43.6%），缓解持续时间也明显延长（9.4个月 *vs.* 7.2个月），这比PFS更能反映卢卡帕利对于治疗有效人群的生存获益。

【核心体会】

本例患者初发为中晚期卵巢癌，入院后经妇科检查、影像学检查及肿瘤标志物检测综合评估后，无法行满意减瘤手术。先行新辅助化疗2个周期，治疗后CA125指标明显下降，肿物明显缩小；随即行初次肿瘤细胞减灭术，达到满意减瘤；术后进行含铂化疗第1个周期后，因淋巴囊肿感染等，患者暂停化疗并进行对症处理；在其后进行的第2、3个周期化疗时，均因用药后淋巴囊肿反复出现、肝功能异常等症状而未坚持规范化疗，首次复发时PFS只有13个月，因此，及时正确地处理术后并发症尤为重要。该患者经历多次复发并进行了3次满意减瘤术，对患者长期生存起到了关键作用。在治疗过程中出现可疑骨转移、胰瘘等多种复杂病情，经过MDT会诊，选择个体化的、合适的治疗方案后取得良好疗效，并避免了过度治疗带来的并发症。在第5次复发时，患者的CA125指标正常，影像学检查仅为小的孤立病灶，经综合评估后，患者开始口服尼拉帕利进行"去化疗"并维持治疗4年，无新发病灶。治疗期间，患者无明显不良反应，且未发生骨髓抑制情况等，亦未发生剂量减停。总体而言，取得了较为满意的临床获益，患者目前生活质量同常人，至今已健康生存13年。

【参考文献】

［1］PENSON R T，VALENCIA V R，CIBULA D，et al. Olaparib versus nonplatinum chemotherapy in patients with platinum-sensitive relapsed ovarian cancer and a germline *BRCA1/2* mutation（solo3）: a randomized phase Ⅲ trial ［J］. J Clin Oncol，2020，38（11）: 1164-1174.

［2］KRISTELEIT R，LISYANSKAYA A，FEDENKO A，et al. Rucaparib vs chemotherapy in patients with advanced，relapsed ovarian cancer and a deleterious *BRCA* mutation: efficacy and safety from ARIEL4，a randomized phase 3 study. 2021 SGO abs 11479.

［3］LIU J F，BARRY W T，BIRRER M，et al. Overall survival and updated progression-free survival outcomes in a randomized phase Ⅱ study of combination cediranib and olaparib versus olaparib in relapsed platinum-sensitive ovarian cancer［J］. Ann Oncol，2019，30（4）: 551-557.

病例5　卵巢高级别浆液性癌ⅢC期2次铂敏感型复发治疗1例

作者　陈珂瑶　王桂香

点评　盛修贵

【关键词】

卵巢癌；复发；放疗

【病史及治疗】

➢ 患者，52岁，孕5产3，人工流产2次。

➢ 2018-01无明显诱因出现排尿困难，伴尿频、尿急，无尿痛。2018-01-26外院行腹部、盆腔CT检查显示：①右侧附件区囊实性占位性病变，考虑卵巢癌可能性大；②左侧附件区占位性病变；③盆腹腔积液；④腹膜后多发肿大淋巴结。CA125 1066 U/ml，血肌酐99.4 μmol/L。

➢ 2018-01-30外院行"子宫全切＋双侧附件切除＋卵巢动静脉高位结扎＋部分大网膜切除＋盆腔淋巴结清扫术"，术中应用洛铂腹腔化疗1次，残存肿瘤不详。2018-02-07补充给予多西他赛静脉化疗。

➢ 术后病理显示：①（左、右侧卵巢）低分化浆液性腺癌，癌肿大小分别为6 cm×4 cm×3 cm和14 cm×12 cm×10 cm；②（右髂内、右髂外）淋巴结见癌转移（1/1、2/2），送检（左髂总、左髂外、左腹股沟深、左闭孔、右腹股沟深）淋巴结均未见癌转移（0/2、0/1、0/1、0/1、0/2）；③大网膜见癌转移。腹水细胞学检查阳性。手术病理分期为卵巢高级别浆液性癌ⅢC期。

➢ 2018-02-24至2018-07-30给予"多西他赛＋铂类"方案化疗7个周期，其中包括5次顺铂（4次腹腔灌注，1次静脉化疗），2次卡铂静脉化疗。

【本阶段小结】

患者为卵巢高级别浆液性腺癌ⅢC期，初次肿瘤细胞减灭术未记录是否为满意减瘤。术中及术后共8个周期的化疗选用了3种铂，即洛铂、卡铂和顺铂，并采用腹腔灌注化疗和静脉化疗方式交替进行，交替治疗时间无规律。首次治疗不符合指南推荐的首选方案［"紫杉醇＋卡铂（静脉滴注）"或"紫杉醇＋卡铂＋贝伐珠单抗（静脉滴注）"］。治疗期间和治疗结束均未进行影像学评估。

【病史及治疗续一】

➢ 2019-05-05外院复查胸部、腹部CT显示，腹膜后肿大淋巴结，结合病史不除外转移。CA125 129.3 U/ml。考虑复发。

➤ 2019-06-02至2019-08-19外院给予"多西他赛＋卡铂"方案化疗4个周期，其中，第2个周期化疗后CA125降至9.54 U/ml，后续再化疗2个周期后结束治疗，治疗期间及治疗结束均未进行影像学评估。

【本阶段小结】

本阶段患者在初次治疗后的9个月复发，为铂敏感型复发，复发病灶主要位于腹膜后淋巴结。外院仅给予"多西他赛＋卡铂"方案静脉化疗4个周期，这个疗程数对于复发性卵巢癌来说似乎过少。另外，对于复发性卵巢癌，若进行全面评估后预计可达到满意减瘤（术后再补充进行化疗），也可进行再次肿瘤细胞减灭术＋术后补充化疗；同时应做基因检测，根据基因检测结果考虑靶向药维持治疗。该患者虽然经历2个周期的化疗后肿瘤标志物水平降至正常，但仍需要进行影像学检查以评估疗效。此次治疗后患者间隔8个月余复发。

【病史及治疗续二】

➤ 2020-05-07外院复查CA125 333.0 U/ml。

➤ 2020-05-11初次就诊于中国医学科学院肿瘤医院深圳医院（以下简称"我院"），复查CA125 193.5 U/ml。颈部、胸部、腹部、盆腔CT（图5-1A）显示，腹膜后、骶前见多枚淋巴结影，部分融合，较大者约3.1 cm×1.7 cm，呈环形强化，考虑转移；侵及右侧输尿管中下段，其以上输尿管扩张、积水，右肾实质受压、萎缩。肾功能无异常。

➤ 经MDT会诊，建议手术治疗，但患者拒绝，要求静脉化疗；考虑到患者前2次治疗均使用"紫杉类＋铂类"方案化疗，虽均为铂敏感型复发，但复发间隔均不到1年，此次复发静脉化疗方案可考虑：①脂质体阿霉素＋卡铂；②吉西他滨＋顺铂。同时建议患者进行基因检测。与患者及家属交代病情后，患者及其家属因经济原因拒绝使用"脂质体阿霉素＋卡铂"方案，选择"吉西他滨＋顺铂"方案静脉化疗，并拒绝进行基因检测。

➤ 2020-05-22至2020-07-04给予"吉西他滨＋顺铂"方案静脉化疗3个周期。

➤ 2020-07-22复查CA125 5.3 U/ml。颈部、胸部、腹部、盆腔CT（图5-1B）显示，（与2020-05-11 CT比较）腹膜后、骶前见多枚淋巴结影，现明显缩小，较大者约1.6 cm×1.2 cm；侵及右侧输尿管中下段，其以上输尿管扩张、积水，右肾实质受压、萎缩，较前略减轻，余部位未见复发征象。疗效评价为PR。

➤ 2020-07-24至2020-10-27继续给予"吉西他滨＋顺铂"方案静脉化疗5个周期。

➤ 2020-10-20复查CA125 5.7 U/ml。颈部、胸部、腹部、盆腔CT（图5-1C）显示，（与2020-07-22 CT比较）腹膜后淋巴结影，均较前缩小，现较大者短径约1.2 cm；侵及邻近右侧输尿管中下段，其以上输尿管扩张、积水，右肾实质萎缩，同前大致相仿，余部位未见复发征象。疗效评价为PR。

➤ 2020-11-05进行MDT，由妇科、放疗科及影像科专家参与讨论后意见如下：①补充进行放疗；②建议进行基因检测，为后续维持治疗提供依据。患者及其家属再次拒绝进行基因检测，同意补充放疗。

➤ 2020-12-11至2020-12-28给予补充放疗，靶区范围：肿瘤靶区（gross tumor volume，GTV）n为既往可见肿大淋巴结所在腹主动脉旁淋巴结区，遇肠道适当修回；临床靶区（clinical target volume，CTV）n为GTVn三维外扩0.5 cm，计划靶区（planning target volume，PTV）n为CTVn三维外扩0.5 cm。放疗计划：95% PTVn 39 Gy/3 Gy/13 f。

➤ 2021-04-30复查CT显示，腹膜后未见明显肿大淋巴结。疗效评估为CR。此后定期复查肿瘤标志物及影像学检查均无复发征象。

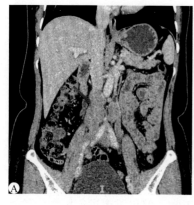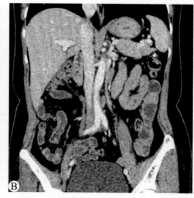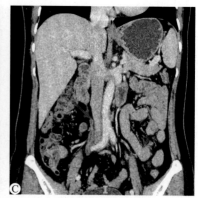

图5-1　CT显示腹膜后、骶前转移淋巴结明显缩小

注：A.2020-05-11 CT（化疗前）；B.2020-07-22 CT（化疗3个周期后）；C.2020-10-20 CT（化疗7个周期后）。

➢ 末次复查时间为2023-09，复查CA125 5.5 U/ml。妇科检查显示，外阴无异常，阴道通畅，残端光滑，盆腔未触及明显肿物，直肠黏膜光滑。颈部、胸部、腹部、盆腔CT显示，未见明确肿瘤复发征象。

【本阶段小结】

本阶段患者再次治疗后8个月余复发，仍为铂敏感型复发，复发病灶与前次复发部位一致，主要位于腹膜后淋巴结。此次复发后，首先进行手术可能性的评估，即是否可达到满意减瘤，但因转移的淋巴结包绕血管并与血管壁关系密切，手术风险较高，患者拒绝手术，决定进行全身治疗。因患者前2次治疗均选用"紫杉类＋卡铂"方案，此次给患者推荐首选方案为"脂质体阿霉素＋卡铂"，但患者因经济原因拒绝，选择应用"吉西他滨＋顺铂"方案进行化疗。以此方案化疗3个周期后，患者肿瘤标志物指标降至正常，病灶较前明显缩小，疗效评价为PR。而后继续追加了5个周期的化疗，并对复发病灶区域进行补充放疗。患者在治疗过程中耐受性好，无严重化疗不良反应发生。截至目前，已随访33个月未复发。

【专家点评】

高级别浆液性癌为常见的卵巢上皮性癌，大部分患者在初次就诊时就已是晚期。本例患者初次手术-病理分期为ⅢC期，对于达到满意减瘤的患者，推荐术后首选"紫杉醇＋卡铂"方案联合静脉化疗6个周期；而对于部分卵巢上皮性癌患者，经过减瘤术后仍残余微小病灶，可考虑在初次手术时放置腹腔化疗导管以便术后进行腹腔化疗。该患者初次手术是否为满意减瘤记录不详，术后外院选择了腹腔化疗与静脉化疗交替进行，但交替时间并无规律，结束治疗前仅从肿瘤标志物水平的变化来估计疗效，未进行影像学评估，无法判断确切疗效为PR还是CR，初次治疗欠规范。患者在9个月后复发，无法进行影像学对比。"多西他赛＋卡铂"方案治疗是铂敏感型复发性卵巢癌的可选择方案，但外院仅给予患者4个周期的化疗，同样未进行系统的影像学检查以评估疗效，治疗过程仍不完善。患者对该化疗方案仍敏感，仅2个周期化疗后肿瘤标志物水平就已降至正常。但由于治疗不充分，患者在8个月后复发，来我院就诊。入院后进行全面评估，给予"吉西他滨＋顺铂"方案化疗，患者对该方案敏感，肿瘤病灶消退良好，因患者为第2次复发，给予8个周期的化疗。化疗后CT显示腹膜后仍有大于1 cm的肿大淋巴结，未达到CR，就此停止治疗仍有可能短期复发。根据SOLO-1研究结果，初始手术和使用以铂类药物为基础的化疗缓解后，有*BRCA1/2*突变的上皮性癌患者使用2年奥拉帕利维持治疗，可延长中位PFS 3年余，HRD阳性患者也可用尼拉帕利维持治疗。因此，建议患者进行相关基因检测，但该患者因经济原因拒绝进行基因检测和维持治疗。美国NCCN指南指出，复发性卵巢癌也可选择姑息性放疗，该患者复发病灶孤立，为了尽量减少复发风险，在结束化疗后进行了局部补充放疗。目前，该患者的缓解期已达33个月，治疗效果满意。

【指南背景】

美国NCCN指南及中国抗癌协会妇科肿瘤专业委员会《卵巢恶性肿瘤诊断与治疗指南（第四版）》对于晚期卵巢上皮性癌的治疗原则是手术为主，辅以化疗，强调个体化治疗。初次肿瘤细胞减灭术适用于临床拟诊断为中晚期（部分Ⅱ期、Ⅲ期和Ⅳ期）患者；间歇性肿瘤细胞减灭术适用于新辅助化疗后肿瘤缩小，达到CR或PR或SD，且经评估有可能达到满意减瘤的晚期患者。手术满意度评价必须在手术记录中说明。晚期卵巢癌手术应由妇科肿瘤医师评估并实施，研究证据显示，由妇科肿瘤医师实施的卵巢癌手术，其疗效优于普通妇科医师和外科医师。

"紫杉醇＋卡铂"方案仍是上皮性卵巢癌一线化疗的标准方案和首选方案。

对于铂敏感型复发性卵巢癌患者，经评估能再次达到满意减瘤者，推荐行再次肿瘤细胞减灭术。关于再次肿瘤细胞减灭术患者的选择，国际上仍缺乏统一的标准。通常而言，接受再次肿瘤细胞减灭术患者应满足以下3个条件：①铂敏感型复发；②病灶孤立，可完整切除；③无腹水。

美国NCCN指南指出，复发性卵巢癌可考虑进行姑息性放疗，但放疗应经过MDT会诊决定。放疗还可用于不适合手术切除或存在手术禁忌证的局灶性复发，或存在脑、骨转移需进行姑息放疗的患者。

PARPi可用于复发性卵巢上皮性癌化疗缓解后的维持治疗，但因2020年该药尚未进入医保，费用高昂，本例患者因经济原因拒绝使用。

【循证背景】

NOVA研究纳入了复发性卵巢高级别浆液性癌、输卵管癌或腹膜癌且接受含铂化疗达到CR或PR的患者（$n = 553$）。与其他PARPi临床研究的不同之处在于，NOVA研究根据BRCA1/2突变状态及HRD状态设3个队列，对主要研究终点PFS进行评价，分别是gBRCA突变阳性、gBRCA突变阴性和gBRCA突变阴性但HRD阳性的患者队列。在3个队列进行单独分析，以验证尼拉帕利能否为不同突变状态患者带来获益。研究结果显示，无论gBRCA突变阳性还是阴性，患者均可从尼拉帕利治疗中获益；同时，gBRCA突变阴性但HRD阳性的患者亦有明显获益。

卵巢癌治疗后6个月内疾病进展的患者对铂类药物治疗的应答率较差，这些患者通常被认为是铂难治型或铂耐药型患者。Rose等的研究显示，吉西他滨和顺铂联合使用在铂耐药型卵巢癌患者中取得了令人欣喜的结果。吉西他滨和顺铂联合使用具有协同活性，客观反应率达到16%～67%。但由于治疗时间延长，可能会发生累积的顺铂相关不良反应，包括4级恶心和呕吐、3级耳毒性和2级周围神经病变，用卡铂替代顺铂可改善这些不良反应。

【核心体会】

对于卵巢上皮性癌的治疗，无论是初治还是复发，手术和化疗均是主要治疗方案。放疗可针对部分无法手术切除的局灶性复发进行补充治疗。治疗需要结合患者的病情和社会经济条件来制定个体化治疗方案。该患者在第2次复发后无法进行手术切除，因经济原因也无条件进行PARPi维持治疗，但化疗＋放疗也获得了长期缓解。

【参考文献】

［1］KATHLEEN M，NICOLETTA C，GIOVANNI S，et al. Maintenance olaparib in patients with newly diagnosed advanced ovarian cancer［J］. N Engl J Med，2018，379（26）：2495-2505.

［2］NCCN Guidelines Version 1. 2023 Ovarian Cancer/Fallopian Tube Cancer/Primary Peritoneal Cancer.

［3］周琦，吴小华，刘继红，等. 卵巢恶性肿瘤诊断与治疗指南（第四版）［J］. 中国实用妇科与产科杂志，2018，34（7）：739-749.

［4］MIRZA M R，MONK B J，HERRSTEDT J，et al. Niraparib maintenance therapy in platinum-sensitive，recurrent ovarian cancer［J］. N Engl J Med，2016，375（22）：2154-2164.

［5］ROSE P G. Gemcitabine reverses platinum resistance in platinum-resistant ovarian and peritoneal carcinoma［J］. Int J Gynecol Cancer，2005，15：18-22.

病例6　卵巢癌Ⅳ期满意减瘤术后化疗后靶向治疗长期缓解1例

作者　梁思思　孙　力

点评　王桂香

【关键词】

卵巢恶性肿瘤；多腺苷二磷酸核糖聚合酶抑制剂（PARPi）；颈部淋巴结转移；多学科协作

【病史及治疗】

➤ 患者，46岁，孕1产1。既往有结核性胸膜炎病史，家族史无特殊。

➤ 2019-04-11因"腹胀3个月"在外院查肿瘤标志物指标高，具体不详。PET/CT显示：①盆腔高代谢肿块，考虑卵巢恶性肿瘤；②腹盆腔大量积液，腹膜、肝被膜、大网膜多发转移；③双颈部多发小淋巴结。CA125 780.7 U/ml。胃肠镜无明显异常。结核病相关检查无异常。

➤ 2019-04-15初次于中国医学科学院肿瘤医院深圳医院（以下简称"我院"）就诊。体格检查显示，左锁骨上扪及肿大淋巴结，直径约1.5 cm；腹部膨隆，外阴发育正常，阴道通畅，宫颈光滑，子宫、双侧附件触诊不清，子宫直肠窝可扪及结节。直肠黏膜光滑。颈部、胸部、腹部、盆腔CT（图6-1A、B）显示，双侧附件囊实性肿物，较大者位于右侧（4.8 cm×3.2 cm）；腹膜不均匀增厚，可见"网膜饼"，腹盆腔积液；左侧锁骨上区淋巴结，较大者约1.4 cm×0.8 cm。

➤ 2019-04-21盆腔MRI（图6-2）显示，双侧附件囊实性肿物，较大者位于右侧，大小约4.5 cm×2.9 cm；腹膜不均匀增厚，腹盆腔大量积液。

➤ 肿瘤标志物CA125 677.9 U/ml，HE4 641.9 pmol/L。癌胚抗原在正常范围。

➤ 2019-04-23行彩色多普勒超声引导下腹腔穿刺抽液置管术，腹水送细胞学检查显示，（腹水）腺癌细胞。行盆腔肿物穿刺活检术，术后病理结果显示，（盆腔肿物）腺癌。左锁骨上淋巴结穿刺病理显示，米勒来源的浆液性乳头状腺癌。初步诊断为盆腔腺癌ⅣB期。可切除性评估方法——CT评分标准（SUIDAN）：7分。

➤ 2019-04-30开始给予新辅助化疗，"紫杉醇＋卡铂"方案静脉化疗2个周期。CA125和HE4水平在新辅助化疗2个周期后降至正常。

➤ 2019-06-06 CT显示，双侧附件囊实性肿物，较前缩小，右侧3.1 cm×2.3 cm，与周围肠管分界欠清，左侧3.0 cm×1.9 cm；左侧锁骨上区淋巴结，较大者约1.2 cm×0.7 cm（图6-1B、D）。疗效评估为PR。

➤ 2019-06-10进行MDT，联合头颈外科、影像科共同讨论治疗方案，建议手术治疗，可行全身减瘤术。

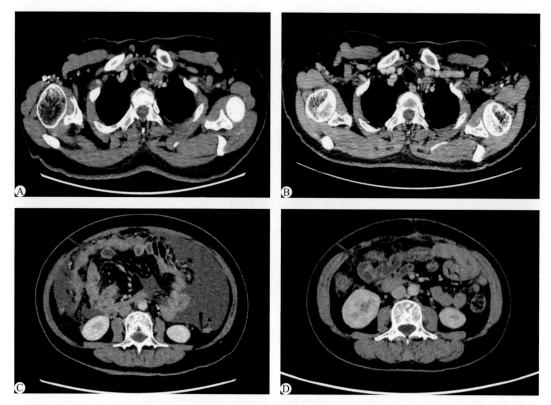

图 6-1　CT 显示左侧锁骨上区转移淋巴结及"大网膜饼"变化

注：A.2019-04-15 左侧锁骨上区转移淋巴结；B.2019-06-06 左侧锁骨上区转移淋巴结；C.2019-04-15 "大网膜饼"；
D.2019-06-06 "大网膜饼"。

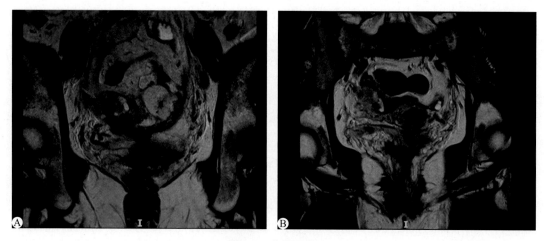

图 6-2　盆腔 MRI

注：A.2019-04-21 盆腔 MRI（新辅助化疗前）；B.2019-06-08 盆腔 MRI（新辅助化疗 2 程后）。

➢ 2019-06-12 行"经腹子宫全切＋双侧附件切除＋大网膜切除＋腹膜病灶切除＋左颈部 3/4 区淋巴结清扫术＋肠粘连松解＋腹腔内热灌注"。术中所见，左颈部 3、4 区可见增大淋巴结；大网膜增厚，与右侧腹壁粘连，肠管、肠系膜表面、盆腹腔腹膜散在粟粒状结节，直径 1 ～ 2 mm；子宫常大，双侧附件与同侧盆壁粘连，右侧卵巢可见直径约 3 cm 的囊实性肿物，左侧卵巢外观呈化疗后反应。余未见明确异常。手术评价为满意减瘤（R0 切除）。

➢ 术后病理显示，双侧卵巢及右侧输卵管组织内见少许分化差的癌组织残存，符合高级别浆液性癌，瘤细胞显著退变，大网膜、右侧腹膜结节、右侧盆腔腹膜（＋）。腹主动脉旁淋巴结（1/3）；左颈部淋巴结转移癌3/13，左颈3区（1/8），左颈4区（2/5）。手术病理分期为卵巢高级别浆液性癌Ⅳ B期。

➢ 2019-09-26复查CA125 8.0 U/ml，HE4 46.38 pmol/L。

➢ 2019-09-27术后行"紫杉醇＋卡铂"方案静脉化疗3个周期。疗效评估为CR。基因检测结果为*BRCA2*基因突变。

➢ 2019-11患者开始口服奥拉帕利（300 mg，2次/天）维持治疗，直至2022年底（服用奥拉帕利满2年时，医师建议患者停药，但患者拒绝，要求继续口服）。

【本阶段小结】

本例患者为卵巢癌Ⅳ B期，病灶广泛，考虑直接手术无法达到满意减瘤，给予"紫杉醇＋卡铂"新辅助化疗2个周期后达到满意减瘤，减轻肿瘤负荷，降低手术难度，缩短手术时间，为理想的肿瘤细胞减灭术创造条件。该患者经多学科联合手术达到了满意减瘤（R0切除），术后应用"紫杉醇＋卡铂"方案规范化疗6个周期。后续根据基因检测结果为*BRCA2*基因突变，选择奥拉帕利维持治疗，至今无复发。患者一般状况良好，PFS近5年。

【专家点评】

卵巢癌位于盆腔深部，起病隐匿，且由于缺乏有效的筛查方式和特异性症状，大多数患者在发现时已为晚期。尽管手术技术已不断进步，晚期肿瘤细胞减灭术联合紫杉醇＋铂类作为卵巢癌首选的化疗方案，患者5年生存率仍低于50%。临床上，卵巢癌初始治疗的要点是手术辅以铂类药物为主的一线化疗方案，而卵巢癌手术是否能达到满意减瘤至关重要，因为切得越干净，患者生存时间越长。因此，卵巢癌的手术目标为满意减瘤，即达到无肉眼残留病灶（R0）或残留病灶最大直径＜1 cm（R1）。然而，临床上实施理想的、达到R0或R1切除的卵巢肿瘤细胞减灭术，尚存在盆腹腔外病灶切除难度大及手术并发症高等困难。

MDT指导初治晚期卵巢肿瘤细胞减灭术可作为卵巢癌治疗的发展方向，值得积极推广。在MDT指导卵巢癌治疗的过程中开展更规范、严密的术前评估，术中按学科分区探查，全程管理卵巢癌患者，为更多卵巢癌患者服务，提高就医满意度、增加患者依从性、提高患者生活质量、延长患者生存期是妇科肿瘤医师共同努力的方向。本例患者为Ⅳ B期卵巢癌，经"紫杉醇＋卡铂"方案化疗后，联合头颈外科顺利完成手术，达到全身R0减瘤（满意减瘤），这是患者至今仍无复发的重要因素之一。

卵巢癌的维持治疗是指卵巢癌完成既定手术或化疗后达到最大限度临床缓解（CR/PR）后，继续应用化疗药物或靶向药物进行的治疗，其治疗目的是延缓复发。2018年，ESMO公布的SOLO1研究数据显示，与安慰剂相比，奥拉帕利可以降低70%的疾病进展或死亡风险，在中位随访41个月后，奥拉帕利组仍未达到中位PFS，而安慰剂组中位PFS仅为13.8个月。2020年，ESMO公布研究结果，在中位随访5年后，奥拉帕利组患者的中位PFS长达56个月，而安慰剂组仅为13.8个月，维持治疗组将PFS延长了42.2个月；与安慰剂组相比，奥拉帕利可以降低67%的疾病进展或死亡风险（*HR*=0.33）。奥拉帕利组48%的患者5年无疾病进展，而安慰剂组仅为21%。

【指南背景】

美国NCCN指南（第1版）指出，对于晚期卵巢癌的治疗方式，如评估无法行满意减瘤术，可行新辅助化疗3～4个周期后行间歇性肿瘤细胞减灭术，术后辅助化疗。对于存在*BRCA*突变的卵巢癌患者，维持治疗可考虑应用奥拉帕利。

【核心体会】

在晚期卵巢癌的治疗中，满意肿瘤细胞减灭术发挥至关重要的作用，手术切得越干净，患者的生存时间越长。美国NCCN指南推荐初治 *BRCA* 突变晚期卵巢癌一线维持治疗应用奥拉帕利2年。本例患者基因检测有 *BRCA* 突变，在全身满意减瘤手术和化疗达到CR后，服用奥拉帕利维持治疗已满2年，要求继续服用奥拉帕利至今。在2022年的ESMO年会上，SOLO1研究7年超长随访数据公布。该研究数据显示，在长达7年的随访后，奥拉帕利治疗组患者OS仍未达到，较安慰剂组的75.2个月展现出显著优势；同时，在对照组中，有44.3%的患者后续治疗使用了PARPi并从中获益。对于很多患者认为的"服药时间越长，推迟复发也越长"是否有科学性，还有待进一步研究。

【参考文献】

［1］JEMAL A，BRAY F，CENTER M M．Global cancer statistics，2012［J］．CA：A Cancer Journal for Clinicians，2013，65（2）：87-108．

［2］LYONS Y A，REYES H D，MCDONALD M，et al．Interval debulking surgery is not worth the wait：a National Cancer Database study comparing primary cytoreductive surgery versus neoadjuvant chemotherapy［J］．Int J Gynecol Cancer，2020，30（6）：845-852．

［3］YAO S E，TRIPCONY L，SANDAY K，et al．Survival outcomes after delayed cytoreduction surgery following neoadjuvant chemotherapy in advanced epithelial ovarian cancer［J］．Int J Gynecol Cancer，2020，30（12）：1935-1942．

［4］MOORE K，COLOMBO N，SCAMBIA G，et al．Maintenance olaparib in patients with newly diagnosed advanced ovarian cancer［J］．New Engl J Med，2018，379（26）：2495-2505．

［5］BANERJEE S，MOORE KN，COLOMBO N，et al．Maintenance olaparib for patients with newly diagnosed advanced ovarian cancer and a *BRCA* mutation：5-year follow-up from SOLO1［C］．2020 ESMO 881MO．

病例7 卵巢癌Ⅳ期多次复发后"去化疗"维持治疗1例

作者 杨 萌 孙 力

点评 王桂香

【关键词】

复发性卵巢癌；维持治疗；尼拉帕利

【病史及治疗】

➤ 患者，59岁，孕5产1，既往史无特殊。

➤ 2018-04因"腹胀、大量腹水、盆腔肿物"在外院穿刺活检诊断为卵巢高级别浆液性癌Ⅳ期。

➤ 2018-04-29至2018-07-20于外院行"紫杉醇＋卡铂"方案静脉化疗5个周期，评估疗效为PR，建议手术治疗，患者拒绝。

➤ 2019-01-11外院查CA125 900.0 U/ml，考虑疾病进展（progressive disease，PD）。

➤ 2019-01-13初次就诊中国医学科学院肿瘤医院深圳医院（以下简称"我院"）。查CA125 380.8 U/ml，HE4 196.7 pmol/L。腹部、盆腔CT显示：①盆腹腔少量积液，双侧附件区可见囊实性肿物，较大者位于左侧，约6.9 cm，符合卵巢癌；②大网膜弥漫性增厚，内见多发结节，考虑腹膜转移瘤。

➤ 2019-01-23行"子宫全切＋双侧附件切除＋大网膜切除＋阑尾切除＋盆腔淋巴结切除＋脾切除＋肝区病灶切除＋升结肠、横结肠、部分降结肠切除＋回肠、降结肠吻合＋盆腹腔病灶切除＋直肠前壁修补＋肠粘连松解术"，手术达到满意减瘤。未行基因检测。术后病理提示，卵巢高级别浆液性癌，肿瘤累及脾被膜，未累及回盲瓣、回肠、脾实质及胰腺组织；可见大量脉管瘤栓；肝S5段脏面肿物、大网膜、胃小弯结节、直肠前壁结节、膀胱腹膜反折病灶均可见癌组织浸润，淋巴结转移性癌（21/98）。

➤ 2019-02-26至2019-07-15给予"紫杉醇＋卡铂"方案静脉化疗6个周期。化疗结束后CA125降至21.0 U/ml，HE4降至68.4 pmol/L，疗效评估为CR。

➤ 患者治疗结束后未按期复查。

【本阶段小结】

该患者为绝经后女性，因腹胀、大量腹水、盆腔肿物在外院穿刺活检诊断为卵巢高级别浆液性癌Ⅳ期，行新辅助化疗5个周期。化疗后评估疗效为PR，建议手术，但患者拒绝，并自行停止治疗。5个月余后，因肿瘤标志物水平上升，再次出现腹胀，考虑肿瘤进展。来我院行CT检查提示盆腹腔广泛转移，脾实质受累，病变累及肠管，遂行减瘤术，达到满意减瘤（R0切除）。术后补充"紫杉醇＋卡铂"方案化疗6个周期，术后第3个周期化疗后肿瘤标志物水平降至正常。

【病史及治疗续一】

➢ 2020-01-03复查CA125升高至459.7 U/ml。颈部、胸部、腹部、盆腔CT显示：①腹膜稍增厚，倾向转移；②盆腔左侧新见囊实性结节影，大小约2.1 cm×1.4 cm，考虑转移瘤；③腹腔内小肠系膜区多发淋巴结转移；④肝S3段2.0 cm×1.3 cm转移瘤。建议住院行抗肿瘤治疗，但患者拒绝。

➢ 2020-07患者出现食欲缺乏、消瘦，CA125升高至7086.0 U/ml，主动要求住院治疗。

➢ 2020-07颈部、胸部、腹部、盆腔CT（图7-1A、D）显示：①腹膜增厚，倾向转移；②盆腔左侧囊实性结节影，大小约4.3 cm×3.1 cm，考虑转移；③腹腔内小肠系膜区多发淋巴结转移；④肝S3段2.1 cm×2.1 cm转移瘤。

➢ 2020-07-10至2020-10-30给予"多柔比星脂质体＋卡铂"方案静脉化疗4个周期。第4次化疗时出现卡铂过敏，表现为皮疹、手足瘙痒及呼吸困难。治疗期间，CA125下降至229.4 U/ml后再次升高至459.7 U/ml，疗效评估为SD。

➢ 2020-12-07至 2021-07-02调整方案为"贝伐珠单抗＋多柔比星脂质体＋奈达铂"方案静脉治疗5个周期。其间曾建议患者行再次肿瘤细胞减灭术，患者及其家属拒绝。完善基因检测显示BRCA阴性、HRD阳性。

➢ 2021-08-11复查CA125降至30.0 U/ml；CT（图7-1B、E）显示肝转移瘤及盆腹腔转移瘤缩小，疗效评估为PR。

➢ 2021-08-19给予"尼拉帕利（200 mg，1次/天，口服）＋贝伐珠单抗（静脉滴注，每3周重复1次）"方案维持治疗至2023-09，已达24个月。复查肿瘤标志物水平均在正常范围内，CT（图7-1C、F）显示肝多发转移瘤现显示不具体，盆腔转移瘤较前明显缩小，疗效评估为PR。

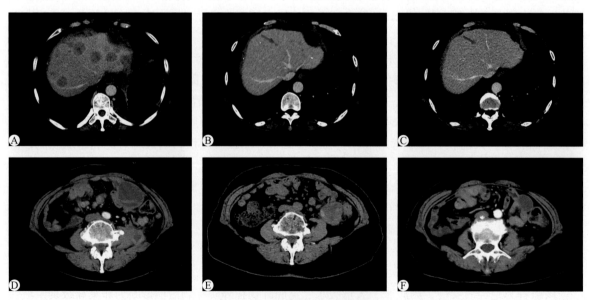

图7-1 肝、盆腔病灶CT对比情况

注A.2020-07肝病灶（治疗前）；B.2021-08肝病灶（治疗后）；C.2023-06肝病灶（维持治疗中）；D.2020-07盆腔病灶（治疗前）；E.2021-08盆腔病灶（治疗后）；F.2023-06盆腔病灶（维持治疗中）。

【本阶段小结】

患者为铂敏感型复发，化疗后评估疗效达到PR。根据基因检测结果，给予PARPi维持治疗，至今已有24个月余，疗效评价为PR。现阶段仍按此方案继续给予维持治疗。

【专家点评】

参考GOG的标准，复发性卵巢癌根据PFI的长短进行分型，具体如下：①铂敏感型复发是指对初期以铂类药物为基础的治疗有明确反应，且已经达到临床缓解，前次含铂化疗停用6个月以上（含6个月）出现进展或复发；其中停化疗6～12个月复发的患者，有时也被称为铂部分敏感型。②铂耐药型复发是指对初期化疗有反应，但在完成化疗后6个月内进展或复发。③难治型是指对初始化疗无反应，如肿瘤稳定或肿瘤进展，包括在化疗后4周内进展者。本例患者为铂敏感型复发性卵巢癌。对于此类患者，美国NCCN指南推荐经评估能再次达到满意减瘤切除者（R0切除），推荐进行再次肿瘤细胞减灭术。然而，关于再次肿瘤细胞减灭术患者的选择，国际上仍缺乏统一的标准。通常而言，接受再次肿瘤细胞减灭术患者的复发灶多为孤立或寡转移灶，应无腹水，也无广泛的腹膜癌灶。

本例患者虽为多处转移，但经MDT会诊，其转移灶可切除，达到满意减瘤可能性大，但患者拒绝再次手术。根据美国NCCN指南对铂敏感型复发性卵巢癌的化疗推荐，首选以铂类药物为基础的联合化疗或联合贝伐珠单抗，再给予PARPi或贝伐珠单抗维持治疗。结合患者基因检测结果，选择"多柔比星脂质体＋奈达铂（患者后期发生卡铂过敏）＋贝伐珠单抗"方案治疗，治疗结束后给予尼拉帕利口服维持治疗。目前，维持治疗已24个月余，治疗效果满意。

【指南背景】

美国NCCN指南建议，对于国际妇产科联盟（International Federation of Gynecology and Obstetrics，FIGO）Ⅱ期及以上的卵巢高级别浆液性/高级别子宫内膜样癌或携带BRCA突变的其他病理学类型卵巢癌患者，均需考虑在初始治疗结束且获得临床缓解后开始维持治疗，以期最大限度地延长PFS、提高临床治愈率。贝伐珠单抗是靶向血管内皮生长因子-A（vascular endothelial growth factor-A，VEGF-A）的单克隆抗体，已在多个国家获批用于治疗卵巢癌。在卵巢癌一线化疗的同时加入贝伐珠单抗，并且在完成化疗后继续用贝伐珠单抗维持治疗，可使晚期患者的中位PFS延长2～4个月。

与PARPi治疗效果相关的因素有BRCA基因突变和HRD状态等。BRCA1/2突变和HRD检测被推荐用于指导卵巢癌一线维持治疗的方案选择。与HRD阴性相比，存在BRCA1/2突变或HRD阳性的卵巢癌患者经PARPi单药和双药联合维持治疗可获益更多。基于已获取的研究证据，奥拉帕利单药维持治疗仅限于携带BRCA突变的患者，而尼拉帕利单药维持治疗不受分子标志物的限制（可用于BRCA突变或野生型患者）。对于一线化疗过程中联合使用贝伐珠单抗且存在BRCA突变或HRD阳性患者，奥拉帕利联合贝伐珠单抗是其维持治疗的首选。

【循证背景】

目前，多个多中心研究结果表明抗血管联合PARPi用于卵巢癌维持治疗可显著延长患者的PFS。

1. AMBITION研究　该研究显示，"奥拉帕利＋西地尼布"方案用于铂耐药型复发性卵巢癌（HRD阳性）的ORR可达50%以上。

2. AVANOVA2研究　该研究证实，铂敏感型复发性卵巢癌患者，接受"尼拉帕利＋贝伐珠单抗"联合治疗相比于接受尼拉帕利单药治疗，PFS为11.9个月 *vs.* 5.5个月，联合治疗组的PFS显著延长；亚组分析显示，无论HRD状态如何，联合治疗方案的疗效均优于尼拉帕利单药治疗方案。

3. OVARI研究　该研究探索了"尼拉帕利＋贝伐珠单抗"联合用于新诊断晚期卵巢癌维持治疗的安全性和有效性。PFS分析表明，联合维持治疗有效；在总体人群和各生物标志物亚组中均观察到临床获益：总体人群的mPFS为19.6个月（95%*CI* 16.5～25.1）；HRD亚组患者的mPFS为28.3个月（95%*CI* 19.9～NE），BRCAm亚组尚未达到；HRP亚组患者的mPFS为14.2个月（95%*CI* 8.6～16.8）。

越来越多的证据支持，初始治疗和铂敏感型复发性卵巢癌治疗缓解后的患者使用PARPi维持治疗。SOLO1研究、PRIMA研究、PAOLA-1研究及VELIA研究均显示，PARPi在一线维持治疗中发挥重要作用。已有高级别证据支持铂敏感型复发性卵巢癌患者化疗缓解后可使用PARPi作为维持治疗，以及部分复发患者将PARPi用于治疗，并且携带*BRCA*突变（体系和胚系）患者获益最大。此外，一部分HRD阳性患者也可从PARPi治疗中获益。

【核心体会】

本例患者为铂敏感型复发性卵巢高级别浆液性癌，针对铂敏感型复发性卵巢上皮性癌，美国NCCN推荐进行再次肿瘤细胞减灭术的评估，如评估结果显示患者不适合手术，可继续选择以铂类药物为基础的化疗方案，并联合贝伐珠单抗。本例患者拒绝再次手术，基因检测结果无*BRCA*基因突变但HRD阳性，应用"多柔比星脂质体＋奈达铂＋贝伐珠单抗"方案治疗达到PR后，给予尼拉帕利联合贝伐珠单抗维持治疗。患者目前维持治疗缓解期为24个月，未见复发征象，治疗效果满意。由此可见，抗血管生成药物、PARPi、免疫治疗等均可为复发性卵巢癌的治疗提供更多选择。

【参考文献】

［1］COLEMAN R L，BRADY M F，HERZOG T J，et al. Bevacizumab and paclitaxel-carboplatin chemotherapy and secondary cytoreduction in recurrent，platinum-sensitive ovarian cancer（NRG Oncology/Gynecologic Oncology Group study GOG-0213）：a multicentre，open-label，randomised，phase 3 trial［J］. Lancet Oncol，2017，18（6）：779-791.

［2］LAURAINE E P，HILPERT F，WEBER B，et al. Bevacizumab combined with chemotherapy for platinum-resistant recurrent ovarian cancer：the AURELIA open-label randomized phase Ⅲ trial［J］. J Clin Oncol，2014，32（13）：1302：1308.

［3］AGHAJANIAN C，BLANK S V，GOFF B A，et al. OCEANS：a randomized，double-blind，placebo-controlled phase Ⅲ trial of chemotherapy with or without bevacizumab in patients with platinum-sensitive recurrent epithelial ovarian，primary peritoneal，or fallopian tube cancer［J］. J Clin Oncol，201，30（17）：2039-2045.

［4］LBA29 - Final overall survival（OS）results from the phase Ⅲ PAOLA-1/ENGOT-ov25 trial evaluating maintenance olaparib（ola）plus bevacizumab（bev）in patients（pts）with newly diagnosed advanced ovarian cancer（AOC）

病例8　卵巢癌ⅢC期多次复发"去化疗治疗"1例

作者　梁思思　王桂香
点评　孙　力

【关键词】

卵巢恶性肿瘤；多腺苷二磷酸核糖聚合酶抑制剂（PARPi）；尼拉帕利

【病史及治疗】

➢ 患者，65岁，孕3产2。

➢ 2018-04-17因"腹胀3个月"在中国医学科学院肿瘤医院深圳医院（以下简称"我院"）就诊。

➢ 体格检查显示，外阴发育正常，阴道通畅，宫颈光滑，子宫、双侧附件触诊不清。直肠黏膜光滑。肿瘤标志物CA125 3352.0 U/ml，HE4＞1500.00 pmol/L。

➢ 2018-04-20胸部、腹部、盆腔CT显示：①腹膜不均匀增厚，病变累及双侧附件区及盆腔，子宫受包绕，累及脾伴脾内病灶囊变；②腹膜后多发肿大淋巴结，较大者约2.4 cm×1.8 cm；③双侧胸腔、心包及腹盆腔可见积液，以盆腹腔为著。余未见明显异常。

➢ 2018-04-21行彩色多普勒超声引导下盆腔肿物穿刺活检术。活检病理结果显示，分化差的癌，提示浆液性癌。可切除性评估方法——CT评分标准（SUIDAN）评分为5分。

➢ 2018-04-26至2018-06-09给予新辅助化疗，采用"紫杉醇＋卡铂"方案静脉化疗3个周期。

➢ 2018-07-03行"剖腹探查＋子宫全切＋双侧附件切除＋大网膜切除＋脾切除＋部分胰尾切除＋盆腹腔肿物切除术"。术中所见，左侧附件与盆壁致密粘连，难以暴露，大网膜呈串珠样改变；腹盆腔多发转移瘤，脾周胰尾可见多发转移瘤，较大者约3.0 cm；手术达到满意减瘤（R0切除）。术后恢复尚可。

➢ 2018-07-10术后病理显示，双侧卵巢高级别浆液性癌，脾被膜、大网膜、胃小弯网膜结节见癌浸润。手术病理分期为双侧卵巢高级别浆液性癌ⅢC期。

➢ 2018-07-17至2018-10-10行术后辅助化疗，给予"紫杉醇＋卡铂"方案静脉化疗3个周期。患者自觉无法耐受，要求停止化疗。

➢ 2018-09-21复查CA125 6.9 U/ml，HE4 55.45 pmol/L。颈部、胸部、腹部、盆腔CT结果显示，未见明显肿瘤病灶；疗效评估为CR。门诊定期复查。

【本阶段小结】

本例患者诊断卵巢高级别浆液性癌ⅢC期，经可切除性评估，考虑行初始肿瘤细胞减灭术无法达到满意减瘤。根据美国NCCN指南推荐，在进行新辅助化疗后，行间歇性肿瘤细胞减灭术。

【病史及治疗续一】

➢ 患者每3个月定期复查，至2019-03-29（末次化疗后6个月）于我院复查肿瘤标志物升高，CA125 232.6 U/ml，HE4 265.0 pmol/L。

➢ 2019-04-02颈部、胸部、腹部、盆腔CT（图8-1）显示，直肠左旁新发多发腹膜转移瘤，大者呈囊实性，约5.0 cm×4.5 cm×3.9 cm；余未见明显异常。考虑第1次复发。

➢ 患者复发病灶孤立，经科内讨论后建议手术切除，但患者拒绝手术。

➢ 2019-04-11至2019-06-15给予"多柔比星脂质体＋卡铂"方案静脉化疗3个周期。化疗期间患者发生Ⅲ度骨髓抑制、Ⅰ度胃肠道反应。化疗3个周期后（2019-06-11）复查颈部、胸部、腹部、盆腔CT显示，直肠左旁多发腹膜转移瘤，较大者约1.9 cm×1.2 cm，较前明显缩小，CA125和HE4在2个周期后降至正常。疗效评估为PR，继续化疗。

➢ 2019-07-12至2019-09-09给予"多柔比星脂质体＋卡铂"方案静脉化疗3个周期。

➢ 2019-09-10复查CA125 7.0 U/ml，HE4 53.0 pmol/L；盆腔MRI（图8-2）未见明显病灶。疗效评估为CR，结束治疗。

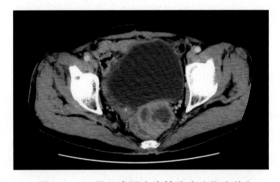

图8-1　CT显示直肠左旁转移瘤（化疗前）

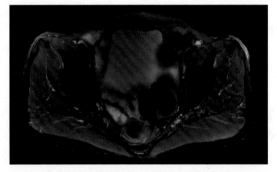

图8-2　盆腔MRI（化疗6个周期后）

【本阶段小结】

此阶段患者PFS＞6个月，为铂敏感型复发性卵巢癌，经评估能再次满意切除（R0切除），推荐行再次肿瘤细胞减灭术，但患者拒绝手术，选择继续化疗。化疗后亦达到CR。铂敏感型复发性卵巢癌可采用含铂化疗。

【病史及治疗续二】

➢ 2020-03-02（间隔6个月）于我院复查肿瘤标志物显示，CA125 48.7 U/ml，HE4 88.4 pmol/L。

➢ 2020-04-01颈部、胸部、腹部、盆腔CT（图8-3）显示：①阴道残端右侧结节约2.8 cm×2.2 cm；②直肠左旁多发腹膜转移瘤，较大者约2.7 cm×2.2 cm。余未见明显异常。考虑第2次复发。

➢ 2020-04-15行"经腹部分直肠及肿物切除＋部分乙状结肠切除＋结直肠吻合＋盆腔淋巴结切除＋左侧输尿管双J管置入＋左侧输尿管修补＋膀胱镜检查＋盆腔粘连松解术"。术中见盆底3.0 cm

实性肿物，与直肠致密粘连；左侧盆腔可扪及肿大淋巴结，质硬、固定，与左侧输尿管致密粘连，分离困难。手术达到满意减瘤（R0切除）。

➢ 2020-04-25术后病理显示，（部分直肠及肿物）直肠肌壁及肠周脂肪纤维见分化差的腺癌浸润，符合卵巢高级别浆液性癌侵犯；可见脉管瘤栓，未累及直肠黏膜层，肠壁淋巴结（1/6）、左侧盆腔淋巴结见癌转移（3/16）。

➢ 术后恢复顺利。2020-05-19至2020-07-28给予"多西他赛＋异环磷酰胺"方案化疗4个周期。

➢ 2020-08-12复查CA125 8.2 U/ml，HE4 53.78 pmol/L；颈部、胸部、腹部、盆腔CT（图8-4）显示腹盆腔未见明显肿瘤病灶。疗效评估为CR。

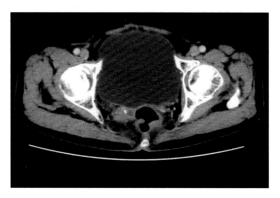 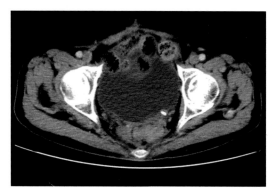

图8-3　2020-04-01 CT结果（术前）　　　　图8-4　2020-08-12 CT结果（治疗结束时）

➢ 2020-08-19至2020-09-09给予"多西他赛＋异环磷酰胺"方案化疗2个周期。化疗后行膀胱镜下输尿管支架取出术。

➢ 2020-09-05复查CA125 6.8 U/ml，HE4 50.46 pmol/L；颈部、胸部、腹部、盆腔CT显示未见明显肿瘤病灶。疗效评估为CR。基因检测结果为BRCA无突变，HRD未检测。

➢ 2021-01-26给予尼拉帕利（200 mg，1次/天，口服）治疗。

➢ 2021-04-01因Hb 60 g/L停药，并输注红细胞2 U。

➢ 2021-04-15恢复尼拉帕利（200 mg，1次/天，口服）治疗至2021-09-15。

【本阶段小结】

此阶段患者经评估能再次满意切除（R0切除），故推荐行再次肿瘤细胞减灭术，患者此次同意手术。术后经辅助化疗达到CR，行基因检测为BRCA野生型。根据美国NCCN指南推荐，可考虑应用PARPi维持治疗。

【病史及治疗续三】

➢ 2021-09-01（间隔12个月）复查肿瘤标志物CA125 40.7 U/ml，HE4 70.78 pmol/L。

➢ 2021-09-01颈部、胸部、腹部、盆腔CT显示，左颈、纵隔淋巴结多发转移，均较2021-02-24增大，较大者约2.3 cm×1.2 cm，余未见明显异常。考虑铂敏感型复发，建议化疗，患者拒绝进行化疗。

➢ 2021-09-15给予"尼拉帕利（200 mg，1次/天，口服）＋安罗替尼（10 mg，第1～14天，口服）"方案治疗。但2022-07-21（服用10个月后）因食欲减退、反胃、重度肝功能异常，患者自行停药，在外院进行护肝对症治疗。

➤ 2022-06-21在服药期间复查CA125 48.9 U/ml，HE4 161.2 pmol/L；CT显示左颈、纵隔淋巴结多发转移同前相仿。疗效评估为SD。

➤ 2023-06患者开始出现头痛、步行不稳，需人搀扶。

➤ 2023-06-12颅脑、颈部、胸部、腹部、盆腔CT显示，小脑见多发转移瘤，较大者约2.5 cm×1.8 cm；颈部、纵隔、肝门、腹膜后多发淋巴结较前增大。CA125 188.2 U/ml，HE4 557.0 pmol/L，疗效评估为PD。原计划入院进行化疗，但患者突发失语、失聪、口角歪斜、一侧肢体强直僵硬。患者于外院对症治疗。

【本阶段小结】

本例患者为铂敏感型复发性卵巢癌，*BRCA*野生型，HRD状态未知，生存期4年。第1次复发时，患者拒绝手术，PFS为6个月；第2次复发时患者接受手术，PFS为12个月，采用PARPi联合抗血管靶向治疗10个月。

【专家点评】

卵巢癌是女性生殖系统常见的恶性肿瘤，中国每年卵巢癌新发病例约52 100例，死亡病例达22 500例。由于缺乏有效的早期筛查手段，患者在就诊时多为晚期。我国卵巢癌患者的5年生存率约为40%。近年来，随着PARPi广泛应用于临床，晚期卵巢癌患者的PFS得到了有效延长，卵巢癌的治疗格局也随之发生改变。

间歇性肿瘤细胞减灭术术后辅助化疗疗程应≥4个周期，但本例患者术后化疗仅有3个周期，其间隔6个月复发可能与术后化疗疗程不足有关。

本例患者第1次复发为部分铂敏感型。DESKTOP-Ⅲ试验纳入德国妇科肿瘤临床研究协作组（German Gynecological Oncology Group，AGO）评分阳性的患者407例，在OS和PFS方面，再次肿瘤细胞减灭术联合化疗均优于单纯化疗；此外，接受手术且达到R0切除患者的OS获益比非手术组多12个月（中位OS 60.7个月 *vs.* 46.2个月）；结合美国NCCN指南，第1次建议患者手术，患者拒绝；间隔6个月后第2次复发，患者同意进行手术治疗，并进行维持治疗；间隔12个月第3次复发。因此，手术和维持治疗对该患者有益处。

【指南背景】

美国NCCN指南指出，对于初次化疗结束后＞6个月、一般情况良好、无腹水、病灶孤立可以完整切除者，可考虑行再次肿瘤细胞减灭术。手术方式可选择经腹或微创进行。铂敏感型复发性卵巢癌患者推荐进行基因检测。在完成二线含铂化疗，特别是有*BRCA*突变且之前未用过PARPi者，可使用尼拉帕利、奥拉帕利、卢卡帕利维持治疗。

【核心体会】

AVANOVA2研究入组铂敏感型复发性卵巢癌患者，并随机分为两组，一组接受PARPi尼拉帕利单药治疗（单药组），另一组接受"尼拉帕利＋贝伐珠单抗"方案治疗（联合组）。结果显示，在总体人群中，联合组患者的中位PFS为11.9个月，单药组为5.5个月，联合组PFS显著延长。亚组分析显示，无论患者的HRD状态如何，联合方案均优于单药治疗。对于铂敏感型复发性卵巢癌患者，"去化疗治疗"可能是不错的选择。即使PARPi维持治疗一段时间后出现了肿瘤进展，也可考虑使用PARPi联合抗血管生成药物。

抗血管生成药物联合PARPi在卵巢癌的治疗中已显示出良好的疗效。尼拉帕利是一种口服、强效、高选择性的 PARPi。2022年11月30日，中山大学肿瘤防治中心妇科团队在柳叶刀子刊 *eClinicalMedicine* 在线发表了题为《尼拉帕利联合安罗替尼用于铂耐药型复发性卵巢癌治疗的疗效与安全性研究》的文章。这是一项由研究者发起的临床研究，入组40例铂耐药型复发性卵巢癌患者，入组标准为接受过一线或以上铂类药物化疗，且化疗耐药的卵巢上皮性癌患者，其中约70%的患者既往接受过抗血管生成药物治疗，入组病例多是经历过多重治疗的复发性卵巢癌患者。中位随访15.4个月后，在意向治疗分析人群分析中发现ORR为50%（95%*CI* 33.8% ～ 66.2%），中位 PFS 和 OS 分别为9.2个月和15.3个月，其中6个月的PFS率超过80%，中位至缓解时间、持续应答时间和无铂间期分别为2.8个月、6.9个月和13.2个月。结果显示，尼拉帕利联合安罗替尼组合疗法在铂耐药型复发性卵巢癌患者中显示出良好的抗肿瘤活性和可耐受的毒性。

【参考文献】

［1］CHEN W, ZHENG R, BAADE P D, et al. Cancer statistics in China, 2015［J］. CA Cancer J Clin, 2016, 66（2）: 115-132.

［2］JIANG X, TANG H J, CHEN T. Epidemiology of gynecologic cancers in China［J］. J Gynecol Oncol, 2018, 29（1）: e7.

［3］HARTER P, SEHOULI J, VERGOTE I, et al. Randomized trial of cytoreductive surgery for relapsed ovarian cancer［J］. N Engl J Med, 2021, 385: 2123-2131.

［4］MIRZA M R, LUNDQVIST E A, BIRRER M J, et al. Niraparib plus bevacizumab versus niraparib alone for platinum-sensitive recurrent ovarian cancer（NSGO-AVANOVA2/ENGOT-ov24）: a randomised, phase 2, superiority trial［J］. Lancet Oncol, 2019, 20（10）: 1409-1419.

［5］LIU G, FENG Y, LI J, et al. A novel combination of niraparib and anlotinib in platinum-resistant ovarian cancer: efficacy and safety results from the phase Ⅱ, multi-center ANNIE study［J］. eClinicalMedicine, 2022, 54: 101767.

病例9　卵巢癌ⅢC期多次复发脑转移 "去化疗治疗" 1例

作者　郭　玉　孙　力

点评　王桂香

【关键词】

卵巢恶性肿瘤；脑转移；尼拉帕利；贝伐珠单抗

【病史及治疗】

➢ 患者，63岁，孕1产1。

➢ 2016-12于外院确诊为"盆腔低分化腺癌"，给予"紫杉醇＋卡铂"方案新辅助化疗3个周期。

➢ 2017-03-16外院行"经腹子宫全切＋双侧附件切除＋双侧盆腔淋巴结清扫＋大网膜切除术"（术中具体情况不详）。术后病理提示，右侧输卵管及卵巢高级别浆液性癌，可见脉管癌栓；子宫及左侧卵巢可见高级别浆液性癌累及；大网膜可见高级别浆液性癌，部分癌细胞有退变；右侧髂总动脉血管旁淋巴结可见1枚转移。术后诊断为右侧卵巢高级别浆液性癌ⅢC期。

➢ 术后外院给予"紫杉醇＋卡铂"方案化疗4个周期，化疗结束后肿瘤标志物降至正常范围内。末次化疗时间为2017-06-07。外院疗效评估为CR。

➢ 2018-02（治疗结束后8个月）患者出现视物模糊、间断头痛；2018-04在外院行颅脑MRI检查提示，双侧顶叶、右侧枕叶各见一结节，大小分别约2.6 cm×2.2 cm、1.1 cm×0.9 cm，考虑转移瘤。

➢ 2018-04至2018-05在外院行颅脑病灶放疗，具体方案为，DT（放疗剂量）：GTV1-3（肿瘤靶区）：50Gy/10f。2018-06-11外院复查颅脑MRI提示，双侧顶叶、枕叶隔间分别可见结节，大小分别约1.2 cm×1.2 cm，0.4 cm×0.3 cm，病灶较2018-04缩小。

【本阶段小结】

本例患者首次就诊于外院，诊断为卵巢癌高级别浆液性腺癌ⅢC期，新辅助化疗后行卵巢肿瘤细胞减灭术，术后给予补充化疗，化疗结束后未进行维持治疗。初始治疗结束后8个月出现颅脑多发转移，给予局部放疗。

【病史及治疗续一】

➢ 2018-06-23就诊于中国医学科学院肿瘤医院深圳医院（以下简称"我院"）。胸部、腹部、盆腔CT显示：①脾内数个转移瘤，大小约2.1 cm×1.8 cm；②胃窦下数个淋巴结，较大者约1.0 cm×0.9 cm，考虑转移瘤。诊断为右侧卵巢高级别浆液性腺癌ⅢC期术后化疗后全身多发脏器转移（颅脑、脾及胃窦淋巴结）。

➤ 2018-07-03给予"紫杉醇＋卡铂"方案化疗1个周期，因出现Ⅳ度骨髓抑制，于2018-07-25更换为"紫杉醇＋奈达铂"方案化疗1个周期。

➤ 2018-08-14复查胸部、腹部、盆腔CT显示：①脾前内缘表面低密度类结节，嵌入脾实质，最大厚度为0.5 cm；②胃窦处淋巴结大小同2018-06-23；③余未见明显异常。颅脑MRI显示，脑实质散在多发异常强化病灶，较大病灶位于右侧枕叶及顶叶，最大者为1.6 cm×1.2 cm，符合多发脑转移瘤。疗效评估为PD。

➤ 2018-08-18给予"紫杉醇＋奈达铂＋贝伐珠单抗"方案化疗联合靶向治疗1个周期。后续患者未遵医嘱返院，自行中断治疗。

【本阶段小结】

本例患者行脑部放疗结束后2个月提示脾及胃窦部多发转移瘤，脑实质病灶较前增大，疗效评估为PD，考虑晚期复发或转移性卵巢癌。对此类患者，抗血管肿瘤生成药物贝伐珠单抗可作为一线药物联合应用，遂给予化疗联合靶向治疗。治疗过程中，患者应用卡铂发生重度骨髓抑制，难以耐受，遂将其更换为奈达铂，骨髓抑制相对减轻。但患者最终未能坚持该方案，治疗中断。

【病史及治疗续二】

➤ 2019-05-14（停止治疗后9个月余）复查颅脑MRI（图9-1）显示，右侧颞叶新见一直径约1.0 cm×0.8 cm肿物，考虑为转移瘤，疗效评估为PD。

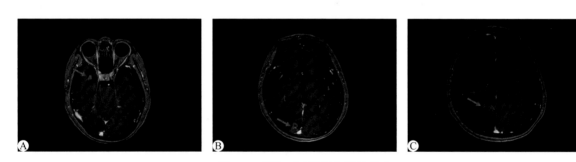

图9-1　颅脑MRI显示多发转移瘤

注：A.颞叶转移病灶；B.枕叶转移病灶；C.顶叶转移病灶。

➤ 患者于外院行脑部病灶伽马刀放射治疗，病灶中心最大剂量36 Gy，边缘剂量18 Gy。
➤ 此后患者再次自行中断治疗，未进行化疗。

【本阶段小结】

本例患者行化疗联合靶向药物贝伐珠单抗治疗中断后9个月出现脑部新发病灶，未行全身化疗，仅给予脑部伽马刀局部放疗。

【病史及治疗续三】

➤ 2019-09-04（中断治疗后3个月）外院复查颅脑MRI显示：①右侧顶叶、枕叶不规则转移瘤，伴周围大片水肿，范围较2018-08-14变大；②右侧颞叶较2019-05缩小。外院建议继续化疗联合靶向治疗，患者拒绝化疗。

➤ 2019-09-04至2019-10-22给予贝伐珠单抗靶向治疗3个周期，患者无明显不适。

➤ 后续患者未遵医嘱继续治疗，治疗第3次中断，未行影像学疗效评估。

➤ 2020-05-18（中断治疗后6个月）复查腹部、盆腔CT显示：①脾前内缘表面腹膜转移灶3.3 cm×4.2 cm×4.0 cm大小；②胃左区、胃结肠韧带、小肠系膜区、腹膜后、左髂外血管后方结节，较大者短径为1.1 cm，部分新发，倾向于转移瘤。疗效评估为PD。

➤ 2020-05-23至2020-08-26给予"多柔比星脂质体＋贝伐珠单抗"方案治疗4个周期。疗效评估为SD。

➤ 患者拒绝进一步治疗，治疗中断。

【本阶段小结】

本例患者在脑部局部放疗后因自身因素中断治疗，未行全身化疗，以至肿瘤在短期内进展。治疗不规范可能造成人为因素铂耐药可能，遂选用贝伐珠单抗单药和/或联合多柔比星脂质体治疗，疾病控制稳定，但患者再次自行中断治疗。

【病史及治疗续四】

➤ 2020-11-10（中断治疗后6个月）患者出现恶心、呕吐及腹胀，就诊于外院确诊为肠梗阻，考虑为癌性梗阻。

➤ 2020-11至2021-01-23给予"白蛋白紫杉醇＋卡铂"方案化疗3个周期，其间出现Ⅳ度骨髓抑制，患者身体无法耐受，自行放弃治疗，治疗中断。

➤ 2021-05外院行影像学检查疗效评估为PD（未见检查结果）。

➤ 2021-05至2022-04-15外院给予"尼拉帕利（口服）＋贝伐珠单抗（每3周1次）"方案治疗共16个周期。疗效评估结果不详。

➤ 后续患者自行中断贝伐珠单抗输注，仅口服尼拉帕利。

【本阶段小结】

本例患者中断治疗后出现癌性肠梗阻，因既往化疗期间患者经常治疗中断，无法判断患者铂敏感或铂耐药类型，疗效评估为PD后给予"白蛋白紫杉醇＋卡铂"方案化疗。因无法耐受重度骨髓抑制，患者再次中断治疗；疗效评估为PD后更换为PARPi尼拉帕利口服联合靶向药物贝伐珠单抗静脉输注。

PARPi尼拉帕利主要用于晚期卵巢上皮性癌一线含铂化疗达到CR/PR的维持治疗，或铂敏感型复发性卵巢癌含铂化疗后达到CR/PR的维持治疗。但该患者既往治疗多次自行中断治疗，导致治疗不规范，且难以耐受化疗，故选择尼拉帕利口服联合贝伐珠单抗。该方案主要用于晚期或复发性卵巢上皮性癌化疗后的维持治疗。

患者本次维持治疗共11个月，为其遵行治疗最长的一段周期，尽管未做疗效评估，但患者治疗期间无明显不适主诉，可推测为对该治疗方案可能有效。但患者自行中断贝伐珠单抗输注，继续口服尼拉帕利维持治疗。

【病史及治疗续五】

➤ 2022-06-06（治疗结束后2个月余）患者出现头痛，合并言语不清。外院查颅脑MRI显示，右侧侧脑室体后部周围脑实质大片不规则异常信号影，边界不清，范围2.0 cm×1.2cm，伴周围脑水肿；左侧顶叶可见强化灶，直径为0.4 cm，稍增大，倾向于转移瘤。腹部、盆腔CT显示：①脾多发转移瘤，大小约1.4 cm×1.3cm，增大、增多；②大网膜、侧腹膜、左肾前筋膜及盆底腹膜不均匀增厚，较大者位于盆底腹膜，与阴道残端、肠管及膀胱后壁分界不清，倾向腹膜转移。疗效评估为PD。

> 停用尼拉帕利，给予"白蛋白紫杉醇＋顺铂"方案化疗1个周期，后难以耐受顺铂胃肠道反应，更换为卡铂化疗1个周期，末次化疗时间为2022-08-04。化疗后患者出现Ⅳ度骨髓抑制，合并发热、意识障碍，于外院重症监护病房（intensive care unit，ICU）治疗后意识状态好转。

【本阶段小结】

本例患者自行中断贝伐珠单抗治疗而继续口服尼拉帕利后2个月余，疗效评估为PD，继续更换为传统化疗方案治疗。既往治疗方案为"紫杉醇脂质体＋卡铂""紫杉醇脂质体＋奈达铂""白蛋白紫杉醇＋卡铂""单药贝伐珠单抗""贝伐珠单抗＋尼拉帕利"。分析上述化疗方案，主要以紫杉类化疗为主联合铂类药物，本次疾病进展建议患者更换为蒽环类化疗药物，如多柔比星、多柔比星脂质体、表柔比星等。蒽环类化疗可作为卵巢上皮性癌一线化疗方案，也可作为复发或转移紫杉类化疗药物失败后替代方案。因患者拒绝应用该类药物，故选择白蛋白紫杉醇联合铂类化疗方案，但因患者为老年女性，病史较长，且经过多次化疗及脑部治疗方案，骨髓储备较差，本次双药联合化疗后出现Ⅳ度骨髓抑制，粒细胞减少合并发热入住ICU治疗。

【病史及治疗续六】

> 2022-11-07患者再次来我院就诊。完善颅脑、颈部、胸部、腹部、盆腔CT显示：①左侧小脑半球新发转移瘤可能性，直径约0.7 cm，余脑实质多发钙化灶，伴周围脑组织水肿；②弥漫性腹膜转移，最大厚度为2.0 cm，合并大量腹水；③脾实质内多发转移瘤可能性大，较大者约1.7 cm，较2022-06-06增大；④双侧肾上腺转移可能性大，最大厚度约1.4 cm；⑤双肺散在转移瘤可能性大，最大为0.5 cm；⑥中、大量腹水；⑦双侧腹股沟、双侧髂外血管周围多发不规则淋巴结，较大者约0.8 cm，增大进展。疗效评估为PD。

> 2022-11-16给予"信迪利单抗＋安罗替尼"方案治疗。

> 2022-11-21因"大量腹水合并腹胀"行彩色多普勒超声引导下腹腔穿刺置管术。

> 后续患者失访。

【本阶段小结】

从既往治疗分析，本例患者对治疗的依从性极差，导致治疗过程极不规范。在经过既往反复多程化疗、贝伐珠单抗联合PARPi等治疗后再次出现PD，且在患者治疗体质极差的条件下，后续治疗将变得异常棘手，本次治疗选用"信迪利单抗＋安罗替尼"方案。

2022年美国NCCN指南推荐，对于复发性MSI-H/dMMR卵巢癌的全身治疗，在某种情况下可进行免疫治疗。该患者因经济因素未行进一步基因检测，但在没有更合适的治疗方案条件下，免疫治疗作为可选择的方案得以尝试应用。安罗替尼属于一种多靶点受体酪氨酸激酶抑制剂，可抑制肿瘤血管生成。本次治疗方案选择"信迪利单抗＋安罗替尼"，即免疫加抗血管药物联合治疗属于个体化治疗方案。

【专家点评】

卵巢癌发生脑转移较为罕见，在以往报道中，其发生率为0.3%～11.0%。一旦发生脑转移，从诊断脑转移起，OS仅为7.16个月。有文献报道，携带*BRCA*突变卵巢癌患者比非突变者脑转移的风险增高达4倍。目前，关于*BRCA*突变与脑转移风险增高之间的相关性尚未明确。对于脑转移患者，应优先选用血脑屏障通透性较强的药物。尼拉帕利能够透过血脑屏障，在脑组织中能维持有效的抗肿瘤活性浓度，故可用于脑转移治疗患者的维持治疗。

该患者从诊断脑转移到末次治疗失访共持续4年9个月，维持治疗时间最长的治疗方案为"尼拉帕利＋贝伐珠单抗"，共维持治疗11个月，这一结果也提示尼拉帕利在脑转移患者治疗中的疗效可靠。此外，帕米帕利作为一种新的PARPi在治疗卵巢癌脑转移中也显现出优势。研究显示，与尼拉帕利、奥拉帕利相比，帕米帕利更容易透过血脑屏障，脑内浓度/血浆浓度百分比显著增高，对于铂敏感型或铂耐药型复发性卵巢癌脑转移患者均具有良好效果。

该患者首次复发出现脑转移，在尼拉帕利维持治疗失败后，帕米帕利也是可选择的方案之一。遗憾的是，该患者的治疗依从性极差，治疗不规范，且经济条件较差，首次外院手术治疗后未行*BRCA*基因检测及PD-L1、TMB/MSI状态及HRD评分等检查，导致该患者治疗方案的选择无法做到精准化与个体化。

卵巢癌脑转移患者应根据具体情况，如脑转移病灶的数目、位置，患者的一般情况等进行分类，对于可行手术治疗者，应进行手术辅以术后全脑放疗或同步放化疗；对于不能手术者，可行立体放疗等精确放疗辅以全脑放疗或同步放化疗。PARPi的应用为晚期卵巢癌脑转移患者提供了一种更为可靠的维持治疗方案。

【指南背景】

1.美国NCCN卵巢癌指南　对于铂敏感型复发性卵巢癌，合适的患者可进行手术治疗，术后选择以铂类药物为基础的联合化疗，或参加临床研究。贝伐珠单抗可作为复发患者的首选，特别是合并腹水的患者，其对于铂敏感型或铂耐药型患者均有效。对于铂耐药型复发性卵巢癌患者，首选"去铂化疗"或加入临床研究。对于复发性卵巢癌，可考虑化疗联合贝伐珠单抗治疗，停止化疗后可继续使用贝伐珠单抗进行维持治疗；如使用PARPi进行维持治疗，可在使用PARPi前停用贝伐珠单抗。

对于铂敏感型复发性卵巢癌完成≥二线含铂化疗，特别是有*BRCA*突变者，既往未应用过PARPi者可使用尼拉帕利、奥拉帕利、卢卡帕利维持治疗。对于奥拉帕利，无论*BRCA*状态如何均可使用，但首选用于*BRCA*突变患者；尼拉帕利仅限于胚系*BRCA*突变患者；卢卡帕利仅限于*BRCA*突变患者。贝伐珠单抗用于铂敏感型和铂耐药型复发患者均可受益。

2.中国卵巢上皮癌维持治疗指南　在新诊断晚期卵巢癌中，*BRCA1/2*和HRD检测被推荐用于指导卵巢癌一线维持治疗的方案选择。与HRD阴性相比，存在*BRCA1/2*突变或HRD阳性的卵巢癌患者可更加获益于PARPi单药及与贝伐珠单抗联合的双药维持治疗，约50%的卵巢高级别浆液性癌存在HRD阳性。而对于铂敏感型复发性卵巢癌患者，*BRCA1/2*突变及HRD状态并不作为含铂化疗后PARPi维持治疗的选择标准，但对于患者疗效预测及预后判断具有一定参考价值。

【核心体会】

晚期复发性转移性卵巢癌的预后较差，规范治疗是保证疗效的基础。卵巢癌脑转移比较罕见，规范化疗后进行PARPi维持治疗是保证疗效的关键。尼拉帕利对于脑转移有效，帕米帕利也是脑转移患者的可选择方案。

晚期卵巢癌的复发率极高，治疗手段主要为手术联合化疗及PARPi维持治疗。首次治疗前需由专业肿瘤科医师进行评估（影像学评估），判定其是否能行满意减瘤术，满意减瘤术、足量且规范的化疗方案及及时且合理的PARPi或抗血管生成药物（贝伐珠单抗）的维持治疗是保证临床疗效的前提。手术达不到满意减瘤（未做到准确评估、残留病灶较多）、化疗药物剂量不足、随意拖延化疗时间等均是导致复发或化疗耐药的重要因素。

该患者首次外院术后化疗后达到CR，间隔8个月余复发，属于铂敏感型复发，但后续治疗过程中因反复自行中断治疗而导致无法行疗效评估，且无法评估方案的有效性，导致治疗无法规范，治疗效果差。

对于铂敏感型复发或转移性卵巢癌患者，首选以铂类药物为基础的化疗联合贝伐珠单抗靶向治疗，后续以贝伐珠单抗或PARPi维持治疗；对于铂耐药型复发或转移性卵巢癌患者，可选用非铂类单药化疗或与抗血管生成靶向药物的联合治疗。此外，复发性转移性卵巢癌的患者更应接受规范治疗，同时结合基因检测结果选择个体化治疗方案。

从该患者的病史分析，其治疗依从性的缺失使治疗反复中断是导致治疗失败的重要因素，临床有必要及时加强医患沟通，提高患者的治疗依从性，鼓励患者树立治疗的信心，这一点也是临床医师在忙于治疗的同时更应关注的患者因素。

【参考文献】

［1］RATNER E，BALA M，GAO M L，et al. Increased risk of brain metastases in ovarian cancer patients with BRCA mutations［J］. Gynecol Oncol，2019，153（3）：568-573.

［2］XIONG Y，GUO Y，LIU Y. Pamiparib is a potent and selective PARP inhibitor with unique potential for the treatment of brain tumor［J］. Neoplasia，2020，22（9）：431-440.

［3］BYRNE AT，ROSS L，HOLASH J，et al. Vascular endothelial growth factor-trap decreases tumor burden，inhibits ascites，and causes dramatic vascular remodeling in an ovarian cancer mode［J］. Clin Cancer Res，2003，9（15）：5721-5728.

［4］PRESTA LG，CHEN HO，CONNOR SJ，et al. Humanization of an antivascular endothelial growth factor monoclonal antibody for the therapy of solid tumors and other disorder［J］. Cancer Res，1997，57（20）：4593-4599.

病例10 卵巢癌ⅢC期铂敏感型复发再次肿瘤细胞减灭术后长期缓解1例

作者 杨 萌 孙 力

点评 李晓光

【关键词】

铂敏感型复发性卵巢癌；再次肿瘤细胞减灭术

【病史及治疗】

➤ 患者，44岁，孕2产2，2次均为顺产。

➤ 2014-04因"卵巢癌"于外院行"子宫全切＋双侧附件切除＋大网膜切除＋阑尾切除＋盆腔淋巴结清扫术"，术后结合病理诊断为卵巢高级别浆液性癌ⅢC期。术前影像学及肿瘤标志物情况不详。

➤ 术后外院给予"紫杉醇＋顺铂"方案静脉化疗4个周期。

➤ CA125下降欠佳，具体不详，影像学疗效评估为SD。遂更改化疗方案为"伊立替康＋奈达铂"静脉化疗3个周期，末次化疗时间为2014-11。疗效评估为CR，定期随诊。

【本阶段小结】

本例患者为卵巢高级别浆液性癌ⅢC期，于外院行减瘤术及化疗7个周期，其间因CA125下降不满意而更换化疗方案，疗效评估为CR。

【病史及治疗续一】

➤ 2017-09（间隔2年余）因腹部不适，于外院行PET/CT检查显示，盆腔及肠系膜有放射性浓聚肿物影。CA125进行性升高，外院考虑复发。

➤ 外院给予"伊立替康＋奈达铂"方案静脉化疗7个周期，末次化疗时间为2018-04。化疗期间CA125始终未下降。未行疗效评估。

➤ 2018-07患者初次就诊于中国医学科学院肿瘤医院深圳医院（以下简称"我院"）。

➤ 2018-07-11查CA125 600.0 U/ml，HE4 195.00 pmol/L。大便常规提示潜血（＋）。

➤ 2018-07-13颈部、胸部、腹部、盆腔CT（图10-1A）显示：①盆腔未见明显肿物影；②中腹部肠系膜多发结节及肿物影，互相融合，大小约6.1 cm×3.9 cm，考虑转移灶，病变累及横结肠中段，局部紧贴胃壁；③颈部、盆腔、腹膜后、腹股沟未见肿大淋巴结；④余部位均未见异常。

➤ 2018-07-15肠镜检查可见，距离肛门缘65～70 cm处结肠近1/2周可见一溃疡型肿物，考虑为癌，行结肠肿物活检术。活检病理回报为转移性腺癌，符合卵巢癌转移。

➢ 2018-07-17我院行再次肿瘤细胞减灭术（部分横结肠及肿物切除＋肠吻合＋小肠肿物切除＋残留大网膜切除术）。术中探查可见，无腹水，肿物位于横结肠与胃之间，靠近结肠脾曲，大小约6.0 cm×6.0 cm，横结肠、小肠受侵，横结肠受侵面积较大，侵透肠壁，探查腹膜、肝、胆、脾、淋巴结均无异常。术后病理结果显示，卵巢高级别浆液性癌转移，肿瘤侵透横结肠至黏膜层，切缘均未见癌，肠壁及肠系膜淋巴结可见转移癌。

➢ 2018-08-13复查CA125降至11.0 U/ml，HE4降至44.56 pmol/L。术后复查CT（图10-1B）显示，原横结肠中段肿物此次未见显示。

➢ 2018-08-14至2018-11-23给予"白蛋白紫杉醇＋卡铂"方案静脉化疗4个周期。

➢ 复查CA125 4.1 U/ml，HE4 12.00 pmol/L。疗效评估为CR。

➢ 术后定期复查至今已4年余，未发现异常。

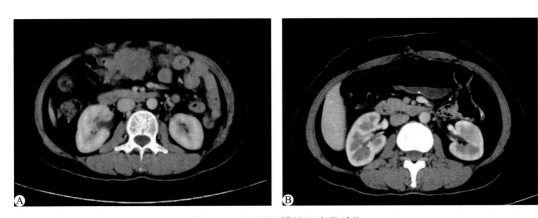

图10-1 CT显示横结肠中段肿物
注：A.2018-07-13 CT结果（术前）；B.2018-08-13 CT结果（术后）。

【本阶段小结】

本例患者在初始治疗后间隔2年余首次复发，考虑为铂敏感型复发性卵巢癌。在选择化疗方案时，仍可使用"紫杉醇＋卡铂"方案进行化疗。外院给予"伊立替康＋奈达铂"方案化疗后，治疗效果欠佳，化疗7个周期后CA125始终未降至正常。在复发后的化疗期间，外院未评估肿瘤情况，也未更改方案。7个周期化疗后，患者因治疗效果不好，转我院继续治疗。

患者来我院后重新完善检查，行胸腹盆CT评估发现患者病变为较孤立病灶；完善肠镜检查发现肿瘤已侵犯至结肠黏膜层，并取得活检病理证实。经MDT会诊后，认为行再次肿瘤细胞减灭术可完整切除复发病灶。2018-07-17在我院行再次肿瘤细胞减灭术（部分横结肠及肿物切除＋肠吻合＋小肠肿物切除＋残留大网膜切除术），手术过程顺利，达到满意减瘤。术后患者肿瘤标志物即下降至正常，后继续给予辅助"白蛋白紫杉醇＋卡铂"方案化疗4个周期，化疗后患者疗效评估为CR。本阶段治疗结束后随访至今，患者PFS达5年，未发现明显复发征象，病情稳定。随访过程中患者自诉生活质量好，对治疗效果非常满意。

【专家点评】

卵巢高级别浆液性癌初始治疗后＞6个月复发者为铂敏感型复发。根据美国NCCN指南，如为铂敏感型复发、无腹水且较为孤立的病灶，可行再次肿瘤细胞减灭术。该患者诊断复发后，采用7个周期化疗均未能达到缓解，再次评估认为患者一般状况良好，且行再次肿瘤细胞减灭术可达到满意减瘤。患者接受二次手术后，肿瘤标志物即降至正常，术后给予"白蛋白紫杉醇＋卡铂"方案化疗，疗效评估为CR。目前仍在随访中，已获得了5年的疾病缓解期。

本例患者提示卵巢癌复发后的全面评估十分重要，对于复发卵巢癌的治疗决策对患者的生存也至关重要。复发后可进行CT或PET/CT检查以全面评估，确定复发病灶范围及个数等。对于铂敏感型复发、无腹水、较为孤立的病灶，再次肿瘤细胞减灭术如可达到满意减瘤，则对患者生存获益有重要意义。评估再次肿瘤细胞减灭术是否可行时，可充分利用MDT会诊，选择适合的手术方式和方案，进行个体化评估。

国际上对铂敏感型复发性卵巢癌是否进行再次肿瘤细胞减灭术尚有争论。目前，等级最高的3项循证医学证据中，德国DESKTOP Ⅲ研究和中国SOC-1研究支持进行再次肿瘤细胞减灭术，美国GOG-213研究则不支持。美国GOG-213研究结果发现，对于化疗敏感的初次复发性卵巢癌患者，手术并不能带来生存获益，但这项证据并未改变卵巢癌的临床实践，也未被纳入国际指南。德国DESKTOP Ⅲ和中国SOC-1研究支持铂敏感型复发性卵巢癌二次手术的价值。中国SOC-1研究指出，适合手术者应选择手术，手术不能完全切除者则选择化疗。本例患者为铂敏感型复发后单纯化疗，肿瘤未控制，经有经验的妇科肿瘤医师评估后采取手术＋化疗，获得CR，并达到比初治时更好的疗效（初治2年余复发，复发后再次手术＋化疗，目前已5年无复发）。该病例再次提示我们，铂敏感型复发性卵巢癌行再次肿瘤细胞减灭术的适应证和手术时机需要由经验丰富的妇科肿瘤医师来评估决策，应最大限度地寻找有手术希望的患者群，并寻求适合每例复发性卵巢癌患者的治疗方式，这对提高卵巢癌患者的生存率尤为重要。

【指南背景】

参考GOG标准，复发性卵巢癌根据无铂间期的长短进行分型，具体如下：①铂敏感型复发是指对初期以铂类药物为基础的治疗有明确反应，且已经达到临床缓解，前次含铂化疗停用6个月以上（含6个月）出现进展或复发；其中停化疗6～12个月复发者，有时也被称为铂部分敏感型复发。②铂耐药型复发是指对初期化疗有反应，但在完成化疗后6个月内进展或复发。③难治型是指对初始化疗无反应，如肿瘤稳定或肿瘤进展，包括在化疗后4周内进展者。

对于铂敏感型复发性卵巢癌患者，经评估能再次满意减瘤者，推荐进行再次肿瘤细胞减灭术。关于再次肿瘤细胞减灭术患者群的选择，国际上仍缺乏统一标准。通常而言，接受再次肿瘤细胞减灭术患者的复发灶多为孤立或寡转移灶，应无腹水，也无广泛的腹膜癌灶。对于铂耐药型复发性卵巢癌患者，通常不能从再次肿瘤细胞减灭术中获益，在进行手术决策时应慎重选择并进行个体化考虑。

应按复发类型，并参考患者既往化疗史、毒性反应及残留情况来选择挽救化疗方案。放疗应经过MDT会诊决定，如可用于不适合手术切除或存在手术禁忌证的局灶性复发，或存在脑、骨转移需姑息放疗的患者。此外，鼓励复发患者参加临床试验。

【核心体会】

卵巢癌作为妇科三大常见恶性肿瘤之一，是死亡率最高的妇科恶性肿瘤。晚期卵巢癌患者极易复发，经初次治疗后仍有约70%的患者出现卵巢癌复发。降低卵巢癌复发率、改善卵巢癌预后、改善晚期卵巢癌患者的生存率是卵巢癌治疗中亟须解决的问题。对于铂敏感型复发性卵巢癌患者，与单纯化疗相比，再次肿瘤细胞减灭术是否更具优势仍存在一定争议。

可通过血液肿瘤标志物、CT、PET/CT等检查筛选出适合进行再次肿瘤细胞减灭术的患者。美国NCCN指南中提到，初始治疗结束后＞6个月以上复发，且复发病灶相对孤立可完整切除、无腹水的卵巢癌患者可从再次肿瘤细胞减灭术中获益。对于预后有利的因素包括：①无治疗间隔＞12个月；②无远处转移；③复发病灶孤立；④病程零进展。有研究证实，具有3～4个因素的患者比具有2个因素或0～1个因素患者的生存期更好。对于有2个有利因素的卵巢癌患者，如果评估能达到满意减瘤（R0切除），也可考虑进行再次肿瘤细胞减灭术。

此外，接受再次肿瘤细胞减灭术的复发性卵巢癌患者，其生存和预后也受到不同因素的影响，如年龄、复发病灶个数和位置、是否可完全切除等。与单纯化疗相比，再次肿瘤细胞减灭术是否可改善患者OS还存在一定争议。在GOG152试验中，将550例铂敏感型复发性卵巢癌患者分为紫杉醇联合顺铂化疗组（化疗组）与再次肿瘤细胞减灭术组（二次减瘤术组），结果表明，与化疗组相比，二次减瘤术组患者的PFS和OS并无明显差异。在DESKTOP Ⅲ试验中，将407例AGO评分阳性、无铂间期＞6个月、首次发生铂敏感型复发的卵巢癌患者分为手术组和非手术组，结果发现，手术组患者的PFS延长。

再次肿瘤细胞减灭术的手术方式可选择开腹或腹腔镜。有学者认为，腹腔镜下行再次肿瘤细胞减灭术对于部分复发性卵巢癌患者更有优势，且手术切除效果很好；而经腹再次肿瘤细胞减灭术作为传统的手术方式，在扩大盆腔切除术、腹膜病变、多次复发和广泛粘连的患者中仍是首选方式。

本例患者为铂敏感型复发性卵巢上皮性癌，应充分评估患者是否能进行达到满意减瘤的再次肿瘤细胞减灭术。研究显示，再次肿瘤细胞减灭术和初次肿瘤细胞减灭术有所不同，仅有能达到满意减瘤的患者可从再次减瘤术中获益，因此，对于拟行再次肿瘤细胞减灭术患者的术前评估十分重要。

对于铂敏感型复发性卵巢癌患者，首先需要选择合适的影像学评估手段，以准确并充分判断复发情况，包括复发病灶的个数、位置、大小等。经MDT会诊，充分讨论，评估是否适合行再次肿瘤细胞减灭术，以及再次手术是否可达到满意减瘤；如评估可以达到满意减瘤，应积极进行再次肿瘤细胞减灭术。术后仍需接受含铂类药物的联合化疗，方案包括"卡铂＋紫杉醇（3周）""卡铂＋多西他赛""卡铂＋吉西他滨""卡铂＋多柔比星脂质体""顺铂＋吉西他滨""卡铂＋白蛋白紫杉醇"等，有效率为30%～80%。上述化疗方案均可考虑联合贝伐珠单抗，化疗结束后可评估基因突变情况以选择合适的维持治疗方案。对于复发性卵巢癌患者，准确的术前评估、充分考虑所有影响预后的因素、选择个体化的手术方式至关重要，要避免反复手术给患者带来的痛苦，延长患者复发时间，从而延长复发性卵巢癌患者的生存时间，提高其生存质量。

【参考文献】

［1］COLEMAN R L, SPIRTOS N M, ENSERRO D, et al. Secondary surgical cytoreduction for recurrent ovarian cancer［J］. N Engl J Med, 2019, 381: 1929-19392.

［2］HARRISON R, ZIGHELBOIM I, CLOVEN N G, et al. Secondary cytoreductive surgery for recurrent ovarian cancer: an SGO clinical practice statement［J］. Gynecol Oncol, 2021, 163（3）: 448-452.

［3］COLEMAN R L, BRADY M F, HERZOG T J, et al. Bevacizumab and paclitaxel-carboplatin chemotherapy and secondary cytoreduction in recurrent, platinum-sensitive ovarian cancer（NRG Oncology/Gynecologic Oncology Group study GOG-0213）: a multicentre, open-label, randomised, phase 3 trial［J］. Lancet Oncol, 2017, 18（6）: 779-791.

［4］AGHAJANIAN C, BLANK S V, GOFF B A, et al. OCEANS: a randomized, double-blind, placebo-controlled phase Ⅲ trial of chemotherapy with or without bevacizumab in patients with platinum-sensitive recurrent epithelial ovarian, primary peritoneal, or fallopian tube cancer［J］. J Clin Oncol, 2012, 30（17）: 2039-2045.

病例11　卵巢无性细胞瘤术后腹膜后转移1例

作者　刘燕娜　王桂香
点评　李晓光

【关键词】

卵巢无性细胞瘤；腹膜后复发；化学治疗

【病史及治疗】

➤ 患者，23岁，孕0产0，有性生活。

➤ 2019-03因"卵巢肿瘤？"在外院查CA125 127 U/ml。2019-03-13行"剖腹探查术"，术中见盆腔少量清亮积液。抽取腹腔冲洗液送细胞学检查显示未见恶性肿瘤细胞。探查盆腔见右侧卵巢增大，约15 cm×12 cm×11 cm，呈实性，质地硬，表面凹凸不平，结节状，表面无破口，与周围组织无粘连；右侧输卵管、左侧附件及子宫外观正常，子宫直肠窝清晰可见，盆腔腹膜未见病灶。探查腹腔，胃肠、肝胆及大网膜表面未见病灶，结肠间沟及横膈未探及肿块；盆腔淋巴结未触及肿大；腹主动脉旁可触及多个直径＜1 cm的淋巴结，质地软。术中切除肿块时，肿块有裂缝状破裂。术中冷冻病理结果提示，（右侧卵巢）恶性肿瘤，考虑无性细胞瘤可能。经与家属沟通后行"右侧附件切除术"。术后病理显示，（右侧卵巢）无性细胞瘤。免疫组化结果显示，PLAP（＋）、CD30（-）、CD117（＋）、SALL4（＋）。

➤ 2019-03-15完善肿瘤标志物检查，β-人绒毛膜促性腺激素（human chorionic gonadotropin，HCG）3.23 U/L，乳酸脱氢酶（lactate dehydrogenase，LDH）1828 U/L（参考值135～214 U/L）。

➤ 术后诊断为右侧卵巢无性细胞瘤。术后未进行辅助治疗。

【本阶段小结】

无性细胞瘤属于卵巢恶性生殖细胞肿瘤（malignant ovarian germ cell tumors，MOGCT），其可发生于任何年龄阶段女性，病例报告已报道7个月至70岁的无性细胞瘤患者，尤其常发生于育龄期女性。关于卵巢无性细胞瘤术后是否辅助化疗，一些已发表的数据表明，所有分级的未成熟畸胎瘤和所有Ⅰ期无性细胞瘤患者在行保留生育功能的手术之后，均可密切监测。2022年美国NCCN指南建议，儿童和青春期的ⅠA期和ⅠB期无性细胞瘤可选择化疗或观察。欧洲肿瘤内科学会（European Society for Medical Oncology，ESMO）指南则认为，对于ⅠA期无性生殖细胞瘤，可省略辅助化疗。由此可见，辅助化疗的必要性仍存在争议。

对于卵巢恶性生殖细胞肿瘤，手术是其主要的治疗方式，其目的是确诊、分期和初步治疗。根据美国NCCN指南，希望保留生育功能的患者及早期患者，或低风险恶性肿瘤（早期卵巢上皮性癌、低度恶性潜能肿瘤、生殖细胞肿瘤或恶性性索间质瘤）患者可行保留生育功能的分期手术，其中，卵巢恶性生殖细胞肿瘤保留生育功能手术不受期别的限制，原因如下：①多数卵巢恶性生殖细胞肿瘤为单侧；②复发很少发生在对侧卵巢和子宫；③对"博来霉素＋依托泊苷＋顺铂"（BEP方案）/"博来霉素＋长春新碱＋顺铂"（BVP方案）化疗很敏感，化疗几乎可以达到治愈；④切除对侧卵巢和子宫并不改善患者预后。患者完成生育后可考虑接受根治性手术（2B类证据）。

本例患者为23岁女性，病理诊断为"右侧卵巢无性细胞瘤"，外院剖腹探查术中进行盆腔、腹腔全面探查，因有生育需求，仅行患侧附件切除术，未行保留生育功能的全面分期手术，后者包括：①切除患侧附件，保留另一侧正常的卵巢和未受侵犯的子宫；或切除双侧附件，保留子宫。②同时行大网膜切除术，尽可能切除可疑的转移灶。③行腹膜后淋巴结切除（儿童或青春期早期可省略）。

根据欧洲学者及儿科相关研究结果，Ⅰ期卵巢无性细胞瘤在行保留生育功能的全面分期手术之后，可密切随诊，无须化疗。该患者未全面手术分期，因术中肿瘤破裂，根据2018年FIGO卵巢癌分期至少为ⅠC1期，其余分期相关信息不可靠。根据美国NCCN指南，ⅠC期卵巢无性细胞瘤如实施完整的保留生育功能手术，术后可考虑不进行辅助化疗，否则建议采用BEP方案化疗3～4个周期，但本例患者未行术后辅助化疗。

【病史及治疗续一】

➤ 2019-06外院随访盆腔彩色多普勒超声无异常，LDH 183 U/L（参考值135～214 U/L）。

➤ 2019-09外院随访盆腔彩色多普勒超声显示，右侧附件区低回声，大小约1.7 cm×1.0 cm，内见强回声斑，未见血流信号。患者未进一步检查及治疗。

➤ 2020-05（间隔14个月）外院盆腔彩色多普勒超声提示，盆腔无异常，右上腹低回声包块，大小约7.0 cm×4.5 cm，边界清晰，形态规则，其内可见点状血流信号。患者仍未进一步检查和治疗。

➤ 2020-06-06因"右上腹痛"就诊于外院，完善上腹部CT发现右腹部占位病变，大小约7.0 cm×6.3 cm。于中国医学科学院肿瘤医院深圳医院（以下简称"我院"）就诊后以"腹膜后肿物"收入肝胆外科。

➤ 2020-06-08胸部、腹部、盆腔CT显示：①右腹膜后见软组织肿物影，边界尚清，最大横截面积约6.4 cm×4.1 cm，密度欠均匀，增强扫描轻度不均匀强化，内见迂曲纤维血管分隔，肿物局部包绕下腔静脉、腹主动脉、右侧髂总动脉，局部紧贴右侧腰大肌，邻近肠管推压迁移改变，考虑无性细胞瘤源性转移瘤可能性大；②左侧附件见环形强化厚壁囊性病变，大小约1.9 cm×1.8 cm，倾向生理性黄体囊肿；③纵隔、肺门、腹腔、腹膜后、盆腔及双侧腹股沟区未见明显肿大淋巴结。

➤ 2020-06-09盆腔MRI（图11-1）显示，右腹膜后见软组织肿物影，最大横截面积约6.6

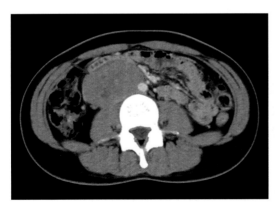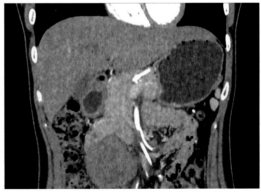

图11-1　盆腔MRI显示腹膜后肿物，包绕下腔静脉、腹主动脉

cm×4.2 cm×6.7 cm，内见迂曲纤维血管分隔，肿物局部包绕下腔静脉、腹主动脉2/5周、右侧髂总动脉，紧贴右侧腰大肌，邻近肠管推压迁移改变，考虑无性细胞瘤源性转移瘤可能性大。经会诊后转入妇科。

➤ 体格检查提示，中上腹可触及一肿块，大小约7.0 cm×6.0 cm，边界欠清，质地韧，无明显触痛，移动度欠佳，边界欠清。病理会诊显示，（右侧卵巢）符合无性细胞瘤。经MDT会诊，因手术难度大，无法达到满意减瘤，且无性细胞瘤对化疗敏感，建议采用BEP方案化疗。

➤ 2020-06-20至2020-08-26给予BEP方案进行化疗，具体方案为：顺铂（20 mg/m²，第1～5天，静脉滴注）+依托泊苷（100 mg/m²，第1～5天，静脉滴注）+博来霉素（15mg，第1～3天，肌内注射）；每3周1次，化疗4个周期。每次化疗前均给予促性腺激素释放激素激动剂（gonadotropin releasing hormone agonist，GnRH-a）醋酸戈舍瑞林（3.6 mg，皮下注射）以保护卵巢功能。

➤ 2020-09复查PET/CT（图11-2）显示，腹膜后肿物大小约2.3 cm×0.9 cm，摄取值（maximal standard uptake value，SUV）3.0。疗效评估为PR。

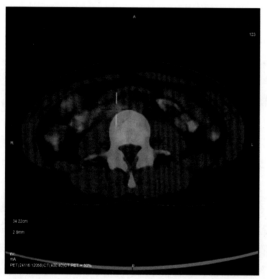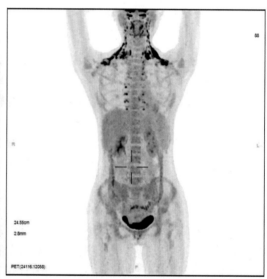

图11-2　PET/CT显示腹膜后肿物化疗后明显缩小

➤ 经MDT，并与患者充分沟通后，患者选择观察，并定期复查。

【本阶段小结】

本例患者初次治疗术后14个月发现肿瘤复发，复发病灶位于腹膜后，与下腔静脉关系密切，手术切除风险极大，且无性细胞瘤对化疗极其敏感，经MDT会诊后建议应用BEP方案进行化疗，化疗后疗效评估为PR，再次评估手术难度仍较大。根据美国NCCN指南建议，MOGCT化疗后如有影像学残留，考虑手术或观察。患者选择门诊定期复查。

【病史及治疗续二】

➤ 2021-11-19因"下腹痛"怀疑"肠梗阻"在外院行"部分小肠切除＋肠吻合术"，术中探查后腹膜未见明确肿物。术后恢复尚可。

➤ 2022-04-28胸部、腹部、盆腔CT（图11-3）显示，原右腹膜后软组织肿物，较前（2020-09）缩小，现大小约1.4 cm×0.5 cm，下腔静脉受压；余未见明显异常。肿瘤标志物LDH 140 U/L。

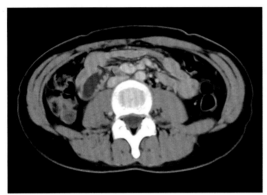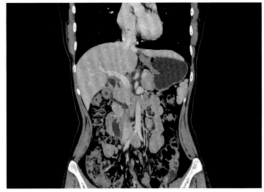

图11-3　胸部、腹部、盆腔CT显示腹膜后肿物压迫下腔静脉

➤ 2023-09末次随访时，患者自诉外院影像学检查提示，腹膜后肿物大小约1.4 cm×0.5 cm。建议行手术切除，患者拒绝。目前继续随诊中。

【本阶段小结】

患者化疗结束随访过程中，腹膜后肿物继续缩小并稳定。

无性细胞瘤组织异型程度多变，仅约1/3呈侵袭性。无性细胞瘤的生长通常迅速，因此，患者常因腹部膨胀和疼痛（由于肿块破裂伴腹腔积血或肿块扭转）而就诊。该患者未考虑进行肿瘤切除，需继续严密随诊。

【专家点评】

MOGCT是罕见的卵巢恶性肿瘤，约占所有卵巢恶性肿瘤的5%，但在亚洲人群中可占15%。MOGCT主要发生于青春期和年轻女性，据文献统计其中位发病年龄为19～25岁，50岁以上发病者罕见。病灶常位于单侧，双侧发病率为10%～15%，大约70%的患者在诊断时为早期。

MOGCT具有异质性，根据不同的形态学和分子特征，可分为未成熟畸胎瘤、无性生殖细胞瘤、卵黄囊瘤（又称"内胚窦瘤"）、原发性绒癌和混合生殖细胞肿瘤。在妇科癌症编年史上，MOGCT在治疗和预后方面均有着非凡的进展。在20世纪60年代中期之前，几乎所有患病的年轻女性要么死于疾病，要么治愈但终生不能妊娠。在随后的50年内，手术和化疗的发展使得罹患这种恶性肿瘤的女性既可以保留生育功能，又可彻底治愈。据最近的一篇文献报道，无性生殖细胞瘤女性患者的5年生存率接近100%；非无性生殖细胞瘤女性患者的5年生存率也达到85%，其中预后最差的是胚胎癌，其5年总生存率仅为33.3%。

在最近的一项研究中，Zamani等对79例接受保留生育功能治疗的MOGCT患者进行长达15年的随访。结果显示，患者的5年总生存率达到94.4%，未进行辅助化疗的患者月经均正常，辅助化疗组在治疗结束时有78%的患者月经恢复正常，妊娠结局与化疗周期数无关。在26例尝试妊娠的患者中有19例成功分娩（73%），无一例患者需要进行不孕相关治疗。据最新的部分文献报道，MOGCT患者治疗后的绝经率为3.0%～7.4%，卵巢功能早衰率为3.4%～5.0%，以上数据比较乐观。

【指南背景】

目前，"博来霉素＋依托泊苷＋顺铂"（BEP方案）已被公认为是MOGCT患者的标准辅助化疗方案。在该联合化疗方案中，博来霉素可能引起不可逆的肺纤维化，顺铂有导致骨髓抑制的风险，依托泊苷还可能导致继发性急性髓系白血病，严重时甚至可能危及生命。值得关注的是，BEP方案可能引起原始卵泡减少、卵泡破坏和卵巢间质纤维化，其导致的生育功能损害也是医师需要面临的一大挑战。关于如何在化疗期间更好地保护患者的卵巢功能也是妇科肿瘤医师面临的难题，而GnRH-a的使用目前尚缺乏高级别证据的支持，可根据临床实际需求及患者接受程度酌情使用。

【核心体会】

本例患者为23岁年轻女性，卵巢无性细胞瘤外院不全分期术后14个月复发，复发病灶位于腹膜后腹主动脉旁淋巴结，因其与下腔静脉关系密切，经MDT评估无法行满意减瘤手术，且肿瘤本身对化疗极其敏感，遂给予BEP方案化疗4个周期，疗效评估为PR。在之后的随访过程中，复发病灶持续缩小，并达到稳定状态。最后一次随访时肿瘤大小约1.4 cm×0.5 cm，建议行手术切除，患者拒绝。截至2023-09，患者继续随访中。

【参考文献】

[1] MOHAMED A，ALI A.YOUNIS F M. Ovarian dysgerminoma [J]. Int J Gynecol Cancer, 2022, 32（11）: 1490-1491.

[2] KILIC C，CAKIR C，YUKSEL D，et al. Ovarian dysgerminoma: a tertiary center experience. J Adolesc Young Adult Oncol, 2021, 10（3）: 303-308.

[3] GUO H L，CHEN H，WANG W H，et al. Clinicopathological features, prognostic factors, survival trends, and treatment of malignant ovarian germ cell tumors: a SEER database analysis[J]. Oncol Res Treat, 2021, 44（4）: 145-153.

病例12　卵巢成熟畸胎瘤鳞癌变1例

作者　邓少琼　李　华

点评　张　蓉

【关键词】

卵巢肿瘤；畸胎瘤恶性转化

【病史及治疗】

➤ 患者，55岁，无性生活，已绝经。既往智力障碍病史。否认肿瘤家族史。

➤ 2021-03-15患者出现血尿，伴血凝块。

➤ 2021-03-20于当地医院行彩色多普勒超声显示，腹腔内巨大实性肿块，大小约20.0 cm×13.0 cm，性质待查。腹部、盆腔CT（图12-1）显示，腹盆腔巨大占位，大小约17.1 cm×10.4 cm×8.3 cm，考虑恶性畸胎瘤，可能合并邻近膀胱受侵，建议行盆腔MRI检查。但因患者智力障碍，无法配合，遂未行该检查。

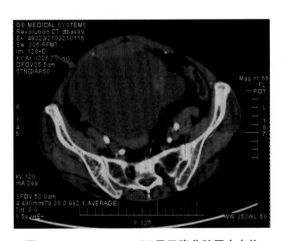

图12-1　2021-03-20 CT显示腹盆腔巨大占位

➤ 2021-03-25因"血尿8天，发现盆腹腔肿物3天"入中国医学科学院肿瘤医院深圳医院（以下简称"我院"）。

➤ 查肿瘤标志物显示，鳞状细胞癌抗原（squamous cell carcinoma antigen，SCCA）12.96 ng/ml，CA125 36.70 U/ml，CA19-9 794.50 U/ml，癌胚抗原（carcinoembryonic antigen，CEA）7.88 ng/ml，CA15-3 34.30 U/ml；甲胎蛋白（alpha fetoprotein，AFP）、HE4正常。

➤ 彩色多普勒超声显示，盆腔内见一巨大囊实性肿块，大小约18.0 cm×20.0 cm×11.0 cm，边界欠清，恶性畸胎瘤？

➤ 会诊外院腹部、盆腔CT显示：①腹盆腔内巨大肿物，大小约8.3 cm×10.4 cm×17.1 cm，上缘达L_2椎体水平，下缘向下压迫膀胱底壁，肿物内密度不均匀，可见脂液平面及少许钙化灶，肿物向下与右侧附件区、膀胱底壁、子宫底壁关系密切，考虑恶性畸胎瘤可能性大；②双侧髂内血管旁淋巴结短径约1.0 cm；肝、胆、胰、脾、双肾、输尿管未见明显异常。

【病史及治疗续一】

➤ 2021-03-30于我院行膀胱镜检查，术中见膀胱后壁4.0 cm×5.0 cm黏膜隆起，表面黏膜水肿明显，呈大小不一水疱改变，黏膜下见结节样肿物，黏膜触之易出血。

➤ 2021-04-12行"经腹子宫全切＋双侧附件切除＋部分膀胱切除＋膀胱修补＋大网膜切除术"。术中所见，未见明确腹水；乙状结肠与盆侧壁粘连；子宫前位，萎缩变小，左侧圆韧带增粗、僵硬达盆壁，右侧圆韧带质软；左侧输卵管、卵巢与腹膜粘连包裹成团，右侧输卵管外观正常；右侧卵巢可见一大小约20.0 cm×19.0 cm×19.0 cm肿物（图12-2），未见破口，与子宫底广泛致密粘连，界限不清，侵犯膀胱后壁；膀胱后壁明显增厚、僵硬，呈铠甲状，肿物侵透膀胱黏膜，范围约10.0 cm×6.0 cm；大网膜外观无异常，腹膜、肠管、肝、脾、膈面光滑，阑尾外观无异常，盆腔淋巴结、腹主动脉旁淋巴结未触及肿大。手术达到满意减瘤。

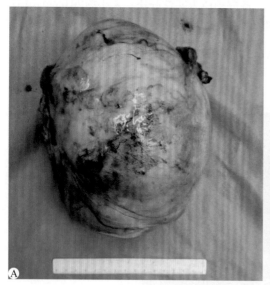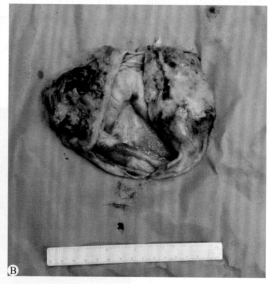

图12-2 右侧卵巢手术标本

注：A.右侧卵巢肿物；B.右侧卵巢肿物剖视图。

➤ 术后病理显示，（右侧卵巢组织内）分化差的癌浸润，局部见囊性成熟畸胎瘤及鳞状细胞原位癌，符合畸胎瘤恶性转化，呈中-低级别鳞状细胞癌，肿瘤侵犯膀胱壁全层达膀胱黏膜，局部累及子宫体肌层及宫颈间质，未见脉管瘤栓及神经侵犯。膀胱黏膜切缘、左侧卵巢、双侧输卵管、双侧子宫旁及切缘、大网膜未见癌。

➤ 2021-05-17至2021-09-04给予"紫杉醇＋顺铂"方案化疗6个周期。疗效评估为CR。

【本阶段小结】

本例患者为55岁绝经女性，诊断为右侧卵巢畸胎瘤恶性转化伴膀胱转移。基于2021年美国NCCN指南，经综合评估后采取以手术治疗为主、化疗为辅的治疗方案。手术达到满意减瘤，术后给予"紫杉醇＋顺铂"方案辅助化疗6个周期后，疗效评估为CR。随诊至2022-04无复发征象。

【专家点评】

卵巢成熟畸胎瘤恶性转化少见，文献报道其恶性转化率仅为1%～2%，缺乏典型特异性临床症状；其通常发生于单侧卵巢，术前诊断困难。CT及血清肿瘤标志物检测，如SCC、CA125等可能提示卵巢成熟畸胎瘤发生恶性转化。对于卵巢成熟畸胎瘤恶性转化的认识及治疗，迄今尚无统一观点和规范方案。由于卵巢成熟畸胎瘤起源于生殖细胞，其恶性转化却发生在畸胎瘤中的体细胞，与未成熟畸胎瘤有着本质区别。一般认为，卵巢成熟畸胎瘤恶性转化的治疗应遵循卵巢上皮性癌的治疗原则，全面的手术分期、满意的肿瘤细胞减灭术是其治疗的基石，辅以化疗、放疗、免疫治疗等综合治疗方案。目前文献报道统计，紫杉醇联合铂类化疗是其有效的辅助化疗方案之一，不亚于"博来霉素＋依托泊苷＋顺铂"方案或"顺铂＋长春新碱＋博来霉素"方案。

本例患者为绝经后女性，因智力障碍，未定期体检，待因血尿而就诊时肿瘤已累及膀胱，诊断为卵巢成熟畸胎瘤恶性转化，中-低级别鳞癌癌变，已行满意减瘤术及"紫杉醇＋顺铂"化疗6个周期，综合治疗过程及患者PFS来看，手术及"紫杉醇＋顺铂"化疗可能为患者带来获益。

【指南背景】

2022年美国NCCN指南（第1版）Ⅱ～Ⅳ期卵巢上皮性癌推荐6个周期化疗。

【循证背景】

由于病例数少，临床对卵巢成熟畸胎瘤恶性转化的认识多局限在国内外文献的个案报道及回顾性分析中。

Sakuma等报道了8例经满意减瘤术的Ⅱ～Ⅲ期鳞癌变的卵巢成熟畸胎瘤患者，辅助紫杉醇联合铂类方案化疗，患者平均无瘤生存时间达20个月，提示紫杉醇联合铂类化疗是一个有前景的化疗方案。苏家林等回顾性分析了20例卵巢成熟畸胎瘤恶性转化术后接受化疗的12例（3例采用"博来霉素＋依托泊苷＋顺铂"方案，9例采用"紫杉醇＋顺铂"方案）患者，随访统计3年无瘤生存率。结果显示，"博来霉素＋依托泊苷＋顺铂"组患者的3年无瘤生存率为66.7%，"紫杉醇＋顺铂"组则为88.9%，且差异有统计学意义（$P < 0.05$）。

【核心体会】

卵巢成熟畸胎瘤恶性转化较为少见，治疗主要以手术为主、化疗为辅，但由于畸胎瘤可包含多胚层成分，故肿瘤的恶性转化可见于任何成分。术后辅助治疗可考虑紫杉醇联合铂类，但必要时需根据恶性转化成分行个体化治疗。

【参考文献】

［1］CARTER J，FRIEDLANDER M，GAINFORD M，et al．Malignant transformation within ovarian dermoid cysts：an audit of treatment received and patient outcomes．an Australia New Zealand gynaecological oncology group （ANZGOG）and gynaecologic cancer intergroup （GCIG）study ［J］．Int J Gynecol Cancer，2010，20（1）：75-81．

［2］卢淮武，许妙纯，张钰豪，等．《2021 NCCN卵巢癌包括输卵管癌及原发性腹膜癌临床实践指南（第1版）》解读［J］．中国实用妇科与产科杂志，2021，37（4）：457-466．

［3］SAKUMA M，OTSUKI T，YOSHINAGA K，et al．Malignant transformation arising from mature cystic teratoma of the ovary a retrospective study of 20 cases ［J］．Int J Gynecol Cancer，2010，20（5）：766-771．

病例13 卵巢未成熟畸胎瘤向成熟畸胎瘤转化1例

作者 邓少琼 盛修贵

点评 张 蓉

【关键词】

卵巢未成熟畸胎瘤；转化

【病史及治疗】

➤ 患者，30岁，孕1产1。剖宫产史1次。否认肿瘤家族史。

➤ 2012-04患者因"腹胀"于外院行盆腔彩色多普勒超声显示卵巢肿物，具体大小不详。肿瘤标志物显示，CA125 126.5 U/ml、AFP 29.81 ng/ml。

➤ 2012-04-05外院行"经腹保留生育功能的卵巢肿瘤减灭术（左侧附件切除＋盆腔癌灶切除＋大网膜切除术）"，术中情况描述不详。术后病理提示：①（盆腔肿物）符合未成熟畸胎瘤并附件外转移；②（直肠壁、直肠窝）见瘤组织转移；③（左侧腹膜、左侧盆壁、膀胱前壁、结肠旁）和输卵管、卵巢及网膜未见瘤组织转移。手术达到满意减瘤。诊断为左侧卵巢未成熟畸胎瘤ⅡB期。

➤ 2012-04-11至2012-08-15外院给予"博来霉素＋依托泊苷＋顺铂"方案化疗6个周期。此后定期复查无异常。

【本阶段小结】

未成熟畸胎瘤好发于年轻女性，确诊患者的中位年龄为16～20岁，且绝大多数患者的年龄＜30岁。这种肿瘤通常累及单侧卵巢，多以腹部不适和自觉腹围增加或腹部包块为主要临床症状。本例患者为年轻女性，发病年龄为23岁，因腹部不适就诊，与既往报道基本相符。

未成熟畸胎瘤的预后相对较好，经过规范化治疗后，患者的5年生存率＞85%。根据2018年国际统一使用的FIGO癌症报告，保守性手术是所有生殖细胞肿瘤的标准治疗方式，无论肿瘤分期如何。其治疗原则是在保留生育功能手术的基础上联合静脉化疗。本例患者行保留生育功能的卵巢肿瘤减灭术，诊断为Ⅱ期，术后及时给予"博来霉素＋依托泊苷＋顺铂"方案化疗，达到临床治愈，并于2016年顺产1子。

【病史及治疗续一】

➤ 2019-09-01外院行常规复查盆腔彩色多普勒超声显示，右侧附件区高回声团，范围约2.4

cm×1.4 cm。

➤ 2019-09-03初次就诊中国医学科学院肿瘤医院深圳医院（以下简称"我院"）。查肿瘤标志物显示，CA125 26.9 U/ml、AFP 2.94 ng/ml、CA19-9 0.88 U/ml。

➤ 2019-09-06盆腔MRI（图13-1）显示：①右侧卵巢体积稍增大，内见肿物，整体大小约3.6 cm×2.6 cm，增强扫描轻度不均匀强化，考虑右侧卵巢畸胎瘤；②子宫后倾后屈，内膜、肌层信号未见异常；③盆腔少量积液，盆腔未见明显肿大淋巴结。建议住院治疗，患者犹豫，未做决定。

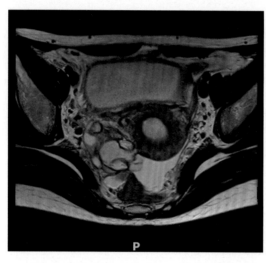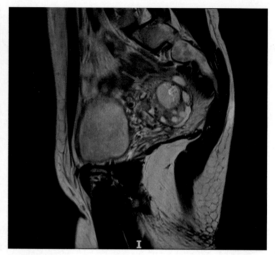

图13-1　盆腔MRI

➤ 2019-10-28复查盆腔彩色多普勒超声显示，右侧卵巢增大，内见一个混杂回声肿物，大小约3.6 cm×2.7 cm，内可见无回声及不规则强回声沉积，考虑畸胎瘤。再次建议其住院治疗。

➤ 2019-10-30在全身麻醉（简称"全麻"）下行"经脐单孔腹腔镜右侧卵巢肿物剥除＋盆腔病灶切除＋肠管表面病灶切除＋盆腔粘连松解术"。术中探查，子宫前位，大小正常；左侧附件缺如，右侧卵巢可见一肿物，直径约4.0 cm，表面光滑，右侧输卵管未见明显异常；乙状结肠与右侧骶韧带粘连，小肠系膜、乙状结肠系膜、右侧输卵管表面可见直径约1.0 cm结节，左侧乙状结肠系膜近盆壁可见直径约2.0 cm结节。完整剥除卵巢肿物后，台下剖视内为黄白色油脂样物质，可见毛发、头结（图13-2），囊壁光滑。冷冻病理提示为卵巢成熟畸胎瘤。手术顺利，达到满意减瘤（R0切除）。

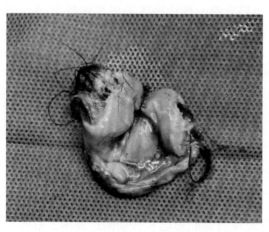

图13-2　手术标本（右侧卵巢肿物）

➤ 石蜡病理显示，（右卵巢肿物）卵巢畸胎瘤，可见大量成熟脑组织，未见明确未成熟成分；（右侧输卵管肿物）少量被覆假复层纤毛柱状上皮的囊壁组织；（左侧乙状结肠系膜结节）被覆多种上皮的囊肿（包括假复层纤毛柱状上皮、单层柱状上皮、鳞状上皮等），另见软骨及混合性分泌腺体，符合畸胎瘤，未见未成熟成分；（小肠系膜肿物）被覆假复层纤毛柱状上皮的囊肿；（乙状结肠系膜赘生物）被覆假复层纤毛柱状上皮和鳞状上皮的囊肿；（右侧骶韧带结节）纤维结缔组织及被覆柱状上皮囊肿。免疫组化结果显示，GFAP（＋＋＋）、SALL4（－）、Ki-67（＜2%＋）。

➤ 2019-11-07患者术后恢复良好，办理出院。定期随诊中。

【本阶段小结】

卵巢未成熟畸胎瘤的复发率较高，并具有自未成熟向成熟转化的特征。复发瘤的病理分级与首次手术时间间隔相关。本例患者复发间隔时间为5年余，随诊期间发现右侧卵巢肿物入院，从影像学结果评估肿物边界较清晰，包膜完整，肿瘤标志物水平正常，故考虑良性可能性大。术后石蜡病理证实为成熟畸胎瘤。患者初次手术时直肠壁、直肠窝见瘤组织转移，此次左侧乙状结肠系膜结节病理未见未成熟畸胎瘤成分，考虑为未成熟转化所致。后续定期随诊未再复发，且该患者于2020年二胎顺产一子。

【专家点评】

卵巢未成熟畸胎瘤是卵巢恶性生殖细胞肿瘤中较为常见的一种。该病通常发病年龄较小，且肿瘤常累及单侧卵巢。肿瘤组织成分复杂，包含3个胚层来源。根据原始神经上皮的含量，可将未成熟畸胎瘤分为3级，级别越高，原始神经上皮成分越多，恶性程度越高，也更容易发生复发和转移。根据2022年美国NCCN指南推荐，对于有生育要求且子宫和对侧附件正常者，可行保留生育功能的全面分期手术，对于≤25岁的患者，早期患者不需切除淋巴结，大网膜仅需活检。Ⅰ期G1级未成熟畸胎瘤术后随访即可；Ⅱ～Ⅳ期未成熟畸胎瘤术后需化疗，且化疗需及时、足量。治疗后的随访可参照卵巢上皮性癌的随访方式。

卵巢未成熟畸胎瘤复发后有向成熟畸胎瘤转化的趋势，即复发瘤可能较原发瘤级别降低，甚至完全转化为G0级的成熟畸胎瘤。不论是通过化疗而留下的成熟胚性组织继续增长而形成肿瘤，还是未成熟胚性组织向成熟胚性组织转化而形成肿瘤，均需要一定时间。复发瘤的病理分级与距离第一次手术的时间间隔相关。间隔在1年以内者大部分为未成熟畸胎瘤，复发瘤的病理分级与原发瘤相同；而间隔超过1年者，基本为成熟畸胎瘤。

本例患者于30岁时发现左侧卵巢未成熟畸胎瘤Ⅱ期，行保留生育功能的手术后采用"博来霉素＋依托泊苷＋顺铂"方案化疗6个周期，获得临床治愈；其复发后证实转化为囊性成熟畸胎瘤，与既往报道一致。

【指南背景】

1.美国NCCN指南　对于希望保留生育功能的早期未成熟畸胎瘤患者或低风险生殖细胞肿瘤可行保留生育功能的手术，即行单侧附件切除术或双侧附件切除术但保留子宫，术后可用超声随访监测。对于不需要保留生育功能的患者，可行"子宫全切＋双侧附件切除＋全面分期术"或减瘤术。ⅠA期G1未成熟畸胎瘤患者术后可选择随诊观察，Ⅱ～Ⅳ期患者术后需给予及时、足量、正规的化疗。

2.中国临床肿瘤学会（Chinese Society of Clinical Oncology，CSCO）指南　该指南认为，对于年轻且有生育要求的生殖细胞肿瘤女性患者，无论期别早晚，均可实施保留生育功能的手术。对于ⅠA期肿瘤细胞分化好的未成熟畸胎瘤，在全面分期术后可随诊观察，无须化疗；而其他临床期别者在分期手术或满意减瘤术后，均应接受3～4个周期化疗，或在血清肿瘤标志物检测正常后继续化疗2个周期。化疗方案首选"博来霉素＋依托泊苷＋顺铂"方案。Ⅰ期推荐3个周期，Ⅱ期及以上推荐4个周期。

【循证背景】

由于病例数少，目前尚无大规模的前瞻性研究来验证这些治疗方案的疗效和适用性。

【核心体会】

对于年轻且有生育要求的卵巢未成熟畸胎瘤患者，无论其临床期别如何，均可考虑实施保留生育功能的手术。术后根据临床分期及病理分级来决定是否化疗。术后及时、足量、正规的化疗是影响疗效的重要因素，其预后较好。此外，此类肿瘤复发有恶性向良性转化的趋势，这与间隔时间相关。时间间隔越长，良性逆转可能性越高。因此，对于此类患者，初始治疗时应选择规范的治疗手段，并在术后严密随诊。一旦有复发征象时应及时手术干预，有向良性病变转化的可能，可能给患者带来长期的生存获益。

【参考文献】

［1］索红燕，孔为民.《国际妇产科联盟（FIGO）2018癌症报告：卵巢上皮性癌、输卵管癌和腹膜癌指南》解读［J］. 中国临床医生杂志，2019，47（8）：3.

［2］卢淮武，许妙纯，张钰豪，等.《2021 NCCN卵巢癌包括输卵管癌及原发性腹膜癌临床实践指南（第1版）》解读［J］.中国实用妇科与产科杂志，2021，37（4）：457-466.

［3］李宁，吴令英.中国临床肿瘤学会《卵巢癌诊疗指南（2021年版）》更新要点［J］.中国实用妇科与产科杂志，2021，37（7）：720-723.

第二部分
子宫颈恶性肿瘤篇

病例14　复发性宫颈癌免疫联合抗血管治疗1例

作者　罗素娟　王桂香

点评　孙　力

【关键词】

复发性宫颈癌；免疫治疗；抗血管治疗

【病史及治疗】

➤ 患者，64岁，孕5产1，人工流产4次。既往有高血压、糖尿病史，家族史无特殊。

➤ 2019-03患者因"宫颈鳞癌ⅡA2期"于外院就诊。

➤ 2019-04-09外院行"紫杉醇＋卡铂"方案新辅助化疗1个周期。

➤ 2019-05-08外院行"经腹广泛性子宫切除＋双侧附件切除＋盆腔淋巴结清扫＋腹主动脉旁淋巴结清扫术"。术后病理显示，宫颈低分化鳞癌，浸润宫颈肌层全层，见脉管癌栓及神经侵犯，盆腔淋巴结转移（2/15）。术后结合病理诊断为宫颈低分化鳞癌ⅢC1p期。

➤ 2019-07-07至2019-07-20外院继续行"紫杉醇＋卡铂"方案化疗2个周期。SCCA变化不详。

➤ 2019-08-07首次至中国医学科学院肿瘤医院深圳医院（以下简称"我院"）就诊。

➤ 2019-08-09查SCCA 0.92 ng/ml。颈部、腹部、盆腔CT显示：①盆腔术区阴道残端未见软组织增厚及肿块影；②颈部、腹膜后、腹盆腔及双侧髂血管周围未见明确肿大淋巴结。

➤ 2019-08-14给予"紫杉醇＋卡铂"方案化疗1个周期。

➤ 2019-08-27至2019-10-08于我院放疗科行盆腔外照射治疗。靶区范围：CTV包括部分阴道残端、子宫旁及髂总、骶前、双侧髂内、髂外、闭孔淋巴结引流区，PTV为CTV外扩5 mm。放疗计划：6 MV-X线VMAT技术，95%PTV 50 Gy/2 Gy/25 f。

➤ 2019-09-19至2019-09-26行阴道近距离治疗2次（阴道筒，黏膜下5 mm剂量共12 Gy）。放疗期间患者出现Ⅳ度骨髓抑制（白细胞、中性粒细胞、血小板下降），给予升白、升血小板治疗后，骨髓抑制得以纠正。

【本阶段小结】

本例患者因"宫颈鳞癌ⅡA2期"于外院进行新辅助化疗后行"经腹广泛性子宫切除术"。术后病理见肌层全层受侵，脉管见癌栓，神经受侵，盆腔淋巴结转移。根据2018年FIGO病理分期，修正诊断为"宫颈低分化鳞癌ⅢC1p期"。有术后复发高危因素，术后首选同步放化疗，治疗时间应在手术后6周内完成。目前有研究结果显示，在放疗前先化疗（"紫杉醇＋顺铂"2个周期），放疗后再行2个周期的化疗与同步放化疗的效果相当，此方法可用于放疗资源紧张的地区。本例患者首次于我院就诊时距离前一次化疗时间已达3周，而首次放疗预约时间在1个月后，因此，继续补充化疗治疗1个周期后完成盆腔体外及腔内治疗。

【病史及治疗续一】

➤ 2019-12-25患者门诊复查，妇科检查于阴道壁左侧2点处女膜缘处触及2.0 cm质硬结节。宫颈细胞学检查显示，（阴道残端）少数非典型鳞状细胞，人乳头瘤病毒（human papilloma virus，HPV）-16、HPV-81阳性，SCCA 4.28 ng/ml。完善阴道镜检查显示，阴道壁左侧2点处女膜缘处可见一菜花样结节，大小约2.0cm×1.8cm，行阴道壁活检，病理结果回报，阴道壁左侧2点处女膜缘结节为鳞状细胞癌。

➤ 2020-01-13盆腔增强MRI（图14-1）显示：①阴道左侧壁全段不规则增厚，累及长度约4.1 cm，最厚处约1.1 cm，考虑阴道转移；②双侧髂血管周围、双侧腹股沟区未见明确肿大淋巴结。

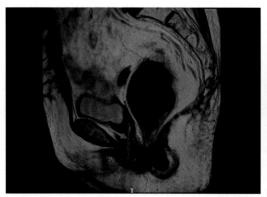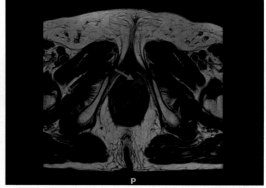

图14-1　盆腔增强MRI显示阴道壁转移

➤ 诊断为宫颈癌复发，阴道转移。建议行手术治疗，患者及其家属拒绝。

➤ 2020-01-14至2020-02-13于我院放疗科行局部麻醉（简称"局麻"）下后装插值治疗5 f，DT 32 Gy。治疗过程中出现白细胞下降、轻度会阴皮肤反应，给予升白治疗、会阴阴道冲洗等对症处理后好转。

【本阶段小结】

根据2019年美国NCCN指南推荐，对于局限于宫颈或阴道的宫颈癌局部复发，可针对复发部位进行以临床治愈为目标的治疗。本例患者既往有放疗史，复发病灶局限，位于阴道处女膜缘，治疗优先考虑手术切除，再辅以辅助治疗。但因患者及其家属拒绝手术，故仅给予插值放疗。

【病史及治疗续二】

➤ 2020-04-10患者门诊复查SCCA 18.8 ng/ml，盆腔MRI（图14-2）显示：①阴道左侧壁转移灶消失；②左侧腹股沟新发多发淋巴结转移，较大者短径约1.2 cm。胸部CT显示，①双肺多发小结节，较大者位于右肺下叶，大小约1.4 cm×0.8 cm，考虑多发转移瘤；②右肺门、纵隔5区见多发淋巴结，较大者位于右肺门，大小约1.6 cm×1.3 cm，考虑淋巴结转移。

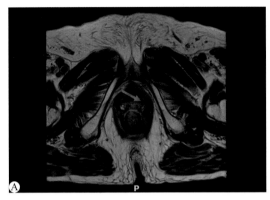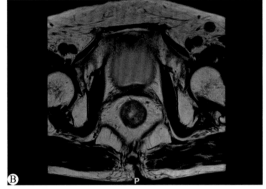

图14-2 盆腔MRI

注：A.阴道左侧壁转移灶消失；B.左侧腹股沟淋巴结。

> 2020-04-22在彩色多普勒超声引导下行左侧腹股沟淋巴结穿刺活检术，活检病理显示，左侧腹股沟淋巴结鳞癌细胞，结合病史符合宫颈癌转移。疗效评估为PD。

> 2020-05-12至2020-06-11给予"白蛋白紫杉醇［400 mg（均量260 mg/m²），第1天］＋顺铂［110 mg（均量65 mg/m²，第1、2天40 mg，第3天30 mg）］"方案化疗2个周期。化疗期间患者发生Ⅳ度骨髓抑制，给予升白、升血小板治疗后好转。

> 2020-06-30复查SCCA 2.12 ng/ml，较前明显下降，患者因无法耐受化疗而自行暂停治疗。

【本阶段小结】

本例患者复发治疗后再次复发，且全身多处转移。根据2019年NCCN指南，治疗以系统性治疗为主。给予紫杉醇联合铂类行全身系统性治疗，肿瘤标志物下降明显，疗效佳。但患者无法耐受系统性治疗的不良反应，未能坚持治疗。

【病史及治疗续三】

> 2020-08-26复查SCCA 10.26 ng/ml。头颈部、胸部、腹部、盆腔CT（图14-3A、C）显示：①术区阴道残端、左侧壁小结节，较大者约3.0 cm×1.8 cm，部分与膀胱关系密切，可符合转移瘤；②右侧髂外血管旁、双侧腹股沟区转移淋巴结，较大者约1.5 cm×1.4 cm；③双肺多发转移结节，最大约1.2 cm×0.9 cm；④纵隔5区、右肺门多发淋巴结转移，最大约1.2 cm×0.8 cm。建议患者完善PD-1/PD-L1检测，但患者暂时拒绝检测，要求直接尝试使用免疫治疗。

> 2020-08-26至2020-09-17给予"信迪利单抗（200 mg）"免疫治疗2个周期。

> 2020-10-09复查SCCA 1.02 ng/ml。头颈部、胸部、腹部、盆腔CT（图14-3B、D）显示：①阴道残端、左侧壁转移瘤较2020-08-26显示不具体；②右侧腹股沟淋巴结缩小，短径不足0.7 cm；③原双肺转移结节大部分缩小，短径不足0.5 cm；④纵隔5区、右肺门多发淋巴结，较大者约0.9 cm×0.6 cm。疗效评估为PR。

> 2020-10-14给予"信迪利单抗（200 mg）"免疫治疗1个周期。

> 2020-11-03复查SCCA 2.09ng/ml，且呈逐渐升高趋势，遂建议加用靶向治疗。

> 2020-11-04至2022-04-08继续给予"信迪利单抗（200 mg，第1天）＋贝伐珠单抗（400 mg，第1天）"方案治疗22个周期。

> 2022-04-28至2022-11-08给予"信迪利单抗（200 mg）"免疫治疗8个周期。期间定期复查SCCA均正常。补充免疫组织化学结果显示，PD-L1（肿瘤细胞＜1%＋，克隆号22C3）。

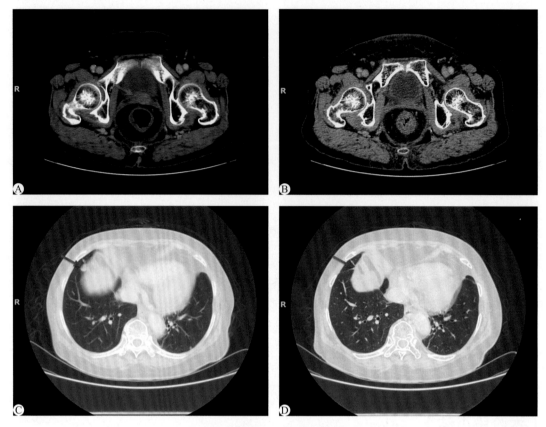

图 14-3　阴道残端转移瘤及右肺转移瘤治疗前后变化

注：A.2020-08-26 阴道残端转移瘤；B.2020-10-09 阴道残端转移瘤；C.2020-08-26 右肺转移瘤；D.2020-10-09 右肺转移瘤。

➤ 2022-11-07 复查 SCCA 0.95 ng/ml。头颈部、胸部、腹部、盆腔 CT 显示：①阴道残端未见异常增厚；②盆腔未见明确肿大淋巴结；③双肺散在多发实性小结节，较大者 0.5 cm×0.4 cm，建议随诊观察；④纵隔未见明确肿大淋巴结。阴道镜检查（图 14-4）显示，阴道黏膜光滑，未见病灶。疗效评估为 CR。结束治疗。

➤ 末次门诊复查时间 2023-09-25，复查 SCCA 0.68 ng/ml，液基薄层细胞学检查（thin-prep cytology test，TCT）未见上皮内病变（negative for intraepithelial lesion or malignancy，NILM），盆腔 MRI 未见复发转移病灶，阴道镜未见异常。

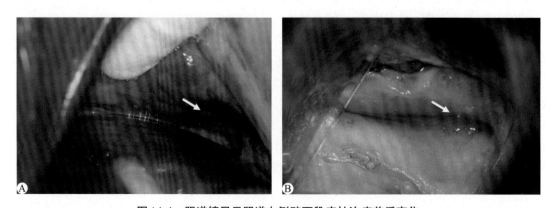

图 14-4　阴道镜显示阴道左侧壁下段病灶治疗前后变化

注：A. 2019-12-25 阴道左前壁下段转移灶（治疗前）；B.2022-11-07 阴道左前壁下段坏死灶（治疗后）。

【本阶段小结】

根据2021年NCCN指南，对于远处转移复发的患者，可考虑选择化疗、免疫治疗（PD-1/PD-L1单抗，单用或联合化疗）及放疗。本例患者复发全身多处转移，无法耐受化疗，故给尝试进行免疫治疗。患者进行免疫治疗后效果明显，肿瘤得到控制。

众所周知，靶向疗法可引起癌症患者高应答率并改善其生存率，但由于大多数患者在治疗过程中出现获得性耐药，从而限制了靶向治疗的长期有效性。研究证实，免疫治疗可提高靶向疗法的治疗效率。Zhen等以HPV-16 E6/E7为靶向的治疗与PD-1途径阻滞有协同作用为假设，首次描述了在体外和体内针对HPV和PD-1的CRISPR/Cas9的作用。数据表明，gRNA/cas9靶向HPV-16 E6/E7诱导宫颈癌细胞SiHa凋亡，并提示HPV-16 E6/E7诱导的PD-L1过表达可能是淋巴细胞功能异常的原因。在已建立的SiHa细胞异种移植的小鼠中，与gRNA-HPV-16 E6/E7一起使用，gRNA-PD-1可明显改善存活率并抑制肿瘤生长。此外，联合治疗增加了树突状细胞、$CD8^+$和$CD4^+$T淋巴细胞数量，从而增强了Th1相关免疫刺激基因的表达，同时减少了调节性/抑制性免疫基因的转录，从而使肿瘤微环境从免疫抑制状态转变为刺激状态。这些结果证明，使用HPV-16 E6/E7靶向疗法和免疫检查点阻滞PD-1的联合疗法具有有效协同作用，为宫颈癌的免疫及靶向联合治疗提供了理论基础。此外，Sun等发现，PD-L1阻断策略具有增强E7抗原特异性蛋白疫苗抗肿瘤作用的功效，可直接增加肿瘤细胞的杀伤敏感性并增加抗原特异性$CD8^+$T淋巴细胞数，通过促进树突状细胞成熟和巨噬细胞的M1样极化来翻转细胞反应，从而颠覆肿瘤微环境的免疫抑制状态。因此，肿瘤特异性抗原（如HPV E7抗原）特异性免疫疗法与PD-L1阻断的抗原呈递细胞靶向治疗相结合，在E7特异性癌症治疗中具有很高的发展潜力。

参考相关临床研究方案后，医师考虑加用贝伐珠单抗联合治疗。患者经免疫联合靶向治疗后，疗效评估达到CR。目前治疗结束，门诊随诊已达1年，未见肿瘤复发。

【专家点评】

宫颈癌作为女性最常见的生殖系统恶性肿瘤之一，是仅次于乳腺癌和肺癌的第三大癌症死亡原因。尤其是在发展中国家，其发病率及死亡率较高且日益年轻化。尽管使用了先进的筛查手段和预防性疫苗，仍有50%以上的患者被发现时已处于晚期，这时的治疗选择极为有限且不良反应很严重，患者5年生存率仅为16.8%。研究新的治疗模式对于改善晚期和复发性宫颈癌患者的预后至关重要。

宫颈癌的治疗强调初次治疗的规范性。本例患者在初始治疗时术后病理提示有复发高危因素，需补充同步放化疗，且放疗需于手术后6周内完成。本例患者首次就诊于我院时距离手术时间已间隔9周，考虑这是复发的主要原因。

宫颈癌的治疗方式相对单一，包括手术治疗及传统放化疗等，这些方法针对晚期宫颈癌及复发性宫颈癌的治疗效果不尽如人意。晚期及复发性宫颈癌的治疗在妇科肿瘤界仍是一个巨大挑战。鉴于这一现状，更多学者将研究目标转向免疫疗法、靶向药物、化疗和放疗相结合的策略。化疗适用于复发灶为多处或手术不可切除者，一线化疗推荐以铂类药物为基础（首选顺铂）的联合化疗，但化疗的反应通常持续时间较短，患者难以获得长期缓解。本例患者化疗仅完成2个周期，便因无法耐受化疗不良反应而暂停治疗。靶向治疗为宫颈癌的治疗提供了新方向，但大部分靶向药物仍处于Ⅰ期或Ⅱ期临床试验中。免疫治疗已成为肿瘤学相关研究的重大突破，使许多晚期恶性肿瘤的治疗方法发生了革命性变化。然而，免疫疗法在宫颈癌中的应用仍在探索中，其中免疫反应强度、持续时间等复杂因素尚有待进一步研究。但由于免疫调节机制的复杂性和恶性肿瘤的异质性，单一的治疗方式可能无法取得令人满意的治疗效果。

本例患者再次复发后使用了免疫治疗联合靶向治疗，疗效评估为CR。目前患者治疗已结束并在门诊随诊中，无病灶复发征象，治疗效果满意，多种治疗策略的联合治疗初见成效。联合治疗代表了新一波临床癌症治疗的新趋势，这种治疗方式可克服单药治疗相关的局限性，为宫颈癌的治疗提供更广阔的思路。

【指南背景】

对于复发性宫颈癌的治疗，中国抗癌协会妇科肿瘤专业委员会发布的《子宫颈癌诊断与治疗指南（2021年版）》及2022年美国NCCN指南均推荐，一线化疗推荐以铂类药物为基础的联合治疗。复发灶为多个病灶或无法切除者，选择化疗、免疫治疗（PD-1/PD-L1单抗，单用或联合化疗）、放疗。在此类患者中，对于PD-L1阳性患者，首选"帕博利珠单抗＋顺铂＋紫杉醇"方案。

【循证背景】

KEYNOTE 158研究纳入98例组织学或细胞学确认、至少经过一线标准治疗后进展或不能耐受的晚期宫颈癌患者。给予"帕博利珠单抗（200 mg，静脉滴注，每3周1次）"治疗24个月，但因疾病进展、不可耐受的毒性或研究者决定而停药。结果显示，患者的ORR为12.2%，中位PFS为2.1个月，中位OS为9.4个月。

【核心体会】

对于复发性宫颈癌，尤其是多个病灶转移且不能手术者，目前尚无推荐的有效治疗方案。本例患者合并腹膜多个病灶转移及全身多处淋巴结转移，行"白蛋白紫杉醇＋顺铂"方案化疗2个周期后，因无法耐受化疗后不良反应而停药。经免疫联合靶向治疗后肿瘤控制，疗效评估为CR，治疗效果理想。提示免疫治疗有望成为复发性宫颈癌的重要治疗手段。

【参考文献】

[1] HUANG H, FENG Y L, WAN T, et al. Effectiveness of sequential chemoradiation vs concurrent chemoradiation or radiation alone in adjuvant treatment after hysterectomy for cervical cancer: the STARS phase 3 randomized clinical trial [J]. JAMA Oncol, 2021, 7（3）: 361-369.

[2] TRIFILETTI M D, MCCLURE S S, SHOWALTER T N, et al. Postoperative chemoradiation therapy in high-risk cervical cancer: re-evaluating the findings of gynecologic oncology group study 109 in a large, population-based cohort [J]. Int J Radiat Oncol Biol Phys, 2015, 93（5）: 1032-1044.

[3] STROSBERG J, MIZUNO N, DOI T, et al. Efficacy and safety of pembrolizumab in previously treated advanced neuroendocrine tumors: results from the phase Ⅱ KEYNOTE-158 study [J]. Clin Cancer Res, 2020, 26（9）: 2124-2130.

病例15 晚期或复发性宫颈癌的个体化治疗4例

作者 潘玉英 孙 力

点评 王桂香

【关键词】

复发性宫颈癌；阴道残端复发；阴道近距离放疗；全阴道切除术；化疗；个体化

2022年，国家癌症中心发布的最新数据指出，宫颈癌的发病人数及死亡人数均呈上升趋势，位列女性恶性肿瘤中的第5位，严重危害女性健康。宫颈癌一旦出现复发和转移，治疗困难，治疗效果差，5年生存率仅为10%～20%。因此，复发性宫颈癌的治疗是妇科恶性肿瘤的治疗难点且极具挑战性。在此，笔者分享中国医学科学院肿瘤医院深圳医院（以下简称"我院"）4例晚期或复发性宫颈癌患者的个体化治疗经验。

患者一

【病史及治疗】

➤ 患者，48岁，孕1产1未绝经。其母亲因"肺癌"去世；小姨罹患"乳腺癌"。

➤ 2008-09因"异常阴道出血6个月"就诊于外院。体格检查显示，外阴已婚已育型；阴道通畅；宫颈呈结节溃疡型，直径约3.0 cm×2.0 cm；子宫正常大小，活动尚可，无压痛；双侧附件区未扪及异常包块；三合诊提示，双侧子宫旁软，直肠黏膜光滑，退指指套无血染。

➤ 2008-09检测HPV阳性；阴道镜下宫颈活检病理提示，中分化宫颈鳞癌。盆腔MRI显示，宫颈异常信号影，大小约3.0 cm×2.0 cm，基质环完整，考虑宫颈癌。颈部、胸部、腹部、盆腔CT显示：①宫颈改变，考虑宫颈癌；②盆腔及腹主动脉旁未见明显肿大淋巴结。

【病史及治疗续一】

➤ 2008-09行"经腹广泛性子宫切除＋双侧附件切除＋盆腔淋巴结清扫术"。术后病理显示，肉眼观见宫颈肿物大小为3.5 cm×2.0 cm，诊断为角化型鳞状细胞癌（高分化），浸润间质＞2/3，可见脉管瘤栓，肿瘤累及阴道穹隆，阴道断端未见癌；淋巴结见转移性癌（1/12）：左髂内、左髂外（1/2），右髂外（0/1），右髂脉管＋闭孔＋腹股沟（0/9）。根据1994年FIGO分期，临床诊断为宫颈鳞状细胞癌ⅡA期。

➤ 2008-10至2008-12给予"紫杉醇＋奥沙利铂"方案化疗3个周期。

➢ 2008-12 至 2009-01 行术后辅助盆腔外照射治疗（50 Gy/2 Gy/25 f）。

➢ 2009-02 至 2019-07 按期随访，未发现异常。

【本阶段小结】

本例患者为 48 岁未绝经女性，诊断为宫颈高分化鳞癌，根据当时的宫颈癌 FIGO 分期（1994 年），临床分期为ⅡA期；根据目前最新的宫颈癌 FIGO 分期（2018 年），该患者临床分期为ⅡA1 期，病理分期为ⅢC1 期。

患者于 2008 年首次接受治疗，结合妇科检查、病理、CT、MRI 结果，临床诊断为ⅡA期（FIGO 1994）。根据当时的美国 NCCN 指南，对于ⅡA期患者，首选手术治疗，故该患者先行广泛性宫颈切除术。术后病理提示淋巴结转移，为复发高危因素，于术后 2 周内开始辅助治疗，先化疗 3 个周期，后行盆腔外照射放疗，所有辅助治疗在术后 4 个月内完成。后遵循指南推荐间隔时间，按期随访至 2019 年 07 月，共 10 年 5 个月，未发现异常。

【病史及治疗续二】

2019-08 患者在我院乳腺外科及放疗科因"乳腺癌"住院并进行手术＋放疗，同时在妇科门诊复查。

➢ 2019-08 查 HPV-33 阳性，TCT 提示非典型鳞状细胞。患者因"乳腺癌"而手术，未及时进行阴道镜检查。

➢ 2019-10 阴道镜检查显示，阴道残端见异型血管，碘染不着色。阴道残端活检病理显示，至少为原位癌，可疑间质浸润。因患者乳腺癌术后放疗不良反应重，身体未恢复，未及时返院进一步检查。

➢ 2019-11 查 SCCA 0.94 ng/ml。PET/CT 显示，阴道残端右角结节状突起，伴代谢稍增高，请结合镜检。

2019-11 至 2019-12，行阴道近距离放疗 3 次，累积剂量 20 Gy。

【本阶段小结】

对于宫颈癌中心型复发，且复发病灶直径＜2.0 cm 并经仔细评估的患者，可行手术或近距离放疗。该患者既往行盆腔外照射，无阴道近距离放疗史，且本次复发病灶局限在阴道残端，直径＜2.0 cm，经充分评估并权衡利弊后选择行阴道近距离放疗。

【病史及治疗续三】

➢ 2020-04 复查 SCCA 1.05 ng/ml。HPV-33、HPV-52 阳性。TCT 显示残端多数为鳞状上皮低度病变细胞，部分倾向高度病变。阴道镜检查（图 15-1）活检病理提示（阴道残端、阴道残端右角）鳞状细胞癌。盆腔 MRI（图 15-2）显示，阴道残端右侧软组织较前稍增厚（与 2019-09 盆腔 MRI 比较），少量盆腔积液。颈部、胸部、腹部、盆腔 CT 未见明显异常。

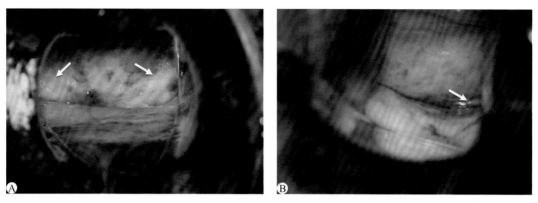

图 15-1 阴道镜检查所见

注：A.阴道残端病灶；B.阴道壁中下端病灶，病灶下界距阴道口约2.5 cm。

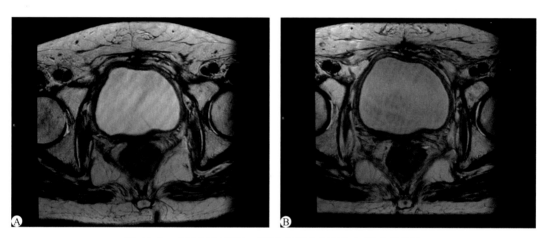

图 15-2 盆腔 MRI 显示，阴道残端右侧软组织较前稍增厚

注：A.2019-09-11盆腔MRI；B.2020-04-27盆腔MRI。

【病史及治疗续四】

➢ 2020-05行"腹腔镜全阴道切除＋部分大网膜切除＋直肠修补＋经尿道膀胱镜双侧输尿管支架置入术"（图15-3）。术后病理显示，残存阴道可见退变的肿瘤细胞，免疫组化染色考虑有肿瘤细胞残留。术后无须进一步辅助治疗，嘱其定期随访。

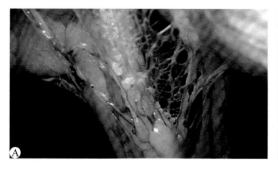
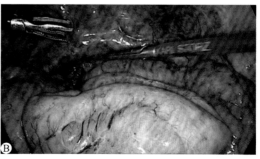

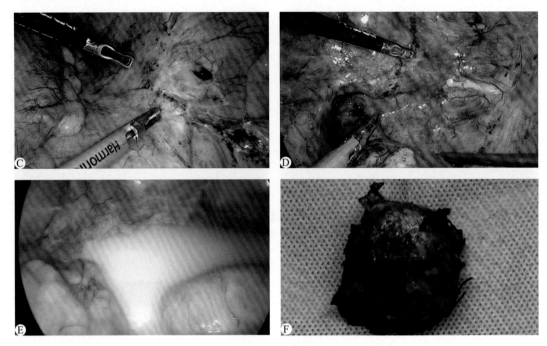

图15-3　术中所见

注：A.大网膜与前腹壁粘连；B.僵硬的肠管；C.未见正常解剖结构的输尿管；D.阴道残端与膀胱、直肠粘连紧密，未见正常解剖；E.乳糜样盆腔积液；F.全阴道标本。

➢ 2020-09顺利拔除双侧输尿管支架，患者排尿正常，无输尿管梗阻、肾积水等泌尿系统损伤。

➢ 术后第1、4、7个月复查SCCA、超声均未见异常，HPV阴性。

➢ 末次复查时间为2023-09。查SCCA 1.43ng/ml；盆腔MRI未见恶性肿瘤证据；肝、胆、脾、浅表淋巴结彩色多普勒超声未见明显异常；TCT显示NILM。

【本阶段小结】

患者既往有盆腔外照射放疗史，近期阴道近距离放疗后病灶未控制。若再次进行放疗，可给予的放射剂量受限，照射范围难以把控，且增加膀胱、直肠放射性损伤的风险。2020年美国NCCN指南指出，对于放疗后盆腔中心型复发患者，如经妇科体格检查及影像学检查充分评估复发病灶<2.0 cm，可行根治性子宫切除术或盆腔廓清术。该患者为盆腔中心型复发，病灶<2.0 cm，局限在阴道，盆腔MRI检查膀胱及直肠未受侵，膀胱、直肠与阴道间有可分离的间隙，既往无阴道旁受累，也无远处转移，可选择创伤更小且能控制病情的全阴道切除术，以替代盆腔廓清术，进行个体化治疗。在入路方面，选择腹腔镜可避免经腹手术的大切口，降低手术创伤、腹部切口愈合不良等并发症的发生率，加快术后恢复。

【专家点评】

复发性宫颈癌是指宫颈癌患者经过初始治疗达到临床治愈后再次出现与既往肿瘤相同病理类型的病灶，根据肿瘤转移部位，可分为盆腔复发型和盆腔外复发型。盆腔复发型包括盆腔中心型复发和盆腔外周型复发。盆腔中心型复发定义为，肿瘤复发位于盆腔中央或中线，可以向前（膀胱）、后（直肠）或侧方侵犯（阴道穹隆），但未达到盆壁。本例患者的阴道复发属于盆腔中心型复发范畴。复发性宫颈癌的早期诊断有赖于规律且规范的随访，该患者初始治疗结束后坚持定期随访复查，在早期复发时能及时发现并治疗。复发性宫颈癌的治疗难度大且预后差，目前尚无统一治疗方案。其治疗手段包括手术、放疗、化疗、靶向治疗、免疫治疗等。该患者在初始发现复发时，根据指南并结合患者情况给予阴道近距离放疗，但在近距离放疗后未能控制肿瘤进展，经充分评估及MDT会诊后，选择适合患者的治疗方案，即创伤更小且能控制病情的全阴道切除术，以替代盆腔廓清术，进行个体化治疗。目前，患者行全阴道切除术后获得40个月的缓解期，并仍在随访中，治疗效果满意。

患者二

【病史及治疗】

➢ 患者，48岁，未绝经，孕4产4，均为顺产。10余年前因"甲状腺肿物"行"部分甲状腺切除"，高血压病史4年，间断口服降压药控制血压。家族史无特殊。

➢ 2019-06因"异常阴道出血6个月"就诊于外院。

➢ 2019-06查HPV-16阳性。TCT显示高级别鳞状上皮内病变（high grade squamous intraepithelial lesion，HSIL）。阴道镜检查活检病理显示，宫颈HSIL/宫颈上皮内瘤变（cervical intraepithelial neoplasia，CIN）3级，不除外外生型乳头状鳞状细胞癌，（左侧阴道壁）HSIL/外阴上皮内瘤变（vaginal intraepithelial neoplasia，VaIN）3级。

➢ 2019-07外院行"宫颈诊断性锥切术"。术后病理显示，（宫颈）1～3、5、11点CIN3累及腺体，9点CIN3，10、12点CIN1，1、3点切缘可见CIN1累及；（宫颈管）CIN3累及腺体。因"切缘阳性"外院行"腹腔镜子宫全切＋双侧附件切除术"。术后病理显示，CIN3累及腺体，未见癌残留，阴道壁切缘未见癌。

【本阶段小结】

在阴道镜活检不除外外生型乳头状鳞状细胞癌时，需行宫颈诊断性锥切术以进一步诊断。本例患者在行宫颈诊断性锥切术后，病理提示CIN3，切缘阳性（CIN1），患者无生育要求且有进一步手术适应证，遂行"腹腔镜子宫全切＋双侧附件切除术"，术后病理见CIN3累及腺体，未见癌残留，阴道壁切缘阴性。

【病史及治疗续一】

➢ 2019-10外院复诊，行阴道镜检查。活检病理显示，（左侧阴道壁）VaIN 2，不除外浸润；（阴道前穹隆）VaIN 3。建议再次手术，患者拒绝。

➢ 2019-12外院再次行阴道镜检查。活检病理显示，（阴道残端1、5点）鳞状上皮乳头状增生伴高级别CIN。患者自行口服中药1个月余，未复查。

➢ 2020-07外院复诊，HPV-16阳性；TCT显示可疑鳞状细胞癌；SCCA 2.24ng/ml。

➢ 2020-08初次于我院就诊，行阴道镜检查（图15-4），活检病理显示，（阴道左角）呈乳头状结构的鳞状上皮肿瘤，主要为原位癌，局部考虑有间质浸润，符合乳头状鳞状细胞癌。SCCA 1.68 ng/ml。

➢ 外院既往病理会诊：宫颈活检（2019-06）显示，（宫颈）呈乳头状结构的鳞状细胞肿瘤，主要为原位癌，局部间质浸润，符合乳头状鳞状细胞癌，HSIL（CIN3）；（宫颈管）少许破碎的颈管内膜及子宫内膜组织，另见少许游离的鳞状上皮，呈HSIL（CIN3）；（左侧阴道壁）鳞状上皮呈HSIL（CIN3）。锥切术后病理（2019-07）显示，宫颈1°～3°、5°、11°呈HSIL（CIN3）累及腺体；宫颈9°呈HSIL（CIN3）；宫颈10°、12°黏膜呈LSIL（CIN1）；其余宫颈及颈管内膜组织呈慢性炎

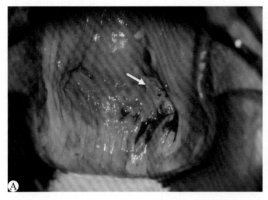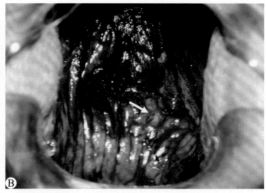

图15-4 阴道镜检查所见

注：A.阴道残端及阴道壁见厚醋白；B.阴道残端及阴道碘染不均。

症；1°、3°、5°、9°黏膜侧切缘、1°基底切缘可见HSIL（CIN3）；其余各点内、外口切缘及基底切缘均未见明确SIL病变；（宫颈管）HSIL（CIN3）累及腺体。子宫全切术后病理（2019-07）显示，CIN3累及腺体，未见癌残留，阴道壁切缘未见癌。子宫全切术后活检病理（2019-10）显示，（阴道残端1、5点）呈乳头状结构的鳞状细胞肿瘤，主要为原位癌，局部可疑间质浸润。

➤ 2020-08 PET/CT显示：①阴道残端左部软组织结节最大SUV 5.7，大小约0.9 cm×0.9 cm，结合病史符合肿瘤复发；阴道开口处右侧壁轻度代谢增高，倾向于良性，建议结合临床查体。②右侧结肠系膜区多发淋巴结，建议随诊。

➤ 2020-08盆腔MRI（图15-5）显示：①残余阴道左侧壁及左角不规则增厚，大小约1.4 cm×1.3 cm，周围脂肪间隙模糊，多发条索影，符合肿瘤表现；②双侧髂血管旁、腹股沟区及盆腔内未见明确肿大淋巴结。

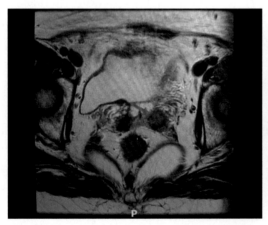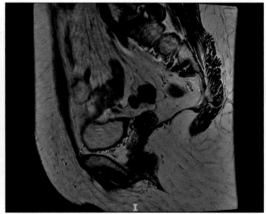

图15-5 盆腔MRI显示阴道左侧壁及左角不规则增厚

【病史及治疗续二】

➤ 2020-08在我院行"腹腔镜联合阴式阴道残端肿物切除＋全阴道切除＋盆腔粘连松解＋肠粘连松解术"。术中见，大网膜、部分肠管与多处腹膜、盆壁粘连，阴道残端左侧可触及一直径约1.5 cm的质硬结节，残端与膀胱后壁、直肠前壁粘连紧密。术后病理显示，阴道壁组织内见中-低分化鳞状细胞癌，肿瘤最大径约15.0 mm，镜下浸润深度约12.0 mm（浸润最深处阴道壁厚度13.5 mm）；癌周见阴道壁鳞状上皮呈HSIL（VaIN3）改变，未见明确脉管瘤栓及神经侵犯；基底切缘及阴道壁切缘未见癌。

> 2020-09复查SCCA 2.36 ng/ml。给予"紫杉醇＋顺铂"方案静脉化疗1个周期。

> 2020-10复查SCCA 0.62 ng/ml。

> 2020-10至2020-11行盆腔外照射治疗，靶区范围：CTV包括子宫旁、髂总、骶前、双侧髂内、髂外、闭孔淋巴结引流区，CTV_Boost为术区，PTV_Boost为CTV_Boost三维方向外扩0.5 cm，PTV为CTV三维方向外扩0.5 cm，剂量为95% PTV_Boost 54Gy/2Gy/27f，95%PTV 48.6 Gy/1.8 Gy/27 f。

> 治疗结束后定期复查，末次随访时间为2023-09，外院复查未见异常。

【本阶段小结】

对于宫颈癌术后残端复发，2019年美国NCCN指南（第1版）推荐，对于未经放疗的局部复发患者，可手术切除病灶后进行外照射治疗，加或不加同期化疗或阴道近距离放疗。本例患者既往无放疗史，病灶局限在阴道，范围不大，未浸润周围邻近器官，无淋巴结转移，治疗上选择腹腔镜联合阴式全阴道切除术，术后给予"紫杉醇＋顺铂"方案化疗1个周期后行外照射治疗，达到CR。截至2023-09，患者PFS达34个月，目前仍在随访中。

【专家点评】

本例患者初始治疗时宫颈活检不能除外浸润性癌，下一步治疗首选宫颈诊断性锥切术。该患者应到拥有经验丰富的肿瘤医师及强大病理科的专科医院进行手术，避免出现处理不全面或病理不明确的情况。复发性宫颈癌的定义在前文已有叙述。本例患者阴道复发属于盆腔中心型复发，其初始治疗时未处理VaIN3，术后第一次复查提示VaIN3仍未及时处理且后续未复查，未能在癌前病变时及时处理。在该患者初始发现复发时根据指南并结合其具体情况选择手术，术后辅助放化疗，达到了创伤小、治疗效果好的目的。

患者三

【病史及治疗】

> 患者，50岁，孕5产3。患者有"甲状腺功能亢进病史"3年，曾行2次碘-131治疗，未定期复查甲状腺功能。"高血压病史"3年，口服"氨氯地平1片，每天1次"，平素血压控制尚可，波动于126 ～ 140/83 ～ 90 mmHg。家族史无特殊。

> 2018-05因"异常阴道流液"就诊于外院。宫颈活检病理显示中分化鳞癌。

【病史及治疗续一】

> 2018-08就诊于外院，查SCCA 3.49 ng/ml，HPV-18阳性。

> 妇科检查显示，外阴已婚已育型；阴道通畅，阴道穹隆存在；宫颈下唇见一菜花样肿物，大小约3.0 cm×1.0 cm，质地硬，触血阳性；子宫大小正常，活动尚可；双侧附件未扪及异常。三合诊提示，子宫旁无增厚，直肠黏膜光滑，退指指套无血染。临床诊断为宫颈中分化鳞癌ⅠB1期（FIGO 2009）。

> 2018-08行"经腹广泛性子宫切除＋双侧附件切除＋盆腔淋巴结清扫术"。术后病理显示，宫颈符合腺鳞癌，鳞状细胞癌成分为主，比例约为90%，类型为非角化鳞癌；腺癌比例约为10%，类型为经典型腺癌；两种癌成分混杂，癌组织浸润深度＞1/2肌壁，并向上累及宫颈内

口。阴道穹隆、双侧附件、阴道残端、子宫旁未见癌；双侧盆腔淋巴结未见癌。外院术后诊断为宫颈腺鳞癌ⅠB1期（FIGO 2009），建议行辅助放疗，患者未遵循医嘱。定期复查，未见明显异常。

【本阶段小结】

对于早期宫颈癌（Ⅰ～ⅡA2期）患者，首选手术治疗，也可采取同步放化疗。如果术后病理具有高危因素，应辅助同步放化疗；具有中危因素者可采取辅助放疗或同步放化疗。本例患者为宫颈腺鳞癌ⅠB期，根据"四因素模型"，符合4个因素中的2个（肿瘤≥3.0 cm、腺鳞癌），应给予辅助治疗，但该患者依从性差，未遵医嘱行辅助治疗。

【病史及治疗续二】

> 2019-10（间隔14个月）初次就诊于我院。复查HPV-18阳性；TCT显示NILM；SCCA 0.53 ng/ml，CA125 9.10 U/ml，CA19-9 19.33 U/ml。

> 妇科检查显示，外阴已婚已育型；阴道通畅，阴道左侧壁中段见一直径约0.7 cm的赘生物，盆腔空虚，未扪及明显包块；直肠黏膜光滑，退指指套无血染。行阴道镜检查及阴道壁赘生物摘除。病理显示，左侧阴道壁赘生物为中分化鳞癌。

> 2019-10-24颈部、胸部、腹部、盆腔CT显示，腹膜后、盆腔、腹股沟区未见短径＞1.0 cm的淋巴结。盆腔MRI（图15-6）显示：①阴道中下段左侧见软组织肿物，大小约1.3 cm×1.0 cm，请结合活检；②双侧腹股沟区多发小淋巴结，较大者短径约0.7 cm，建议随诊观察。

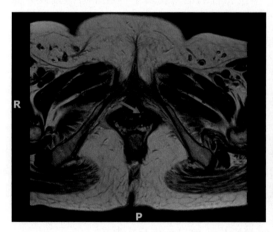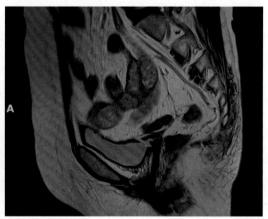

图15-6　盆腔MRI

> 外院初次手术标本病理会诊：（子宫、双附件、右髂总淋巴结等）宫颈腺鳞癌，肿瘤类型分别为中 - 低分化鳞状细胞癌（非角化型，占比约为90%）及中分化腺癌（经典型，占比约为10%）。肿瘤侵犯宫颈壁＞1/2，累及宫颈内口，未见累及阴道穹隆。未见明确脉管瘤栓及神经侵犯。淋巴结未见转移癌（0/37）。原单位免疫组化结果显示，细胞角蛋白7（cytokeratin 7，CK7）（＋＋＋）、P16（弥漫核浆＋）、CEA（3＋）、P63（鳞癌＋）、CK5/6（鳞癌＋）、雌激素受体（estrogen receptor，ER）（散在弱＋）、孕激素受体（progesterone receptor，PR）（灶弱＋）、P53（约30%弱＋）、Ki67（＋80%）、波形蛋白（－）。

> 结合阴道肿物的位置、病理结果及影像学检查结果，考虑宫颈癌阴道复发，位于阴道壁中段，复发灶已摘除，建议行阴道近距离放疗。

➢ 2019-11给予5次阴道近距离放疗，总剂量35 Gy。

【本阶段小结】

对于中心型复发性宫颈癌的治疗，复发病灶直径＜2.0 cm并经仔细评估的患者可行手术或阴道近距离放疗。本例患者既往无放射治疗史，本次复发病灶局限在阴道中段，复发灶已摘除，且为中分化鳞癌，病灶直径＜2.0 cm，经MDT充分评估、权衡利弊后选择阴道近距离放疗。

【病史及治疗续三】

➢ 2020-07（间隔8个月）我院复查TCT显示NILM；SCCA 0.62 ng/ml，CA125 7.90 U/ml，CA19-9 20.43 U/ml。妇科检查显示，阴道残端左角见一粉色赘生物，直径约0.3 cm。阴道镜检查（图15-7）及病理活检显示，阴道残端分化较差的癌。

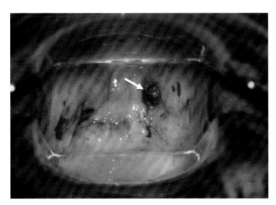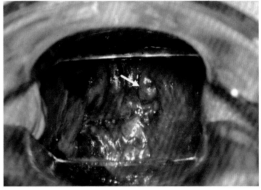

图15-7　阴道镜检查所见

➢ 2020-08 PET/CT显示：①阴道左侧壁片状轻度代谢增高，②左侧髂血管旁新出现淋巴结，伴代谢增高，考虑为淋巴结转移。盆腔MRI显示，阴道残端不厚，左侧残端可见小斑片强化灶，双侧腹股沟区多发小淋巴结，较大者短径约0.7 cm。

➢ 2020-08行"腹腔镜阴式联合全阴道切除＋大网膜切除＋膀胱修补＋盆腔粘连松解＋膀胱镜下双侧输尿管支架置入术"，术中因患者盆腔粘连严重，左侧髂血管区暴露欠佳，无法切除肿大淋巴结。术后病理回报，（全阴道）阴道3点鳞状上皮黏膜组织间质内见低分化黏液腺癌浸润，肿瘤直径约2.5 mm，浸润深度约2.5 mm；各切缘、阴道右侧壁下缘未见癌。

➢ 2020-09盆腔MRI显示，左侧髂血管旁见不规则结节灶，约1.5 cm×1.6 cm，倾向转移淋巴结；余双侧髂血管旁及腹股沟多发小淋巴结。

➢ 2020-09-25至2020-10-30给予盆腔外照射治疗，放疗计划为95%PTV 45 Gy/1.8 Gy/25 f。给予顺铂同步化疗，治疗期间患者出现Ⅱ度骨髓抑制、Ⅰ度消化道反应，以及反复泌尿系统感染。

【本阶段小结】

本例患者初治时为腺鳞癌，以鳞癌为主。第1次复发病理类型为鳞癌，行阴道近距离放疗后第2次复发，复发病理类型为腺癌，因腺癌对放、化疗的敏感度比鳞癌差，故先行手术，切除肉眼可见的病灶，减轻瘤负荷后再辅以放、化疗，以提高疗效。

【病史及治疗续四】

➢ 2020-12-01复查CA19-9 47.56 U/ml，SCCA 0.37 ng/ml。患者反复泌尿系统感染。复查盆腔MRI显示，左侧髂血管旁转移结节可能大，现大小约1.5 cm×1.4 cm，较前稍缩小，遂取出输尿管支架。后因出现急性输尿管梗阻，肌酐374 μmol/L，重新行"输尿管支架置入术"。因患者一般情况差且反复感染、肌酐高，无法耐受后续化疗而终止化疗。

➢ 2021-03-31复查CA19-9 32.21 U/ml，SCCA 0.86 ng/ml。

➢ 2021-05-24盆腔MRI显示，左侧髂血管旁及直肠系膜多发小结节影，较大者约1.3 cm×0.7 cm，部分较前稍增大；余双侧髂血管旁及腹股沟多发淋巴结，部分较前饱满，较大者约2.0 cm×1.4 cm。

➢ 2021-08-11复查CA19-9 417.20 U/ml，SCCA 0.73 ng/ml。胸部、腹部、盆腔CT显示：①阴道残端较前肿胀，阴道中下段腔内强化稍不均匀，盆腹膜见多发条索及斑片影，较前增多，以上均考虑治疗后改变。②双侧输尿管周围见斑片、条索影，脂肪间隙模糊，输尿管炎或肿瘤累及待鉴别；膀胱左后壁局部增厚，最厚约1.5 cm，增强扫描见明显强化，转移？③双肺见多发结节影，边界清，较大者直径约0.7 cm，考虑转移瘤；右下胸膜见结节状增厚，明显强化，考虑胸膜转移可能；右侧胸腔少量积液；纵隔8区（左心房后缘）见肿大淋巴结，短径约1.1 cm，考虑转移瘤。④右侧肩胛骨、T9椎体可疑骨转移瘤。疗效评估为PD。

➢ 2021-08-24复查CA19-9 542.40 U/ml，HE4 323.00 pmol/L。盆腔MRI显示：①膀胱左侧底壁及左后外侧壁区不规则片状异常强化区，累及左输尿管入口，边界不清，膀胱内壁尚光整，范围约2.3 cm×3.0 cm×3.0 cm，局限性慢性膀胱炎？肿瘤复发？请结合临床及膀胱镜检考虑。②双侧腹股沟区、左侧髂血管后方、直肠周围间隙及系膜散在多发淋巴结，较大者短径约0.8 cm，部分较前有所缩小，个别略显饱满，部分同前相仿。

➢ 2021-08-27行"膀胱镜下双侧输尿管支架管置换术"。

➢ 2021-09-03给予"白蛋白紫杉醇"静脉化疗1个疗程。

➢ 2021-09-24复查CA19-9 61.12 U/ml，HE4 425.50 pmol/L，建议继续化疗，患者拒绝并要求回当地医院，于2022-03死亡。

【本阶段小结】

本例患者在第2次复发时，经手术、放疗、化疗等综合治疗后，达到PR，但因身体状况差，肾功能不全，无法耐受继续化疗。间隔7个多月后，病灶增大并出现新病灶，考虑患者身体状况差，给予"白蛋白紫杉醇"化疗1个周期，但患者仍无法耐受该方案，最终放弃治疗。

【专家点评】

宫颈癌是最常见的妇科恶性肿瘤之一，以鳞状细胞癌为主，宫颈腺鳞癌较为少见，占宫颈癌的3%～5%，是储备细胞同时向腺细胞和鳞状细胞分化发展而形成，癌组织中含有腺癌和鳞癌2种成分。宫颈腺鳞癌具有较高的侵袭性，与HPV感染有关，尤其与HPV-18感染关系最为密切。

手术、放疗、化疗是宫颈腺鳞癌的主要治疗方式。研究显示，手术方式的选择及是否化疗是影响预后的独立因素，进行"广泛性子宫切除＋双侧附件切除＋盆腔淋巴结清扫术"结合术后辅助化疗预后更好。

本例患者诊断为宫颈腺鳞癌ⅠB期，在初治时行手术治疗，按美国NCCN指南"腺癌的四因素模型"，术后应行辅助放疗。患者在术后14个月后第1次复发，病理类型为鳞癌，考虑与术后未行辅助放疗有关。结合2019年美国NCCN指南给予阴道近距离放疗。在阴道近距离放疗后间隔8个月第2次复发，复发类型为腺癌，考虑腺癌对放、化疗不敏感，对于局限在盆腔的复发应选择手术，术后行辅助放、化疗。但由于左侧髂血管区淋巴结无法切除，在放、化疗后仅达到PR。有研究表明，无论患者是接受手术还是进行放疗，宫颈腺鳞癌组织分型和淋巴结转移都是宫颈癌患者预后较差的危险因素。该患者左侧髂血管区淋巴结持续存在，在间隔7个月余时出现多处转移，经尝试姑息化疗后，最终患者因无法耐受而放弃治疗。

患者四

【病史及治疗】

➢ 患者，47岁，孕4产1，未绝经。既往糖尿病病史。舅舅诊断"喉癌、肝癌"，姨妈诊断"舌癌"。

➢ 2018-05因"腹胀、不规则阴道流血3个月"就诊于外院。查CT显示，大量腹水，肠系膜、大网膜上见多发斑片状密度增高影，边缘欠清晰。双侧附件增大，右侧呈囊状及结节状改变，大小约4.7 cm×2.3 cm；左附件稍增大。

➢ 2018-05转诊至上级医院，查HE4 342.60 ng/ml，CEA 7.69 ng/ml，CA125 93.80 U/ml，CA19-9 240.83 U/ml。因"右附件区包块性质待查"行"腹腔镜探查"及"全子宫＋双侧附件＋盆腔淋巴结＋髂总淋巴结＋大网膜＋阑尾＋右骨盆漏斗韧带及圆韧带切除术"。术后病理显示，（腹水）见少量间皮细胞增生，未见癌细胞；（全子宫）宫颈腺癌，中-高分化，肿瘤大小不详，浸润浅肌层（＜1/2宫颈肌壁），累及宫体；（双侧附件）腺癌，结合免疫组化标记及大体标本，考虑宫颈腺癌来源，右输卵管系膜囊肿，未见癌累及，左输卵管组织未见癌；（左盆腔淋巴结）未见癌（0/21），（右盆腔淋巴结）未见癌（0/22）；（髂总淋巴结）未见癌；（右骨盆漏斗韧带和圆韧带）见灶性间皮样细胞增生；（大网膜及阑尾）未见癌。

➢ 因意外发现的宫颈癌，术后建议进行二次手术或放、化疗，患者及其家属要求进行放、化疗。2018-06复查CA125 107.50 U/ml，CEA 3.52 μg/L，CA19-9、HE4未查。行盆腔适形放疗，放疗计划为4f-3DCRT，95%PTV 48.6 Gy/1.8 Gy/27 f。放疗期间患者出现轻度腹泻及Ⅱ度白细胞降低，给予对症治疗后好转。

➢ 2018-10至2019-01给予"紫杉醇脂质体＋卡铂"方案静脉化疗4个周期，化疗后均出现Ⅱ度白细胞降低，给予升白对症治疗后好转。

【本阶段小结】

对于意外发现的宫颈癌，由于手术范围不足，绝大多数患者术后需接受进一步治疗。可考虑行二次手术或放、化疗，但术后需行全面的检查评估，包括手术范围、体格检查、血生化和影像学检查等，并结合术后病理分期、患者对再次手术的耐受能力和当地医疗水平，做出综合性判断。虽然手术＋术后放疗对意外发现的宫颈癌是可行的，但二次手术的难度增加。该患者47岁，为意外发现的宫颈腺癌，外院未行手术-病理分期，在初次手术后选择行盆腔外照射治疗＋化疗，治疗过程顺利。

【病史及治疗续一】

➢ 2020-01因"少量不规则阴道流血伴下腹隐痛2个月"就诊于我院。复查PET/CT显示阴道残端未见明确肿瘤复发征象。

➢ 2020-04盆腔MRI显示阴道残端异常信号影（1.0 cm×1.0 cm）。

➢ 2020-05行彩色多普勒超声引导下阴道肿物穿刺，病理显示少数黏液及数个异型不明显的腺细胞，结合病史及对比原组织切片，怀疑为分化好的黏液腺癌转移。建议治疗，但患者要求观察。

➢ 2020-06彩色多普勒超声提示，阴道残端实性结节（1.2 cm×1.0 cm），恶性可能性大，建议治疗，患者要求考虑后再决定。

➢ 2020-09-10盆腔MRI（图15-8）显示，阴道残端见囊状T_2WI高信号，边界较清，较大者约1.4 cm×0.9 cm，局部与邻近肠管，分界欠清。

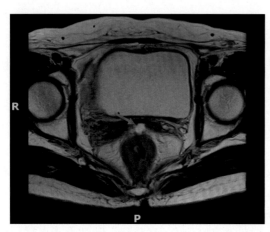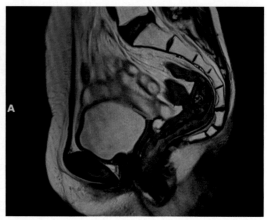

图15-8　盆腔MRI

➢ 2020-09行"经腹腔镜阴道残端肿物切除＋部分阴道切除＋盆腔粘连松解术"。术后病理显示，（腹腔冲洗液）大量腺癌细胞；（阴道残端肿物）纤维结缔组织内见腺癌浸润，结合病史及免疫表型，符合宫颈黏液腺癌，非特殊型，伴黏液湖形成，未见明确脉管瘤栓及神经侵犯。免疫组化结果显示CK7（＋＋＋）、CK20（－）、PAX8（＋＋）、ER（－）、PR（－）、P16（＋＋＋）、Ki67（70%＋）、MLH1（＋）、MSH2（＋）、MSH6（＋）、PMS2（＋）。

➢ 2020-10至2020-12给予"紫杉醇＋卡铂"方案静脉化疗4个周期。

➢ 2021-01给予"贝伐珠单抗＋紫杉醇＋卡铂"方案静脉化疗2个周期。疗效评估为CR。

➢ 经科内讨论，患者为复发性宫颈癌，病理类型为黏液腺癌，腹腔冲洗液见大量腺癌细胞，预后差，易转移，根据患者复发病变程度及病理类型，并结合2020年美国NCCN指南（第1版）最新推荐，考虑行贝伐珠单抗靶向维持治疗或帕博利珠单抗免疫维持治疗，患者拒绝，要求随访观察。

➢ 随访至2023-07，复查未见复发征象，PFS达30个月，目前仍在随访中。

【本阶段小结】

《子宫颈癌诊断与治疗指南（2021年版）》及2020年美国NCCN指南（第1版）均指出，复发性宫颈癌的治疗包括放疗±化疗或手术。对于病灶＜2.0 cm的中心型复发性宫颈癌患者，经充分评估后可行手术治疗。本例患者为宫颈腺癌复发，对放、化疗敏感度相对偏低，应首选手术治疗，术后辅以放、化疗。该患者在充分评估后行"腹腔镜阴道残端肿物切除＋部分阴道切除＋盆腔粘连松解术"，术后辅以放、化疗，截至2023-07，该患者已随访30个月，无复发征象。

【专家点评】

本例患者阴道复发属于盆腔中心型复发，其初始治疗结束后坚持定期随访复查，在早期复发时能够及时发现及治疗。该患者为宫颈腺癌，腺癌的治疗方案首选手术切除病灶，后辅以放、化疗，患者复发病灶局限在阴道残端，为盆腔中心型复发，病灶＜2.0 cm，盆腔MRI检查膀胱及直肠未受侵，膀胱、直肠与阴道间有可分离的间隙，既往无淋巴结转移、无阴道旁受累、无远处转移，选择创伤更小且能控制病情的全阴道切除术，辅以术后放、化疗。目前该患者已随访至2023年07月，无复发征象，PFS已达30个月，治疗效果满意。

【指南背景】

宫颈癌采用国际上统一使用的FIGO分期进行临床分期。分期的正确判断需由2名高年资妇科肿瘤医师对患者进行体格检查，根据阴道、宫颈、子宫旁（包括主骶韧带及膀胱直肠的侵犯）及远处转移的情况进行分期。2009年及之前的FIGO分期中不纳入淋巴结转移情况，且术后不再根据病理结果进行分期的修正；而2018年FIGO分期纳入了影像学及病理学情况，更改为临床结合影像学及病理学诊断结果的分期。正确的分期是宫颈癌初次治疗前确定合适治疗方案的依据。

宫颈癌的治疗手段主要包括手术和放疗。化疗广泛应用于与手术、放疗配合的综合治疗。中国抗癌协会妇科肿瘤专业委员会发布的《宫颈癌诊断与治疗指南（2021年版）》［以下简称"宫颈癌指南（2021）"］推荐手术治疗适合ⅠA期、ⅠB1期、ⅠB2期、ⅡA1期宫颈癌患者，ⅠB3期及ⅡA2期则首推同步放化疗，在放疗资源缺乏地区也可选择手术。2022年美国NCCN指南推荐对于ⅠA1期无淋巴脉管间隙浸润（lymph vascular space invasion，LVSI）患者，可行手术者选择筋膜外子宫切除术（A型），并可选择微创手术；而对于ⅡA1期患者，推荐行根治性子宫切除＋双侧盆腔淋巴结切除术（证据等级1），必要时行腹主动脉旁淋巴结切除术（证据等级2）。

宫颈癌指南（2021）还指出，对于接受初治手术者术后辅助治疗取决于手术发现及病理分期。具备任何一个"高危因素（淋巴结阳性、切缘阳性和子宫旁浸润）"均推荐进一步完善影像学检查以了解其他部位转移情况后补充盆腔外照射治疗＋含铂同期化疗（证据等级1）±近距离放疗。对于腺鳞癌患者术后是否补充治疗应参照"四因素模型"，如符合肿瘤≥3.0 cm、宫颈外1/3间质浸润、间质脉管癌栓、腺癌/腺鳞癌4个中危因素中的2个以上，应辅助治疗。对于意外发现的宫颈癌，若进行二次手术，需考虑术后病理结果和患者对再次手术的耐受能力，以及当地的医疗水平，做出综合判断。虽然手术＋术后放疗对意外发现的宫颈癌是可行的，但手术难度增加。对于评估术后放疗可能大的患者，不推荐手术和放疗的叠加，建议选择盆腔放疗＋同期化疗。

宫颈癌指南（2021）及2020年美国NCCN指南（第1版）指出，复发性宫颈癌的治疗包括放疗±化疗或手术。局限于宫颈或阴道的复发性宫颈癌，可针对复发部位进行以临床治愈为目标的治疗。对于初治时无放疗或复发部位在原放射野外的患者，可手术切除者可考虑手术切除后进行个体化外照射治疗±含铂药物化疗方案±近距离放疗；对于放疗后中心型复发的患者，可考虑行盆腔廓清术±术中放疗（证据等级3）；而对于中心型复发病灶直径≤2.0 cm的患者，经充分评估可考虑手术或近距离放疗；对于非中心型复发患者，可选择个体化外照射治疗±全身化疗或手术切除±术中放疗或全身系统治疗；再次复发的患者则选择化疗或支持治疗。

【循证背景】

Panici等总结了部分宫颈癌术后阴道复发患者行阴道切除术患者。结果显示，患者5年生存率为70.5%，PFS率为59.4%。对于术后阴道复发的患者，行阴道切除术是可行的治疗方式，在OS方面可取得良好效果。该研究的纳入标准为患者阴道病灶＜2.0 cm且未累及直肠和膀胱、既往无放疗、无淋巴结转移、无阴道旁受累、无远处转移。

Hong等报道，对于放疗后的中心型复发性宫颈癌患者，通过放疗或同步放化疗或手术挽救治疗可获得长期生存。及早发现复发并进行积极的挽救治疗可获得更好的结果。对于达到CR后复发的患者也具有相似的结果。

孙菲等报道了ⅠB～ⅡA期宫颈癌手术或放疗后无淋巴结转移，以及有淋巴结转移或局部晚期者盆腔的复发率分别为10%～20%和70%。

Choi等报道了腹腔镜阴道切除术治疗子宫切除术后阴道病变，可以帮助医师更好地辨认变异的解剖结构，并减少手术并发症的发生。

Benedetti等报道了对于既往曾接受放疗或无法接受放疗的中心型复发性宫颈癌患者，可以考虑行阴道切除术的微创治疗，达到保留膀胱和直肠的目的，并获得长期生存时间，提高患者的生活质量。

【核心体会】

对于宫颈病变的诊断，应遵循"三阶梯"原则，即"宫颈癌筛查→阴道镜检查＋活检→宫颈锥切术"。对于宫颈活检病理不除外癌的患者，需在有经验的医院由经验丰富的妇科肿瘤医师完成宫颈锥切术，避免因手术操作不当而影响病理结果。

宫颈癌的初始治疗应规范、足量、足疗程，以降低复发风险，延长OS，改善预后。

宫颈癌治疗后，需建立长期随访机制，并对患者进行宣教，嘱其按期随访，以HPV检测、TCT、SCCA检测，以及超声、CT、MRI等影像学检查为重要内容，必要时行阴道镜检查及活检，以保证对复发病灶做到早发现、早诊断、早治疗。

对于复发性宫颈癌的治疗，需综合患者一般情况、初始治疗方案、复发情况、病灶大小、病理类型等，在谨慎且充分评估各种治疗方法优劣的基础上，选择合适的、个体化的治疗方案。若手术和/或放、化疗不易达到CR，化疗在巩固复发性宫颈癌治疗效果中则可发挥重要的补充作用。只有规范、及时的治疗，才可能达到PR/CR，延长患者OS，改善其生活质量。

【参考文献】

［1］谢鹏，郭秋芬，张师前. 复发性子宫颈癌的综合治疗［J］. 中国实用妇科与产科杂志，2022，38（5）：499-503.

［2］江萍，张福泉，程光惠，等. 复发宫颈癌近距离治疗专家共识［J］. 中华放射肿瘤学杂志，2020，29（9）：721-729.

［3］URMAN R J, CARCANGIU M L, HERRINGTON C S, et al. WHO classification of tumors of female reproductive organs［M］. 4th Ed. Lyon：IARC Press，2014：649-650.

［4］CHANG L, GUO R. Comparison of the efficacy among multiple chemotherapeutic interventions combined with radiation therapy for patients with cervix cancer after surgery：a network meta-analysis. Oncotarget，2017，8（30）：49515-49533.

［5］王朋谋，陈静，李晨星，等. 腹腔镜下根治性子宫切除术治疗宫颈癌的效果［J］. 中国计划生育学杂志，2020，28（4）：593-595，600.

［6］CHAO A, WANG T H, LEE Y S, et al. Molecular characterization of adenocarcinoma and squamous carcinoma of the uterine cervix using mieroarray analysis of gene expression［J］. Int J Cancer，2006，119（1）：91-98.

［7］孙菲，李艳芳，刘继红，等. 208例低危型宫颈癌患者的辅助治疗及预后相关因素分析［J］. 南方医科大学学报，2014，（3）：401-405.

［ 8 ］PANICI P B，MANCI N，BELLATI F，et al．Vaginectomy：a minimally invasive treatment for cervical cancer vaginal recurrence．Int J Gynecol Cancer，2009，19：1625-1631．

［ 9 ］CHOI Y J，HUR S Y，PARK J S，et al．Laparoscopic upper vaginectomy for post-hysterectomy high risk vaginal intraepithelial neoplasia and superficially invasive vaginal carcinoma．World J Surg Oncol，2013，11：126．

［ 10 ］BENEDETTI P P，MANCI N，BELLATI F，et al．Vaginectomy：a minimally invasive treatment for cervical cancer vaginal recurrence．Int J Gynecol Cancer，2009，19（9）：1625-1631．

病例16　宫颈癌宫体复发治疗1例

作者　柳　祎　王桂香

点评　白　萍

【关键词】

复发性宫颈癌；宫体复发

【病史及治疗】

➤ 患者，64岁，孕4产1，人工流产3次。

➤ 2018-08于外院诊断"左乳腺浸润性腺癌Ⅳ期，左侧腋窝淋巴结转移多发骨转移Luminal A型"［ER 90%（＋）、孕激素受体（PR）20%（＋）、HER-2（＋＋）/FISH（－）、Ki-67 50%（＋）］。

➤ 2018-09-21开始行"紫杉醇脂质体＋卡培他滨"方案化疗6个周期，疗效评估为PR。2019-01-29开始改用"氟维司群"进行内分泌治疗。

➤ 2019-07外院查HPV（－）。宫颈细胞学检查提示，不能排除HSIL的非典型鳞状上皮细胞。

➤ 2019-08外院行阴道镜下行宫颈活检，活检病理显示，（高分化）鳞状上皮细胞癌。

➤ 2019-08-23外院行"宫颈环形电切术"（loop electrosurgical excision procedure，LEEP），术后病理显示，高分化鳞状细胞癌侵及全层（4 mm）。

➤ 2019-09外院PET/CT显示，宫颈癌并右侧盆壁髂血管旁及左侧腹股沟区淋巴结转移。诊断为宫颈恶性肿瘤Ⅲ C1r期。

➤ 2019-10至2020-03-07行"紫杉醇＋顺铂"方案化疗3个周期、"紫杉醇＋卡铂"方案化疗3个周期（药物更换原因及具体剂量不详），疗效评估为PR。

➤ 2020-04初次就诊于我院放疗科。2020-04-07至2022-05-11行外照射放疗。靶区范围：GTVp为体格检查及影像学检查可见的肿瘤病灶，GTVn为右侧盆腔转移淋巴结，CTV包括GTVp、整个子宫、子宫旁、肿瘤下3.0 cm阴道、双侧闭孔、髂内、髂外、骶前、髂总淋巴结引流区，PTV-LR为CTV三维外扩0.5 cm，PTVn为GTVn三维外扩0.5 cm。放疗计划：VMAT技术，6MV-X线95%PTV-LR 45 Gy/1.8 Gy/25 f，95%PTVn 57.5 Gy/2.3 Gy/25 f。放疗过程中给予"顺铂"同步化疗1次，但因患者胃肠道反应较重，后续改用"卡铂"同步化疗4次；随后分别于2020-05-26、2020-05-28、2020-06-02、2020-06-04行三维后装治疗4次，原发灶总HR-CTV 88.8 Gy，IR-CTV 65 Gy。

【本阶段小结】

对于宫颈癌的治疗，进行准确分期才能决定下一步治疗方案。然而，修订的FIGO 2018分期与生存率并不一致。已有大量研究证实，仅有淋巴结受累的Ⅲ C1期宫颈癌患者的生存率高于Ⅲ A期和Ⅲ B期。对于Ⅲ C期患者是选择手术还是同步放化疗目前尚存在争议。

本例患者初始影像学诊断为ⅢC1r期，推荐选择以铂类药物为基础的同步放化疗，但不除外外院医师拟于新辅助化疗后行手术治疗。对于淋巴结转移患者在放疗后是否还需行全身化疗，传统认为，淋巴结受累患者发生全身远处转移的风险增加。也有回顾性研究显示，在同步放化疗结束后给予4～6个周期的系统性化疗可能改善患者生存。然而，新近发表的OUTBACK研究结果显示，晚期宫颈癌患者在同步放化疗后给予4个周期化疗并不能提高疗效。OUTBACK研究基于FIGO 2008分期，未公布同步放化疗比较同步放化疗＋系统化疗在单纯淋巴结转移亚组的生存情况，因此，有学者认为ⅢC期（FIGO 2018）是否需要加用系统性化疗还需要更进一步研究。

【病史及治疗续一】

➤ 2020-12-23开始SCCA水平逐渐升高。复查影像学及宫颈TCT显示无明显复发转移病灶。遂予严密随诊。

➤ 2021-04-29复查SCCA 23.9 ng/ml。PET/CT显示，肺部新发结节，腹膜后淋巴结代谢增高、骨多发转移。

➤ 2021-06-24 TCT显示未见上皮内病变细胞或恶性细胞。

➤ 2021-07-22复查盆腔MRI（图16-1）显示，子宫体前壁肿物明显增大，大小约4.1 cm×4.4 cm×2.7 cm，内部见囊变，警惕肌瘤恶变。

➤ 2021-08-26进行 MDT，考虑：①宫颈癌复发；②因TCT结果无异常，患者放疗后，其子宫肿物恶性可能性极大且伴有腹膜后淋巴结增大，不除外子宫原发恶性肿瘤或放疗相关恶性肿瘤，建议行手术治疗。

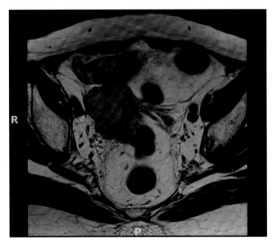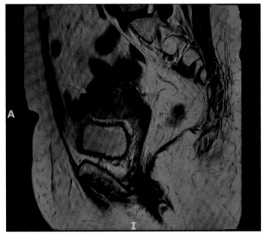

图16-1　复查盆腔MRI显示子宫前壁肿物

➤ 2021-08-24复查SCCA 78.75ng/ml。

➤ 2021-09-17于我院行开腹探查，备"子宫全切＋双侧附件切除＋腹膜后淋巴结切除术"。术中见，子宫前壁被癌组织侵蚀，突破浆膜面；右侧盆底腹膜及子宫旁受侵。子宫前壁肿物冰冻病理显示鳞状细胞癌，建议暂停手术，但患者家属要求继续手术，遂仅行"姑息性子宫全切＋双侧附件切除术"（图16-2）。术后病理显示，子宫肌壁中见大量高－中分化鳞状细胞癌（角化型）浸润全层；可见脉管瘤栓及神经侵犯；右侧子宫旁组织内见小灶癌累及。免疫组织化学结果显示，PD-L1综合阳性评分（combined positive score，CPS）评分为60分。

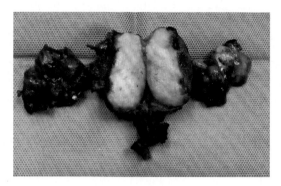

图16-2　手术标本

➢ 2021-10-12复查SCCA 6.6 ng/ml。

【本阶段小结】

本例患者术前TCT提示未见恶性肿瘤细胞，结合SCCA和PET/CT检查结果，考虑为腹膜后淋巴结复发。由于子宫前壁肿物逐渐增大不除外肌瘤恶变，经MDT后，拟行"子宫全切＋双侧附件切除＋腹膜后淋巴结切除术"，术中意外发现为宫颈恶性肿瘤宫体复发，较为罕见，属于中心型复发，可选择手术治疗，或针对肿瘤局部放疗、化疗、免疫治疗。术前虽已充分讨论，但该转移方式较为罕见，不除外由于放疗前已行6个周期化疗导致肿瘤缩小，放疗子宫体剂量不足可能。

【病史及治疗续二】

➢ 2021-10-14至2022-01-27给予"紫杉醇脂质体＋顺铂"化疗5个周期，化疗过程中SCCA下降良好。

➢ 考虑患者为复发性宫颈癌，CPS评分60分，可联合免疫治疗，遂于2022-02-20开始给予"信迪利单抗＋紫杉醇脂质体＋顺铂"治疗1个周期。

➢ 2022-03-22开始给予"信迪利单抗（200 mg）"维持治疗1个周期。

➢ 2022-04-12因"超敏肌钙蛋白升高"及反复"荨麻疹"，不除外心肌损伤及免疫相关不良反应可能，经与患者充分沟通病情及风险后，患者要求停止免疫治疗，开始定期复查随访。

➢ 2023-02-01起复查SCCA轻度升高至3.09 ng/ml。PET/CT（图16-3）显示，右锁骨上区、纵隔（1R、2R区）、腹膜后淋巴结较前增大（与2021-04-29相比），较大者位于腹膜后，约1.0 cm×0.8 cm，伴代谢增高，考虑肿瘤进展。患者拒绝继续治疗，要求观察，随访至2023-08-22，肿瘤未见明显进展。

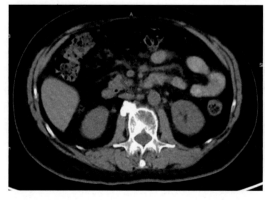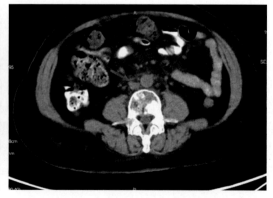

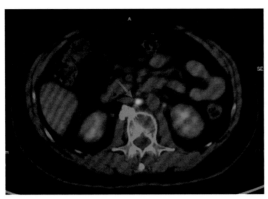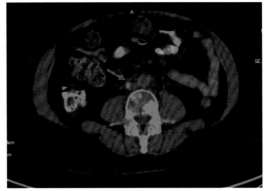

图16-3 PET/CT显示腹膜后多发转移淋巴结

【本阶段小结】

本例患者为复发性宫颈癌，一线化疗推荐以铂类药物为基础的联合治疗，首选"顺铂+紫杉醇"方案。该患者术后共行"紫杉醇脂质体+顺铂"方案化疗6个周期，疗效评估为CR。

对于复发性宫颈癌的治疗，中国抗癌协会妇科肿瘤专业委员会发布的《子宫颈癌诊断与治疗指南（2021年版）》及2022年美国NCCN指南推荐，对于PD-L1阳性患者，首选"帕博利珠单抗+顺铂+紫杉醇"方案，该患者因经济原因要求使用信迪利单抗维持治疗。因免疫治疗相关不良反应，患者仅行2个周期的免疫治疗便停止治疗进入随访。至2023-02-01出现肿瘤再次复发，PFS达10个月。

【核心体会】

本例患者初始治疗后6个月肿瘤标志物开始逐渐升高，原发灶并未提示复发征象，影像学提示子宫体部肿物，应首先考虑为肿瘤复发，其次考虑为第二原发肿瘤。若术前无法明确诊断，可行穿刺活检。该患者术前尚未明确诊断，术中明确为宫颈恶性肿瘤子宫体复发，但肿瘤直径>2.0 cm且患者既往行盆腔放疗，手术风险极大，遂仅行"子宫全切+双侧附件切除术"。对于PD-L1阳性的复发性宫颈癌患者的治疗，首选"帕博利珠单抗+顺铂+紫杉醇"方案，同时应注意免疫相关不良反应，需快速判断患者出现的症状是否为免疫治疗不良反应，并进行鉴别诊断，识别不良反应的严重程度，掌握好处理不良反应的用药和停止免疫药物的指征。该患者的CPS评分阳性，术后行化疗联合免疫治疗，但因免疫治疗过程中出现免疫相关不良反应，遂停止免疫治疗，进行治疗后随访。

【指南背景】

对于复发性宫颈癌的治疗，中国抗癌协会妇科肿瘤专业委员会发布的《子宫颈癌诊断与治疗指南（2021年版）》及2022年美国NCCN指南推荐，对于局部复发患者，如果初治未接受放疗或复发部位在原来的放射野之外，能切除者可考虑手术切除后继续进行"个体化外照射±全身化疗±近距离放疗"。放疗后中心性复发者可考虑进行"盆腔器官廓清术±术中放疗（证据等级3）"。对于中心型复发病灶直径≤2 cm的患者，经仔细选择也可考虑行根治性子宫切除术或近距离放疗；对于非中心型复发者，可选择个体化外照射±全身化疗或手术切除±术中放疗或全身系统治疗。再次复发的患者可选择化疗或支持治疗。一线化疗推荐以铂类药物为基础的联合治疗，对于PD-L1阳性患者，首选"帕博利珠单抗+顺铂+紫杉醇"方案。

【循证背景】

1.KEYNOTE-158研究　该研究纳入84例PD-L1阳性晚期宫颈癌患者，接受帕博利珠单抗单药治疗后，其ORR为14.6%，中位OS和中位PFS分别为11.0个月（95%CI 9.1～14.1）和2.1个月（95%CI 2.1～2.3）。

2.KEYNOTE-826研究　该研究显示，无论PD-L1状态如何，与安慰剂相比，"帕博利珠单抗联合化疗±贝伐珠单抗"方案显著改善了一线晚期转移性宫颈癌患者的OS和PFS，且具有可靠的安全性。

3.KEYNOTE-028研究　该研究显示，帕博利珠单抗治疗PD-L1阳性晚期或复发性宫颈癌患者，具有明显的抗肿瘤活性及可管理的安全性。

【专家点评】

本病例患者为复发性宫颈癌，初始治疗存在一定欠缺。对于宫颈癌的初始治疗至关重要，建议选择专科医院进行诊治并保证治疗的连贯性。该患者宫颈局部未复发，仅提示子宫前壁肿物伴SCCA升高，在治疗前应首先明确子宫前壁肿物性质，依据复发类型选择合适的治疗方式，在治疗后尽早考虑使用免疫治疗进行维持，但该患者因免疫治疗相关不良反应，未完成免疫治疗。患者治疗后无进展生存期为10个月，提示宫颈癌化疗无法达到疾病的长期缓解，建议患者在复发时尽早完善PD-L1检测；若有免疫治疗适应证则可联合免疫治疗，并在免疫治疗期间密切关注治疗不良反应。

【参考文献】

［1］TEWARI K S, SILL M W, PENSON R T, et al. Bevacizumab for advanced cervical cancer: final overall survival and adverse event analysis of a randomised, controlled, open-label, phase 3 trial（Gynecologic Oncology Group 240）［J］. Lancet, 2017, 390（10103）: 1654-1663.

［2］CHUNG H C., ROS W, DELORD J P, et al. Efficacy and safety of pembrolizumab in previously treated advanced cervical cancer: results from the phase Ⅱ KEYNOTE-158 study［J］. J Clin Oncol, 2019, 37（17）: 1470-1478.

［3］MONK B J, MONK BJ, TEWARI K S, et al. Health-related quality of life with pembrolizumab or placebo plus chemotherapy with or without bevacizumab for persistent, recurrent, or metastatic cervical cancer（KEYNOTE-826）: a randomised, double-blind, placebo-controlled, phase 3 trial［J］. Lancet Oncol, 2023, 24（4）: 392-402.

［4］FRENEL J S, TOURNEAU C L, O'NEIL B, et al. Safety and efficacy of pembrolizumab in advanced, programmed death ligand 1-positive cervical cancer: results from the phase Ⅰb KEYNOTE-028 trial［J］. J Clin Oncol, 2017, 35（36）: 4035-4041.

病例17 局部晚期宫颈癌术后复发放疗合并肾移植病史1例

作者 白 萍

点评 李晓光

【关键词】

复发性宫颈癌；放疗；肾移植术后

【病史及治疗】

➤ 患者，39岁，孕3产0，人工流产3次。

➤ 1992年起因"尿毒症"开始肾透析，1998年行"左侧肾移植手术"，长期口服免疫抑制剂及激素类药物，2006-04出现肌酐增高。"高血压病史"2年，未服用降血压药物，自行监测血压波动可。

➤ 2006-06患者因"接触性阴道出血7年，阴道不规则出血6个月，淋漓不尽，时多时少"于外院就诊，TCT发现恶性细胞。

➤ 2006-07就诊于中国医学科学院肿瘤医院（以下简称"我院"），妇科检查显示，外阴毛发分布均匀，阴道通畅，黏膜正常；宫颈可见一菜花状肿瘤，直径约4.5 cm，接触性出血阳性；子宫前位，正常大小，质地中等，无压痛，活动度可；双侧附件区未扪及明显异常；三合诊提示双侧子宫旁无增厚，弹性好；直肠指检提示直肠黏膜光滑，退指指套无血染。

➤ 2006-07行阴道镜检查及宫颈活检，活检病理报告显示宫颈鳞状细胞癌。SCCA 3.8 ng/ml。血红蛋白76 g/L。肌酐125 μmol/L（正常值45 ~ 84 μmol/L）。胸部、腹部、盆腔CT显示：①宫颈不规则增大，最大截面约5.7 cm×4.4 cm，浆膜面光滑，呈结节状向下突入阴道内；子宫体正常大小；左侧附件区囊性结节，约1.7 cm，边界清楚；右侧附件区未见明显病变。②双侧肾皮质萎缩，肾盂被脂肪组织充填，肾盂输尿管未见扩张；左侧髂窝内见一正常形态肾，考虑为移植肾；膀胱充盈正常。③盆腹腔、腹膜后、腹股沟未见明显肿大淋巴结。④肝、胆囊、胰腺、脾、双侧肾上腺平扫未见明确病灶，未见腹水。

➤ 临床诊断：①子宫颈鳞状细胞癌 I B2 期（FIGO 1994）；②肾移植术后；③高血压；④肾功能不全；⑤中度贫血。

【病史及治疗续一】

➤ 门诊给予腔内近距离后装放疗1次，阴道容器参考点采用宫颈黏膜下0.5 cm，剂量为12 Gy。

➤ 2006-07-24在全麻下行"广泛性子宫切除＋左侧附件切除＋右侧附件移位＋右侧盆腔淋巴结

清扫术"。因移植肾位于左侧髂血管旁，故未做左侧盆腔淋巴结切除。手术恢复顺利。术后病理显示，宫颈中分化鳞状细胞癌，肿瘤累及宫颈管，侵达肌壁外1/3，右侧盆腔淋巴结0/6未见转移。无须补充后续治疗。

【病史及治疗续二】

➤ 2007-08（术后1年）门诊复查发现SCCA升高；CT提示左侧盆腔淋巴结增大，考虑转移。

➤ 2007-08-04至2007-09-13行三维适形调强放疗，盆腔及腹膜后淋巴区45 Gy；转移淋巴结同步加量至70 Gy；移植肾控制剂量20 Gy占22%全肾体积，30 Gy占＜10%全肾体积（图17-1～图17-3）。放疗后，肌酐水平从110 μmol/L上升至203 μmol/L，之后随诊肌酐逐渐下降至放疗前水平。

➤ 末次门诊随诊，一般情况可，SCCA正常，CT、妇科检查未见异常，临床未见复发。

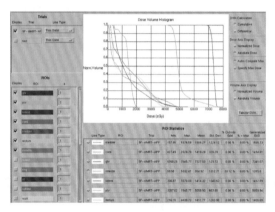

图 17-1　靶区及危险器官剂量分布图

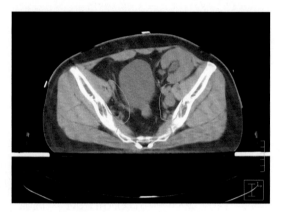

图 17-2　放疗前CT定位图

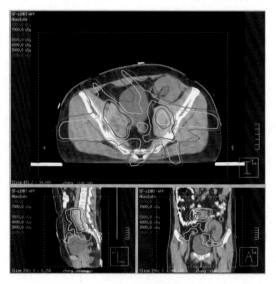

图 17-3　盆腔及腹膜后放射野

【本阶段小结】

本例患者为"肾移植"术后8年，口服免疫抑制剂及激素类药物，肌酐和尿酸轻度升高。因"阴道不规则出血"于2006年7月临床诊断为宫颈鳞癌ⅠB2期，术前腔内近距离后装放疗1次，阴道容器，宫颈黏膜下 0.5 cm，剂量为 12 Gy。2006-07-24 全麻下行 "广泛性子宫切除 ＋ 左侧附件切除 ＋ 右侧附件移位 ＋ 右侧盆腔淋巴结清扫术"。术后病理提示宫颈中分化鳞状细胞癌，累及宫颈管，未累及阴道及宫内膜，侵达肌壁外 1/3，阴道切缘及双子宫旁干净，肿瘤伴轻度治疗改变；淋巴结 0/6。术后 1 年，即 2007-07 复查 CT 提示左侧盆腔淋巴结转移，给予 5 野三维适形调强放疗，盆腔及腹膜后淋巴结区 DT 45 Gy，转移淋巴结同步加量至 70 Gy。放疗期间肾功能轻度改变，放疗后肌酐水平从 110 μmol/L 上升至 203 μmol/L，以后随诊肌酐逐渐下降至放疗前水平。定期随访至今。

【专家点评】

根据 2023 年美国 NCCN 指南推荐，早期 Ⅰ A ～ Ⅱ A 期宫颈癌的治疗可选择手术治疗和放疗。根据大量临床研究资料表明，2 种治疗方法的总预后相同。对于年轻患者，选择手术治疗能够保留卵巢，保持较好的生活质量，尤其是对于宫颈肿瘤 ＜ 2.0 cm 的更早期患者来说，有可能行保留子宫的宫颈根治性手术，给以后有生育要求的年轻患者一线希望。近年来，对宫颈肿瘤 ≥ 4 cm 的局部晚期宫颈癌，指南更推荐首选同步放化疗。然而，如果宫颈肿瘤 ＞ 4.0 cm，患者手术后需要进行放疗的可能性增加，那么手术治疗的优势就不存在了。放疗的远期并发症不能忽视，放射性膀胱性炎和放射性肠炎的发生率虽然只有 3% ～ 15%，但可能会伴随患者终身无法治愈。

本例患者为 39 岁年轻女性，其特点是伴肾移植手术后 8 年，宫颈肿瘤大小为 4.5 cm，临床分期为 Ⅰ B2 期（FIGO 1994）。患者初次选择手术治疗，因宫颈局部肿瘤较大，手术前进行腔内放疗，达到了缩小肿瘤、利于手术的目的。然而，由于移植肾位于左侧盆腔，为了避免手术中伤及移植肾，未行左侧盆腔淋巴结切除，这就为手术后 1 年左侧盆腔淋巴结复发埋下隐患。手术后复发性宫颈癌的治疗可选择放疗和化疗，还有靶向治疗和免疫治疗。该患者肾移植术后，肾功能不全，放弃选择化疗而采用放疗。放疗计划中肾的保护尤为重要，在保证转移淋巴结照射剂量外严格限制了肾的受照剂量，成功治疗复发肿瘤，使患者达到长期生存，也为我们提供了宝贵的临床经验。

【指南背景】

根据 FIGO 分期 1994 临床分期，宫颈肿瘤 ＞ 4.0 cm，诊断为 Ⅰ B2 期。指南推荐的治疗方法为：①广泛性子宫切除 ＋ 盆腔淋巴结清扫术；②根治性放疗。

中国抗癌协会于 1999 年制定了《中国常见恶性肿瘤诊疗规范》，包括妇科恶性肿瘤诊疗规范；中华医学会妇科学分会及中华医学会妇科肿瘤分会也分别于 2000 年和 2005 年制定了《妇科常见肿瘤诊治指南》和《中国妇科恶性肿瘤临床实践指南》。2022 年，以上指南均有进一步修改和补充，这些都成为指导临床工作的重要依据。

【循证背景】

宫颈癌的手术治疗和放疗均有百余年的历史。对于早期宫颈癌，无论采用哪种治疗方式，其治疗结果及患者 5 年生存率基本相同。手术和放疗各有优势。1999 年，国际上 5 篇前瞻性随机研究结果发布，同步放化疗可使肿瘤死亡风险下降 30% ～ 50%。为此，美国国家癌症研究所（National Cancer Institute，NCI）提出以顺铂为基础的同步放化疗作为中、晚期宫颈癌的标准治疗模式，代替传统的单纯放疗。

【核心体会】

这是一例局部晚期宫颈癌年轻患者，其特点是伴有肾移植手术后 8 年，移植肾位于左侧盆腔，其肾移植的特殊位置影响左侧盆腔淋巴结切除。手术前 CT 检查未发现盆腔淋巴结肿大，故手术仅行右侧盆腔淋巴结切除，而未做左侧淋巴结切除，术后病理未见淋巴结转移，手术后未做辅助治疗。1年后随诊发现SCCA升高，随后CT检查发现左侧闭孔区淋巴结肿大，考虑淋巴结转移。治疗给予5野三维适形调强放疗，放疗计划特别对移植肾加以保护，限定照射剂量20 Gy＜22%全肾体积，并在放疗期间严密监测肾功能和尿常规；同时保证淋巴区及转移淋巴结的受照剂量，转移淋巴结同步加量至70 Gy。患者顺利完成放射治疗，血肌酐水平虽有升高，但仍在可接受的范围，之后随诊肌酐逐渐下降至放疗前水平。考虑到患者肾功能不全的情况，在放疗期间未给予同步化疗。经过多年随诊观察，单纯放疗补救治疗取得了很好的结果，患者获得长期生存。

【参考文献】

［1］孙健衡. 妇科肿瘤诊疗规范［M］. 北京：人民卫生出版社，1990.

［2］妇科肿瘤专业委员会. 妇科肿瘤//吴小华. 中国肿瘤整合诊治指南［M］. 天津：天津科学技术出版社，2022.

［3］谢幸，马丁，孔北华. 中国妇科恶性肿瘤临床实践指南（第6版）［M］. 北京：人民卫生出版社，2022.

［4］曹泽毅. 妇科常见肿瘤诊治指南［M］. 北京：人民卫生出版社，2007.

病例18 宫颈小细胞癌免疫联合
抗血管治疗1例

作者 柳 祎 孙 力

点评 李晓光

【关键词】

宫颈神经内分泌肿瘤；免疫治疗；抗血管治疗

【病史及治疗】

➤ 患者，42岁，孕2产1。"糖尿病史"20余年，使用"胰岛素"血糖控制良好，否认恶性肿瘤家族史。

➤ 2018-07-27因"发现腹部包块增大3个月，宫颈病变1天"于外院就诊。妇科检查显示，外阴发育正常，阴道黏膜光滑，宫颈呈菜花样改变，有接触性出血；盆腹腔可触及巨大实性肿物，与子宫分界不清，上界达脐，下界位于盆底。三合诊提示，双侧子宫旁软，直肠黏膜光滑。

➤ 2018-07-29头颈部、胸部、腹部、盆腔CT显示：①右肺上叶及左肺下叶结节，考虑转移？②右侧尿路受压积水，盆腹腔巨大占位，与子宫分界不清，考虑肿瘤可能，平滑肌瘤或恶变？③宫颈占位，双侧髂血管旁及腹膜后多发增大及肿大淋巴结。

➤ 2018-08-01行阴道镜下宫颈活检术。病理显示，（宫颈3、6、9点）小细胞神经内分泌癌。免疫组化结果显示，癌细胞P63小灶（＋）、P40（－）、P16（＋）、CgA（＋）；Syn（＋）、CD56（＋）、HMB45（－）、Melan-A（－）、S100（－）、Ki-67（约90%＋）。

➤ 外院考虑腹盆腔病灶为"宫颈小细胞癌转移"，右肺上叶及左肺下叶结节不除外转移，临床诊断为"宫颈小细胞神经内分泌癌Ⅳ期？"

➤ 2018-08-04、2018-08-25给予"依托泊苷＋顺铂"方案化疗2个周期。复查影像学显示盆腹腔肿物较前缩小。

➤ 2018-09-18、2018-10-09、2018-10-31继续给予"依托泊苷＋顺铂"方案化疗3个周期。复查影像学显示盆腹腔肿物未见明显缩小，考虑治疗效果欠佳。

➤ 2018-11-05外院行盆腹腔肿块穿刺活检术。病理显示，镜下仅见少许平滑肌组织，未见明显肿瘤征。因诊断不明确，外院于2018-11-09再次行盆腹腔肿块穿刺活检术，病理显示，考虑平滑肌肿瘤。MRI显示：①子宫腔内巨大富血供占位，考虑黏膜下退变型肌瘤可能性大；②宫颈部软组织占位，大小约4.7 cm×3.5 cm，考虑肿瘤性病变。综合上述检查，该患者考虑为"宫颈神经内分泌小细胞癌Ⅳ期合并子宫巨大平滑肌瘤"。

➤ 2018-11-27因血肌酐值升高，将化疗方案改为"依托泊苷＋卡铂"化疗1个周期。

【本阶段小结】

宫颈神经内分泌癌（neuroendocrine cervix carcinoma，NECC）是宫颈罕见的恶性肿瘤，占所有宫颈恶性肿瘤的1.4%。宫颈鳞癌和腺癌的主要播散方式是局部蔓延，而NECC易发生早期局部扩散及远处转移，其恶性程度及死亡率高，且预后差。本例患者发病时即发现双侧髂血管旁及腹膜后多发增大及肿大淋巴结、右肺上叶及左肺下叶结节，外院诊断为"宫颈小细胞癌Ⅳ期"。早期NECC最常见的治疗方式是根治性手术联合化疗。对于NECC，目前尚无统一标准化疗方案，铂类药物联合依托泊苷是最常用的治疗方案；放疗也是早期和局部晚期NECC患者的治疗选择；此外，建议采用综合治疗，即手术、化疗和放疗联合治疗。患者初始治疗时如期别较晚，应以全身治疗为主。外院先行"依托泊苷＋顺铂"方案化疗，《子宫颈神经内分泌癌诊断与治疗专家指导意见（2022年版）》推荐ⅣB期NECC患者行2～4个周期"顺铂＋依托泊苷"方案化疗，本例患者共行6个周期的化疗，且后4个周期后未见盆腔肿瘤缩小，并出现肾功能损伤，再次完善穿刺活检后发现子宫部位肿物，考虑为子宫平滑肌瘤，故修正诊断为"宫颈恶性肿瘤合并子宫巨大平滑肌瘤"。该患者病情复杂，外院在行初始治疗时并未明确盆腹腔巨大肿物的性质，只考虑为"宫颈神经内分泌小细胞癌转移"，影响了初始治疗方案的制定。

【病史及治疗续一】

➢ 2018-12-25外院考虑"盆腹腔巨大平滑肌瘤"，压迫症状明显，遂行"腹式广泛性子宫切除＋盆腹腔肿物切除＋双侧附件切除＋盆腔淋巴结清扫术"。术后病理显示，宫颈小细胞癌，侵及范围＞2/3肌层，脉管内见癌栓，侵犯神经；阴道前壁切缘、阴道后壁切缘，以及左、右子宫旁均未见癌累及。盆腹腔肿物考虑为"肌壁间平滑肌瘤"，左闭孔、左髂内、左髂外、左髂总淋巴结均见癌组织转移。

➢ 2019-02-15外院行术后放疗，CTV为腹主动脉旁淋巴引流区＋髂总＋髂外淋巴引流区＋髂内＋骶前＋闭孔淋巴引流区＋子宫旁组织＋阴道残端＋上1/3阴道，CTV剂量为4500 cGy/25次，并给予"奈达铂（50 mg）"同步增敏化疗。2019年3月中旬结束治疗。

【本阶段小结】

本例患者初治考虑晚期宫颈小细胞癌。经化疗6个周期后，宫颈局部肿瘤消退，全身肿瘤得以控制，疗效评估为PR，可考虑补充姑息性放疗。但由于子宫巨大平滑肌瘤影响放疗野，且双侧子宫旁弹性可，经评估可行手术切除，遂先行广泛性子宫切除术，术后辅以盆腔外照射治疗。

【病史及治疗续二】

➢ 2019-07-31外院复查MRI提示，宫颈癌术后改变，左侧腹股沟及双侧髂血管旁多发肿大淋巴结，考虑肿瘤复发。

➢ 2019-08-13、2019-09-04、2019-09-24、2019-10-25给予"伊立替康＋顺铂"方案化疗4个周期，外院建议联合安罗替尼治疗，但患者拒绝。

➢ 2019-12外院查CA19-9水平升高，考虑化疗效果不理想，于2019-12-04、2019-12-27更改为"紫杉醇脂质体＋洛铂"方案化疗，2020-01至2020-03患者因新型冠状病毒感染大流行而中断治疗。

➢ 2020-04-08、2020-05-10继续给予"白蛋白紫杉醇＋洛铂"方案化疗2个周期。

➢ 2020-06-22外院复查CT提示，右侧盆壁淋巴结稍增多，余无明显变化；右侧输尿管跨髂血管处显示不清，伴右侧尿路积水。外院考虑肿瘤未控。

➢ 2020-06-23外院开始给予"白蛋白紫杉醇＋卡铂"方案化疗（具体换药原因不详），后因患者个人原因停止化疗。

【病史及治疗续三】

➢ 患者2020-10-15初次就诊于中国医学科学院肿瘤医院深圳医院（以下简称"我院"）。查血肌酐286 μmol/L，CA 19-9 84.4 U/ml，神经元特异性烯醇化酶（neuron specific enolase，NSE）正常。

➢ 2020-10-17头颈部、胸部、腹部、盆腔CT（图18-1A）显示，双侧髂血管旁、腹膜后见多发肿大淋巴结，部分融合，较大者2.8 cm×2.3 cm，与邻近肠管、髂血管、输尿管分界不清，其以上水平双侧输尿管、肾盂肾盏扩张、积水，倾向转移。

➢ 2020-10-21因"双侧输尿管扩张积水"行"膀胱镜下双侧输尿管支架置入术"，术后血肌酐水平最低降至231 μmol/L。

➢ 2020-10-27经科内讨论认为，患者目前诊断为宫颈小细胞癌晚期，血肌酐高，处于肾功能失代偿期，无法耐受化疗，建议行基因检测及PD-L1检测，尝试靶向联合免疫治疗。经充分评估病情及诊疗方案并将风险知情告知患者后，患者因个人原因无法借病理切片行PD-L1检测，要求直接使用靶向联合免疫治疗。

➢ 2020-10-29至2022-03-09给予"信迪利单抗（200 mg，第1天）＋贝伐珠单抗［400 mg（均量7.5 mg/kg），第1天］"方案静脉化疗22个周期。治疗期间未出现免疫相关不良反应及靶向治疗不良反应，患者耐受性良好，生活质量明显提高。治疗期间，于2021-04-26、2021-08-31、2021-12-27行"经膀胱镜双侧输尿管支架置换术"，监测血肌酐水平无明显上升。

➢ 因"信迪利单抗＋贝伐珠单抗"方案已联合使用22个周期，而贝伐珠单抗已达到指南推荐使用的疗程数，决定停用靶向治疗，继续给予单药免疫治疗。遂于2022-03-30开始给予"信迪利单抗（200 mg，第1天）"静脉治疗。

➢ 2022-03-08复查颈部、胸部、腹部、盆腔CT（图18-1B）显示，双侧髂血管旁、腹膜后多发淋巴结，部分边界不清呈浸润状，较2020-10-15明显缩小，较大者位于右侧髂血管旁、短径约0.6 cm，余未见明确肿瘤。疗效评估为PR。

➢ 2022-05-19复查CA19-9 46.57 U/ml。

➢ 患者共行贝伐珠单抗靶向治疗22个周期，信迪利单抗免疫治疗35个周期。末次治疗时间为2023-01-12。

【本阶段小结】

宫颈神经内分泌小细胞癌是一种罕见的发生于女性生殖道的恶性肿瘤，其原发部位以宫颈最为常见，占所有宫颈癌的1%～2%。神经内分泌肿瘤分为高级别和低级别两类，小细胞癌属于高级别神经内分泌肿瘤（即神经内分泌癌，小细胞型）。

对于此类疾病的治疗。目前多采用包括手术、放疗和化疗联合的综合治疗。对于早期患者，可行宫颈癌根治术，并在手术前后辅助化疗和/或放疗；对于晚期患者，则给予放疗和/或化疗。宫颈小细胞癌患者的预后差。有研究显示，早期患者的5年生存率为31.6%～36.4%，而晚期患者仅为0～14.0%。本例患者在外院发现时已为晚期，经过新辅助化疗、手术、放疗后仅4个月余即发生肿瘤复发；又经过9个周期后肿瘤仍未控，且患者在治疗过程中血肌酐水平逐步升高，化疗药物对肾功能损伤较大。患者入住我院时已处于肾功能失代偿期，无法再实施传统化疗，其复发病灶位于既往放疗区域内，且放疗后短期内即出现肿瘤复发，对放疗反应欠佳，短期内无法再实施放疗，故急需探索新的治疗方式。因此，采用"去化疗"手段，给予足疗程的免疫联合靶向治疗，使患者病

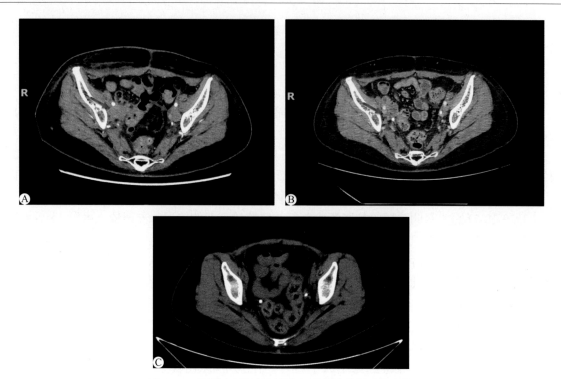

图18-1　盆腔CT显示双侧髂血管旁转移淋巴结变化

注：A.2020-10-17 CT；B.2022-03-08 CT；C.2023-09 CT。

情得到缓解。随访至2023-09，复查CT未见疾病复发（图18-1C）。

【专家点评】

迄今为止，宫颈癌的治疗方式相对单一，包括手术治疗和传统放疗、化疗等，这些方法针对晚期宫颈癌及复发性宫颈癌的治疗效果不尽如人意。鉴于这一现状，更多人将研究目标转向免疫治疗、靶向治疗、化疗和放疗相结合的策略。根据作用机制不同，免疫治疗主要包括免疫检查点抑制剂、过继T细胞免疫疗法、抗体-药物偶联物、治疗性HPV疫苗等。

靶向治疗可引起癌症患者高应答率并改善其生存率，但由于多数患者在治疗过程中出现获得性耐药，限制了靶向治疗的长期有效性。研究证实，使用抗血管生成药物可使肿瘤血管正常化并发生重塑，改善肿瘤微环境的缺氧状态并促进淋巴细胞浸润。免疫检查点是免疫系统中的调节分子，在免疫耐受、肿瘤免疫逃逸中发挥重要作用。目前，应用免疫检查点抑制剂是最成功的免疫疗法之一，主要包括PD-1和PD-L1抑制剂，以及细胞毒性T淋巴细胞抗原4（cytotoxic T lymphocyte antigen 4，CTLA-4）抑制剂。有多项研究表明，抗血管生成治疗可以解除免疫抑制微环境，刺激免疫应答，从而增强免疫治疗抗肿瘤效果；同时，改善免疫微环境可增强抗血管生成治疗的效果。该患者使用免疫联合靶向治疗，不仅取得了良好的治疗效果，也极大地提高了患者的生存质量，但仍需更多病例及机制方面的研究。

【指南背景】

2020年美国NCCN宫颈癌指南推荐顺铂或拓扑替康联合紫杉醇及贝伐珠单抗用于宫颈癌的一线治疗（1级推荐）、卡铂联合紫杉醇及贝伐珠单抗用于宫颈癌的一线治疗（2A级推荐），推荐贝伐珠单抗单药用于宫颈癌的二线治疗（2A级推荐）。2022年，该指南推荐PD-1/PD-L1阳性患者首选帕博利珠单抗＋顺铂/紫杉醇±贝伐珠单抗或帕博利珠单抗＋卡铂/紫杉醇±贝伐珠单抗方案（1类证据）；二线治疗推荐使用的药物中新增那武单抗用于PD-L1阳性患者（2A类证据）；其他药物新增Tisotumab vedotin-tftv（抗体药物偶联物）（2A类推荐）。

【循证背景】

KEYNOTE-826研究结果显示，对于复发和转移性宫颈癌患者，使用化疗＋帕博利珠单抗±贝伐珠单抗可延长其PFS和OS，但PD-L1抑制剂在NECC中的应用并无高级别证据。

【核心体会】

本例患者的病情复杂，在宫颈神经内分泌肿瘤基础上合并子宫巨大平滑肌瘤，给早期诊断造成一定困难，在外院治疗过程中未注重肾功能的保护导致复发时治疗方式的选择受限。

近年来，免疫疗法在各种实体瘤的治疗上体现出良好效果，其可通过CPS、MSI状态，以及TMB等标志物初步判断疗效。但本例患者术后因个人原因未行基因检测，未发现免疫治疗获益的证据。患者复发后化疗效果不佳，考虑其肾功能异常，故尝试免疫联合靶向治疗，治疗期间肿物明显缩小且未发现明显不良反应。然而，该病例仍属个例，免疫联合靶向治疗在NECC中的应用仍需进一步探索。

【参考文献】

［1］RYOO B Y，MERLE P，KULKARNI A S，et al. Health-related quality of life with pembrolizumab or placebo plus chemotherapy with or without bevacizumab for persistent，recurrent，or metastatic cervical cancer（KEYNOTE-826）：a randomised，double-blind，placebo-controlled，phase 3 trial［J］. Lancet Oncol，2023，24（4）：392-402.

［2］张师前，屈庆喜，林仲秋. 子宫颈神经内分泌癌诊断与治疗专家指导意见（2022年版）［J］. 中国实用妇科与产科杂志，2022，38（2）：170-176.

病例19　宫颈癌ⅡB期复发腹股沟淋巴结转移综合治疗1例

作者　吴　忧　李晓光

点评　白　萍

【关键词】

宫颈癌；腹股沟淋巴结转移；复发后手术；化疗

【病史及治疗】

➤患者，41岁，孕6产2，人工流产4次。1998年患结核性胸膜炎已愈；2006年及2015年行剖宫产术。否认其他疾病病史和手术史，否认家族肿瘤遗传病史。

➤2017-09因"不规则阴道出血"于外院就诊。

➤体格检查显示，外阴已婚已产型，阴道前壁上1/3受累，阴道穹隆消失；宫颈菜花状，质脆；子宫前位，大小正常，质地中等，无压痛，活动可；双侧附件区未扪及肿物；三合诊显示，双侧子宫旁增厚，未达盆壁。

➤2017-10查肿瘤标志物SCCA 8.4 ng/ml。阴道镜下宫颈活检病理显示，宫颈中分化鳞癌。临床分期为宫颈鳞癌ⅡB期。

➤2017-10至2018-03于外院行同步放化疗。盆腔外照射，适形调强放疗，DT：45 Gy/25 f/1.8 Gy，阴道近距离腔内治疗6次，DT：6 Gy/f，每周1次；同时给予"顺铂［70 mg（均量40 mg/m^2）］"同步静脉化疗1个周期，"顺铂［120 mg（均量70 mg/m^2），第1天］＋氟尿嘧啶［1.8 g（均量1000 mg/m^2），第1～4天］"静脉化疗4个周期。

➤外院临床检查未见异常（具体不详），定期复查，治疗结束后11个月发现阴道复发。

【本阶段小结】

根据2017年美国NCCN指南推荐，对于ⅡB及以上的宫颈癌晚期患者，通常选择进行同步放化疗，而不采用子宫切除术。外照射的靶区包括大体肿瘤区、子宫旁、子宫骶韧带、骶前淋巴结及其他可能受累淋巴结和足够的阴道组织（距离肿瘤至少3.0 cm）。根治性放疗的总剂量多为45 Gy（40～50 Gy）。近距离放疗配合外照射治疗进行推量照射时，A点一般增加30～40 Gy。多数患者在外照射治疗期间辅以铂类药物为基础的同期化疗，化疗方案为"顺铂"单药或"顺铂＋氟尿嘧啶"。顺铂一直被认为是治疗转移性宫颈癌最有效的药物。治疗结束后定期随访。

本例患者临床诊断宫颈鳞癌ⅡB期，初次治疗选择"盆腔放疗＋阴道近距离放疗＋以铂类药物为基础的同期化疗"，一线治疗疗效评估为CR。后续PFS持续11个月。

【病史及治疗续一】

> 2019-02因"阴道出现血性分泌物"至外院复查CT提示阴道肿物。PET/CT显示，阴道顶端及阴道口右侧壁高代谢结节，考虑复发。遂转至中国医学科学院肿瘤医院（以下简称"我院"）就诊。

> 2019-02查SCCA 1.4 ng/ml。盆腔MRI显示，宫颈后唇小片状异常信号，范围约1.6 cm×0.5 cm，盆腔、双侧腹股沟未见肿大淋巴结。

> 2019-03行阴道肿物活检，病理显示低分化鳞癌，患者之后因自身因素返回当地治疗。

> 2019-03至2019-05外院给予"吉西他滨＋顺铂"方案静脉化疗3个周期，同时后装插植治疗（具体剂量不详），治疗后病灶消失，疗效评估为CR。

> 2019-10患者自扪及右腹股沟多个质硬结节。外院彩色多普勒超声显示，右腹股沟增大淋巴结，直径约2.0 cm，考虑转移。SCCA结果不详。外院行右侧腹股沟淋巴结穿刺活检，病理显示为右腹股沟淋巴结转移性鳞癌。

【本阶段小结】

患者系宫颈鳞癌ⅡB同步放化疗后11个月阴道复发转移，为中心型复发，外院给予系统化疗及局部肿瘤插植放疗，疗效评估为CR。但治疗结束5个月即出现腹股沟淋巴结转移。

参考美国NCCN指南，复发性宫颈癌的治疗方案包括放疗±化疗或手术。化疗方案以铂类药物为基础，首选顺铂；若初次治疗使用顺铂或不能耐受，也可考虑更换为卡铂。放疗包括体外放疗、近距离放疗等，腔内后装治疗是近距离放疗最常见的类型。但对于一些解剖结构异常，如阴道狭窄或子宫体不对称的患者，腔内后装治疗常存在靶区覆盖不全、剂量分布适形度不佳等缺点，从而影响患者的预后和生活质量。20世纪末，宫颈癌组织间插植放疗（interstitial brachytherapy，ISBT）逐渐兴起，其能准确锚定肿瘤组织进行高剂量照射，弥补了腔内近距离放疗的不足，能更好地覆盖临床靶区，可短期内快速缩小肿块，达到止血、镇痛的目的，并具有较好的局部控制率，能显著降低膀胱、直肠壁的受照剂量，降低并发症；同时，它还适用于常规治疗未得到控制（疗效＜CR）或局部复发转移的姑息性放疗。

后装插植放疗结合现代CT定位引导技术，将作为施源器的插植针直接插入肿瘤的中心进行放疗，打破了解剖结构的限制，为难治性宫颈癌或复发性宫颈癌、阴道癌、宫颈残端癌提供了新的治疗手段。然而，多数患者既往接受过根治性治疗的放射治疗，如再次体外照射则周围正常组织损伤较为严重，而肿瘤区难以达到理想治疗剂量。应用插植治疗可准确定位肿瘤组织，对其进行高剂量照射，而周围正常组织受到照射剂量较少，进而提高患者的治疗效果。

1997年以来，美国近距离放射治疗协会（the America Brachytherapy Society，ABS）和欧洲放射治疗学与肿瘤学会（The European Brachytherapy Group and The European Society for Therapeutic Radiation and Oncology，GEC-ESTRO）联合制定了近距离放射治疗指南，特别强调ISBT是局部晚期宫颈癌治疗不可或缺的一部分，不仅规范了ISBT的术语、剂量类型及操作流程，还详细描述了插植治疗所具备的优势和不足。随着插植技术的不断改进，ABS推荐采用图像引导的三维近距离放射治疗（three dimensional image-guided adaptive brachy-therapy，3D-IGABT）指导插植放疗。

本例患者此次为中心型复发（阴道复发），外院采用"吉西他滨＋顺铂"化疗缩小病灶后，同时后装插植治疗病灶，达到CR。但间隔5个月出现腹股沟淋巴结转移。

【病史及治疗续二】

➤ 外院考虑"腹股沟转移性淋巴结切除"手术难度大，未行手术，建议继续化疗，但患者自行口服中药，后续腹股沟肿物逐渐增大、融合，表面呈菜花样且破溃。

➤ 2021-02外院PET/CT提示，右侧腹股沟区高代谢肿大淋巴结，体积较2019-10明显增大，最大标准化摄取值（maximal standard uptake value，SUV_{max}）23.7，考虑转移，其他部位未见明显异常，再次转来我院治疗。

➤ 2021-03我院盆腔MRI显示，右侧腹股沟肿物，形态不规则，边界欠清，大小约5.2 cm×4.3 cm，考虑转移，盆腔、左腹股沟未见肿大淋巴结（图19-1）。

➤ 2021-03-23复查SCCA 28 ng/ml。体格检查显示，右侧腹股沟菜花样肿物，大小约7.0 cm×4.0 cm，周围皮肤僵硬，内侧达耻骨结节，外侧近髂前上棘（图19-2），周围皮肤僵硬，基底宽，较为固定。

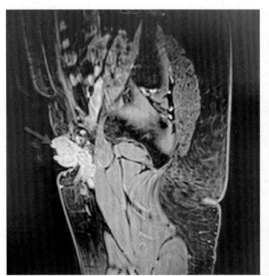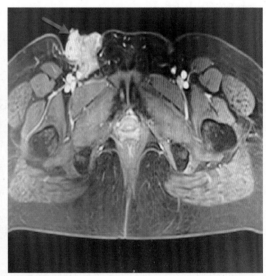

图19-1　盆腔MRI

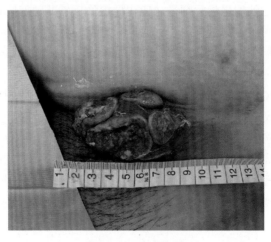

图19-2　肿瘤外观

➢ 我院考虑直接手术困难，决定先行化疗以争取缩小肿瘤，获得手术机会。

➢ 2021-04-12 至 2021-05-27 给予"紫杉醇＋奈达铂"方案静脉化疗 3 个周期，患者发生 I 度脱发及 I 度消化道反应。

➢ 2021-06-16 复查 SCCA 0.8 ng/ml。盆腔 MRI（图 19-3）显示，右腹股沟淋巴结较 2021-03 明显缩小，现约 2.0 cm×1.5 cm，考虑转移，余未见明显异常。查体显示，右腹股沟淋巴结较前明显缩小，表面皮肤发黑坏死，周围皮肤僵硬较前减轻，可扪及股动脉搏动（图 19-4）。疗效评估为 PR。

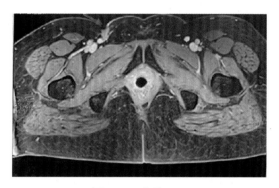

图 19-3　盆腔 MRI

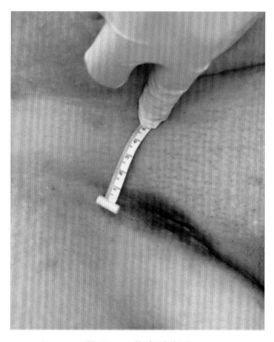

图 19-4　化疗后外观

➢ 2021-06-22 行"腹股沟肿物切除术"。取肿物周围 1.0 cm 行梭形切口，直径约 4.0 cm，触及腹股沟区多个淋巴结融合成团，质地硬，深达阔韧带筋膜及股管；同时，股管内探查质硬淋巴结，直径约 1.0 cm，予以切除；术毕未见残存肿瘤，达到 R0 切除（图 19-5）。术后病理显示，鳞状细胞癌，腹股沟浅淋巴结转移（4/8），腹股沟深淋巴结转移（1/1）。

➢ 2021-07-27 至 2021-09-10 给予"紫杉醇＋奈达铂"方案静脉化疗 3 个周期，患者发生 I 度骨

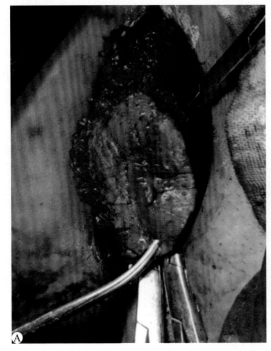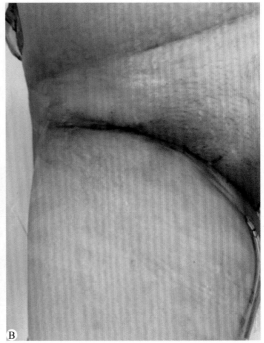

图 19-5　腹股沟肿物切除术中及术后所见

注：A.术中所见；B.术后所见。

髓抑制，对症处理后好转。疗效评估为CR。此后定期复查。

> 末次复查时间为2023-09，完善CT提示无明显异常，SCCA正常。

【本阶段小结】

对于晚期复发性宫颈癌患者，不适合局部治疗者应以全身治疗或支持治疗为主。以顺铂为基础的联合化疗是其标准化疗方案，但顺铂的全身不良反应较大，长期应用容易耐药且具有药物累积毒性。奈达铂是一种新型铂类制剂，与顺铂具有相似的分子结构，但其肾毒性和胃肠道反应均较轻。有研究显示，奈达铂的水溶性较高，溶解度约为顺铂的10倍，胃肠道反应及肾毒性较轻，使用时无须水化，患者耐受性良好。但也有研究发现，奈达铂导致的骨髓抑制较顺铂严重，血小板减少尤为明显。

本例患者第1次阴道中心型复发治疗效果较好，第2次复发为腹股沟淋巴结转移，是此前放疗照射区域。外院采用中药治疗，病情进展后转诊至我院。考虑距第1次复发治疗间隔5个月，手术困难，无法放疗，改为"紫杉醇＋奈达铂"化疗3个周期，病灶缩小明显，之后行腹股沟深浅淋巴结清扫术，达到R0切除，术后继续应用"紫杉醇＋奈达铂"化疗，现无瘤生存期达24个月。

【专家点评】

随着"宫颈癌早诊、早治"的规范化开展，宫颈癌前病变的发现率增高，阻断了部分宫颈浸润性癌的发生，但宫颈浸润性癌的发病率目前仍居妇科三大恶性肿瘤之首，死亡率也居高不下。手术和放疗是宫颈癌的主要治疗手段，放疗适合所有期别的宫颈癌，而手术只适合早期宫颈癌。系统性化疗及近年开展的靶向治疗、免疫治疗等在晚期及复发性转移性宫颈癌的治疗中发挥了重要作用。宫颈癌的首次规范化治疗尤为重要，不同期别、不同病理类型等选择适合的治疗手段是重中之重。

本例患者为中期宫颈癌，初始治疗手段选择"同步放化疗"是规范的，但其PFS只有11个月即出现宫颈局部及阴道中心型复发；第2次复发为腹股沟淋巴结转移，均为放射野内复发转移，分析可能与放疗剂量或射线分布有关。该患者对放化疗比较敏感，复发后的肿瘤局部插植放疗及以铂类药物为基础的系统性化疗使患者受益，并为腹股沟转移淋巴结根治性满意减瘤手术创造了条件。截至2023-09患者无瘤生存已达2年。

【指南背景】

根据中国抗癌协会妇科肿瘤专业委员会发布的《子宫颈癌诊断与治疗指南（2021年版）》及2022年美国NCCN指南推荐，宫颈癌的治疗方法主要是手术治疗和放疗，化疗则广泛应用于与手术、放疗配合的综合治疗和晚期复发性宫颈癌的治疗。对于ⅡB期宫颈癌患者的治疗，主要采用以铂类药物为基础的同步放化疗。治疗结束后需注重随访管理。

复发性宫颈癌的治疗包括放疗±化疗或手术。而对于远处转移复发，且复发灶为多病灶或无法切除者，可选择化疗（首选"顺铂＋紫杉醇＋贝伐珠单抗"方案）、免疫治疗（PD-1/PD-L1单抗±化疗）及放疗。其中，对于PD-L1阳性患者，首选"帕博利珠单抗＋顺铂/紫杉醇±贝伐珠单抗"方案或"帕博利珠单抗＋卡铂/紫杉醇±贝伐珠单抗"方案（1类证据）。同时应需重视基因检测，根据基因检测结果为患者后续个体化治疗提供依据。

【循证背景】

1.GOG-204研究 该研究对晚期转移或复发性宫颈癌患者中4种顺铂联合方案，即"紫杉醇＋顺铂（标准组）""长春瑞滨＋顺铂""吉西他滨＋顺铂""拓扑替康＋顺铂"疗效进行对比。结果表明，4组方案患者的中位OS、中位PFS及有效率差异无统计学意义，但"紫杉醇＋顺铂"方案的不良反应发生率明显低于其余3组，前者血小板减少和贫血发生率较低，但伴有更多的恶心、呕吐、感染和脱发，患者总体耐受性好。因此，该方案被推荐为治疗晚期或复发性宫颈癌。

2.JCOG-0505研究 该研究比较了"紫杉醇（135 mg/m^2）＋顺铂（50 mg/m^2）""紫杉醇（175 mg/m^2）＋卡铂（AUC＝5）"2种方案治疗转移性或持续进展性宫颈癌患者共253例。结果显示，2组疗效相当［患者中位OS 18.3个月 *vs.* 17.5个月，$P＝0.032$；ORR 58.8%（95%CI 48.6%～68.5%）*vs.* 62.6%（95%CI 52.3%～72.2%），$P＝0.665$］。对于先前未接受顺铂治疗的患者，2组的中位OS分别为23.2个月和13.0个月（$HR＝1.571$，95%CI 1.062～2.324）。结果提示，"紫杉醇＋顺铂"方案的疗效优势明显，但"紫杉醇＋卡铂"方案的临床不良事件（包括中性粒细胞减少、粒细胞缺少性发热、血清肌酐水平升高、治疗中断等）发生率低，且患者住院时间短，临床使用便捷。因此，对于既往使用过顺铂进行化疗的转移性或持续进展性宫颈癌患者，卡铂可作为首选药物。

3.KEYNOTE-826研究 该研究探索了帕博利珠单抗联合化疗±贝伐珠单抗用于一线治疗宫颈癌的疗效，且不考虑PD-L1表达状态。该研究共纳入617例晚期宫颈癌患者，研究组方案为"帕博利珠单抗＋含铂化疗（紫杉醇联合顺铂或卡铂）±贝伐珠单抗"；对照组方案为"含铂化疗±贝伐珠单抗"，是否加用贝伐珠单抗由研究医师决定，患者按照1:1随机分组。结果显示，研究组和对照组的ORR分别为65.9%（95%CI 60.3%～71.2%）和50.8%（95%CI 45.1%～56.5%），其中研究组患者的PFS和OS均显著延长，中位PFS分别为10.4个月和8.2个月，中位OS分别为24.4个月和16.5个月，且未观察到新的不良事件发生。结论认为，对于持续进展性、复发性或转移性宫颈癌患者，应用帕博利珠单抗可获得的PFS和OS更长，由此奠定了免疫治疗在PD-L1阳性复发或转移性宫颈癌中的一线治疗地位。

【核心体会】

本例患者初次就诊为局部中晚期宫颈鳞状细胞癌，根治性放、化疗后达到CR。此后经历2次复发，第1次复发为阴道复发，经过化疗、局部插植放疗后病情缓解；第2次复发为腹股沟淋巴结转移，为此前放疗照射区域，直接手术困难，尝试性采用"紫杉醇＋奈达铂"化疗，达到良好疗效，病灶缩小。之后手术达到满意减瘤，术后继续辅助化疗，达到长时间无瘤生存。对于复发性宫颈癌患者的治疗，如无法手术或已经进行放疗，可考虑进行全身治疗。目前研究聚焦靶向治疗和免疫治疗，但化疗仍发挥着重要作用。本例患者体现了奈达铂在宫颈癌中的作用，也体现了肿瘤复发的个体化治疗。

【参考文献】

［1］ TAKEKUMA M, HIRASHIMA Y, ITO K, et al. Phase Ⅱ trial of paclitaxel and nedaplatin in patients with advanced recurrent uterine cervical cancer: a Kansai Clinical Oncol- ogy Group study ［J］. Gynecol Oncol, 2012, 126（3）: 341-345.

［2］ REVANNASIDDAIAH S, RASTOGI M, GUPTA M, et al. Regarding the study testing the addition of gemcitabine to concurrent chemoradiotherapy in cervical carcinoma: clarity needed ［J］. Indian J Med Paediatr Oncol, 2013, 34（1）: 50.

［3］ RIBEIRO I, JANSSEN H, DE BRABANDERE M, et al. Long term experience with 3D image guided brachytherapy and clinical out- come in cervicalcancer patients ［J］. Radiother Oncol, 2016, 120（3）: 447-454.

病例20　宫颈腺癌肺转移综合治疗2例

作者　刘燕娜　孙　力

点评　李晓光

【关键词】

宫颈腺癌；肺转移复发；免疫治疗；化疗

患者一

【病史及治疗】

➤ 患者，52岁，孕2产2。

➤ 2019-01-04因"宫颈癌ⅠB1期"于外院行"经腹广泛性子宫切除＋双侧附件切除＋盆腔淋巴结清扫＋肠粘连松解术"。术后病理显示，宫颈内见极少量腺癌，中分化，普通型，可见较多脉管癌栓，未见神经侵犯，肿瘤侵及宫颈壁1/10层，阴道残端、左右子宫旁、子宫体及双侧附件均未见癌累及，淋巴结转移性癌（左髂外1/1，左髂总1/1）。修正诊断为宫颈腺癌ⅢC1期。

➤ 2019-01-12外院给予"紫杉醇＋顺铂"方案静脉化疗1个周期。

➤ 2019-01-16初次就诊于中国医学科学院肿瘤医院深圳医院（以下简称"我院"）。完善病理会诊显示，宫颈组织中见极少许腺癌浸润，较多脉管癌栓，双侧子宫旁及阴道残端未见癌，盆腔淋巴结转移。

➤ 2019-01-22颅脑、颈部、胸部、腹部、盆腔CT显示，颅脑实质未见异常强化及占位病变，颈部淋巴结无肿大，双肺未见结节及实变，左侧第5肋骨骨密度增高，建议随诊。CA125正常范围。

➤ 2019-02-13至2019-03-20我院放疗科给予盆腔放疗：VMAT技术，6MV X线95%PTV 45 Gy/1.8 Gy/25 f，小肠D_{max} 49.1 Gy；V40 255 cc。双侧股骨头V45：0；V30：9%。直肠V40 53%；V50 0。膀胱V50 0，治疗期间患者发生放射性肠炎。

➤ 2019-02-21给予"顺铂（每周1次）"静脉同步化疗4个周期。

➤ 2019-04-24、2019-05-23给予"紫杉醇＋顺铂"方案静脉化疗2个周期。

【本阶段小结】

根据国内外相关指南，对于初诊为宫颈鳞癌、腺癌、腺鳞癌的患者，早期主要进行以手术为主的综合治疗，局部晚期患者则首选同步放化疗。本例患者诊断为宫颈腺癌ⅠB1c期/ⅢC1p期（FIGO 2018），有淋巴结转移的高危因素，故术后辅助盆腔外照射放疗，化疗应根据临床经验应用。

【病史及治疗续一】

➤ 2020-05-01外院胸部CT显示，双肺多发转移瘤（转移瘤大小不详）。

➤ 2020-05-11我院查肿瘤标志物CA125 27.9 U/ml。PET/CT显示，双肺多发结节，较大者2.5 cm×2.1 cm，伴摄取增高，SUV_{max} 5.4，考虑转移瘤（图20-1），余未见异常。宫颈癌组织行PD-L1检测，提示CPS＝5。

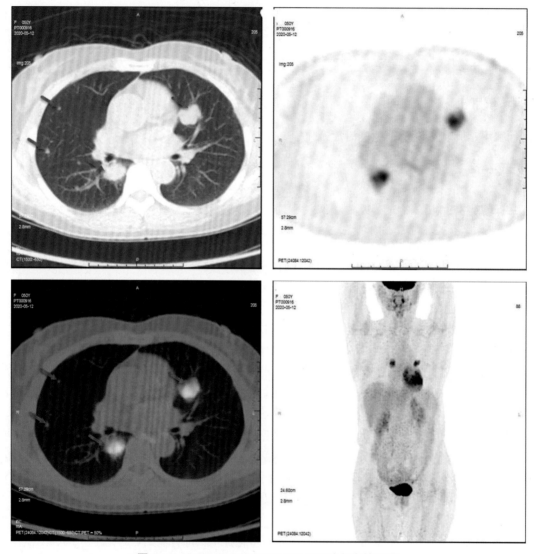

图20-1 2020-05-11 PET/CT显示双肺多发转移瘤

➤ 经MDT，考虑宫颈癌复发，肺转移，单纯化疗效果欠佳，PD-L1阳性，可考虑联合免疫治疗，必要时联合靶向治疗。

➤ 2020-05-13至2020-08-05给予"帕博利珠单抗＋白蛋白紫杉醇＋卡铂"方案治疗5个周期。

➤ 2020-08-04胸部CT显示，双肺散在转移瘤，较大者约0.8 cm×0.4 cm（图20-2）。疗效评估为PR，未见大于3级的不良反应。为巩固疗效，后续治疗联合贝伐珠单抗。

➤ 2020-08-27、2020-09-17给予"贝伐珠单抗＋帕博利珠单抗＋白蛋白紫杉醇＋卡铂"方案治疗2个周期。

➢ 2020-09-15胸部CT显示，双肺散在微小类结节，大小约0.6 cm，疗效评估为PR。

➢ 2020-10-11、2020-11-01给予"贝伐珠单抗＋帕博利珠单抗"方案治疗2个周期。患者因经济原因未继续治疗。

➢ 2020-10-30胸部CT显示，双肺散在微小类结节，大小约0.3 cm（图20-3），疗效评估为PR。

➢ 免疫治疗8周后出现甲状腺功能减退2级，口服"甲状腺素片（25 μg，每天1次）"。

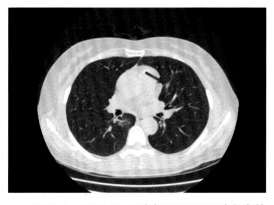 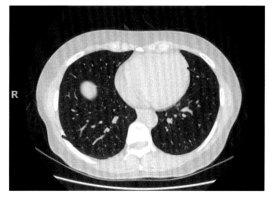

图20-2　2020-08-04胸部CT显示双肺多发转移瘤较前明显缩小　　图20-3　2020-10-30胸部CT显示双肺微小类结节

【本阶段小结】

本例患者为宫颈普通型腺癌Ⅲ C1p期，结束初始治疗1年左右复发，肺转移。复发性宫颈癌进行化疗等综合治疗的总体有效率约为20%。本例患者没有选择单纯化疗，而是经过充分沟通知情的前提下，采取了PD-1抑制剂——帕博利珠单抗、抗血管生成药物——贝伐珠单抗联合化疗，共治疗6个月，疗效评估为PR，获得良好的治疗效果。虽然指南中未明确指出周期治疗建议，医师根据临床经验，鉴于复发性宫颈癌患者预期生存时间不超过2年，推荐患者应用PD-1联合贝伐珠单抗进行维持治疗。遗憾的是，患者因个人原因未继续按既定方案进行维持治疗。

【病史及后续治疗二】

➢ 2021-02-24外院复查胸部CT显示，肺转移瘤，大小约0.6 cm×0.6 cm。

➢ 2021-03-24外院复查胸部CT显示，肺转移瘤，大小约0.9 cm×0.7 cm。

➢ 2021-05-13我院胸部、腹部、盆腔CT显示，右肺下叶背段新见实性结节，大小约1.8 cm×1.4 cm，考虑转移瘤（图20-4）；双肺新见微小结节，较大者约0.3 cm×0.2 cm，警惕转移。其余部位未见异常，CA125正常。

➢ 患者手术意愿强烈，于2021-05-14行"单孔胸腔镜右肺下叶背段切除术"。术后病理提示，肺部结节符合转移性宫颈腺癌，考虑为普通型。肿瘤未累及脏层胸膜。肺切缘及段支气管切缘未见癌。周围肺局灶纤维组织增生。淋巴结未见转移性癌（0/5）。PD-L1检测CPS＝2。基因检测显示，HRD N/A；TMB 5.03 Muts/Mb；MSS。

➢ 2021-06-09胸部CT显示，双肺散在微小类结节，大小约0.4 cm×0.2 cm，余未见异常（图20-5）。经妇科MDT后建议术后采用免疫治疗联合靶向治疗（"帕博利珠单抗＋安罗替尼"方案）

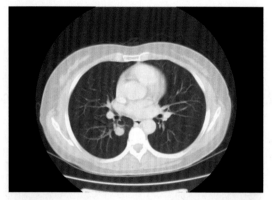 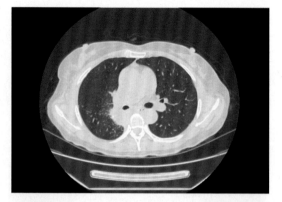

图20-4　2021-05-13胸部、腹部、盆腔CT显示肺结节进展

图20-5　2021-06-09胸部CT显示肺结节治疗后缩小

其中，安罗替尼为每天口服1次，连续服药2周，停药1周，3周（21天）为1个周期。但因考虑患者肺部术后4周，暂不给予安罗替尼。

➤ 2021-06-15给予"帕博利珠单抗（200 mg）"静脉治疗1个周期。

➤ 2021-07-08至2021-07-29给予"帕博利珠单抗（200 mg）＋安罗替尼（12 mg）"方案治疗2个周期。治疗期间患者出现耳鸣，且随体位变化加重；血压由既往的90～100/60～70 mmHg升高至120～130/70～90 mmHg，考虑可能为安罗替尼所致不良反应，给予口服降压药等对症治疗后好转。

➤ 2021-08-20至2021-12-09调整剂量为"帕博利珠单抗（200 mg）＋安罗替尼（10 mg）"方案治疗6个周期。

➤ 2021-12-25患者开始间断出现血尿，无尿频、尿急，尿蛋白阴性，考虑可能为安罗替尼所致不良反应。

➤ 2021-12-30再次调整剂量为"帕博利珠单抗（200 mg）＋安罗替尼（8 mg）"方案治疗1个周期。

➤ 2022-01患者出现咳嗽、咳痰症状，考虑肺部转移瘤合并肺部感染，给予抗感染、雾化对症治疗后好转。

➤ 2022-01-17完善PET/CT显示，双肺弥漫实性结节，较大者0.7 cm×0.5 cm，较前增大、增多，较大者伴轻度代谢增高，余未见明显肿瘤（图20-6）。疗效评估为PD。

➤ 2022-02-11、2022-03-04给予"白蛋白紫杉醇＋顺铂"方案静脉化疗2个周期，化疗后患者发生轻度贫血、轻度肝功能受损，遂予改善贫血、护肝等对症治疗。

➤ 后患者因个人原因未继续在我院治疗，2022-03后未继续抗肿瘤治疗，自行服用中药治疗。

➤ 末次随访时间为2023-09-16，患者一般情况良好；外院胸部CT显示右肺上叶及左肺上叶转移瘤，较大者约5.8 cm×4.1 cm，肺部肿瘤进展明显，余部位CT未见肿瘤复发；CA125 175 U/ml。患者继续服用中药治疗中。

【本阶段小结】

鉴于患者为复发性宫颈癌肺转移瘤逐渐增大，考虑疾病持续进展，患者手术治疗意愿非常强烈，故请胸外科为患者进行肺转移瘤切除术，术后病理证实颈腺癌转移。患者PD-L1检测CPS＝2，免疫、靶向联合化疗协同治疗效果较为理想，故术后治疗仍倾向于免疫治疗联合靶向治疗，但此次将大分子贝伐珠单抗更换为小分子多靶点的安罗替尼。然而不幸的是，由于治疗不连续性，

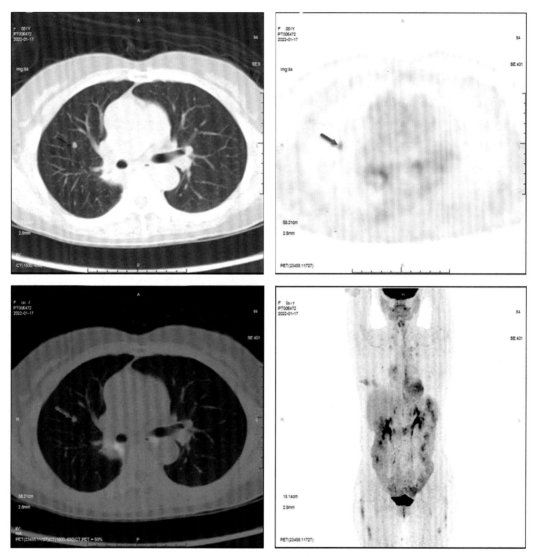

图20-6　2022-01-17 PET/CT显示肺结节增大

此时患者对该治疗方案并未出现同前的疗效，肺转移瘤持续进展，最后转向静脉化疗；后由于患者对化疗不良反应无法耐受，选择终止治疗。肿瘤进展后，患者自行中药治疗。患者从诊断肺转移至今OS已超过40个月，可见积极治疗及免疫、靶向联合治疗的加入可能使复发性宫颈癌患者受益。

患者二

【病史及治疗】

➢ 患者，49岁，孕2产2，均为顺产。

➢ 2019年出现接触性阴道流血，未进一步诊治。

➢ 2020-05出现不规则阴道流血。2020-06于外院就诊，阴道镜下宫颈活检病理显示，宫颈6、9、12点腺癌。

➢ 2020-06-12初次就诊于我院。

➢ 2020-06-12颈部、胸部、腹部、盆腔CT显示：①宫颈不规则肿物，最大截面约为6.4 cm×4.5 cm，病变向下累及阴道上1/3，两侧子宫旁未受累（图20-7A）；②腹膜后淋巴结转移，大小1.4 cm×0.6 cm（图20-7B）；③左下肺叶内基底段转移瘤，最大截面约4.7 cm×4.6 cm，另见双肺散在实性结节，部分倾向转移瘤（图20-7C）；余部位未见明显异常。

➢ 2020-06-22查肿瘤标志物CA125 704 U/ml。

➢ 2020-06-23行"肺肿物穿刺活检术"。活检病理提示，宫颈腺癌转移。诊断为宫颈腺癌ⅣB期（FIGO 2018）。

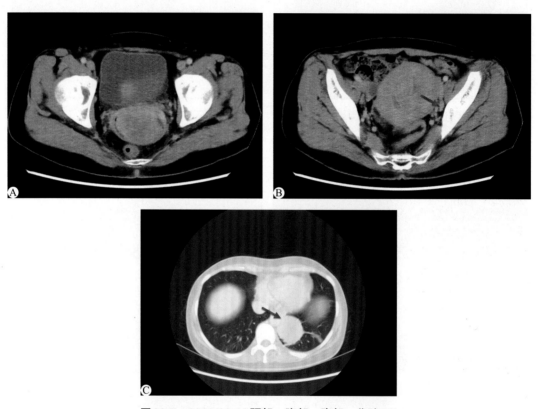

图20-7　2020-06-12颈部、胸部、腹部、盆腔CT
注：A.宫颈病灶；B.腹膜后淋巴结转移；C.双肺散在实性结节。

【病史及治疗续一】

➢ 2020-06-29至2020-07-21给予"白蛋白紫杉醇＋卡铂"方案静脉化疗2个周期。

➢ 2020-07-10至2020-07-23行阴道近距离放疗3次，总剂量为21 Gy。

➢ 2020-08-10颈部、胸部、腹部、盆腔CT显示：①宫颈不规则肿物，最大截面约5.5 cm×3.2 cm，病变向下累及阴道上1/3，两侧子宫旁未受累（图20-8A）；余部位未见明显异常。②腹膜后淋巴结转移，大小1.4 cm×0.8 cm（图20-8B）。③左下肺叶内基底段转移瘤，最大截面约3.1 cm×2.2 cm；另见双肺散在实性结节，部分倾向转移瘤（图20-8C）。CA125 34.4 U/ml。

➢ 2020-08-17行"经腹广泛性子宫切除＋双侧附件切除＋盆腔及腹主动脉旁淋巴结清扫＋肠粘连松解术"。术后病理显示，宫颈6点少量中分化腺癌残存，肿瘤浸润最深处0.4 cm，未累及阴道穹隆及子宫体下段，未见明确脉管癌栓及神经侵犯，肿瘤退变明显，双侧子宫旁未见癌，淋巴结转移性癌（1/68）（左髂内＋左闭孔1/7）。

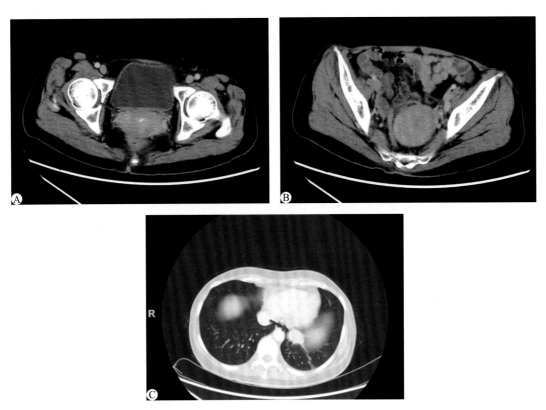

图20-8　2020-08-10颈部、胸部、腹部、盆腔CT
注：A.宫颈病灶；B.腹膜后淋巴结转移；C.左肺转移瘤。

【本阶段小结】

本例患者经肺肿物穿刺活检病理明确为宫颈腺癌转移，分期为ⅣB期。经过2个周期的"白蛋白紫杉醇＋卡铂"方案化疗及后装放疗的新辅助治疗后，宫颈、肺部肿瘤均明显缩小，为后续姑息性手术创造了机会。术后病理提示宫颈肿瘤呈较大程度消退，但患者有淋巴结转移，术后需辅助盆腔放疗，因有肺转移，故术后首先进行全身系统治疗。

【病史及治疗续二】

➤ 2020-08-29患者开始出现发热，完善相关检查后考虑为"盆腔感染、肺部感染、泌尿系统真菌感染"，给予相应抗生素及抗真菌治疗后基本好转。

➤ 2020-09-15给予"白蛋白紫杉醇＋卡铂"方案静脉化疗1个周期。

➤ 考虑患者为ⅣB期宫颈腺癌，2020-10-23至2020-11-14给予"贝伐珠单抗＋信迪利单抗＋白蛋白紫杉醇＋卡铂"方案静脉治疗2个周期。

➤ 2020-12-02给予"信迪利单抗＋白蛋白紫杉醇＋卡铂"方案静脉治疗1个周期（因肺部转移瘤为孤立转移灶，经胸部外科会诊考虑可手术治疗，且患者及家属手术治疗意愿强烈，故停用贝伐珠单抗）。

➤ 2020-12-17胸部CT（图20-9）显示，左肺下叶基底段肺转移瘤，大小约2.8 cm×1.0 cm，较前缩小。疗效评估为PR。余未见异常。

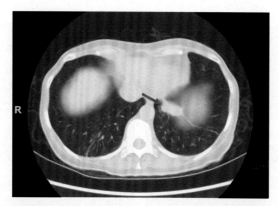

图20-9　2020-12-17胸部CT显示左肺转移瘤缩小

➢ 2021-01-07行"单孔胸腔镜左肺下叶楔形切除术"。术后病理显示,肺组织内未见明确癌组织残存,符合重度治疗后改变。

➢ 2021-02-02复查CA125 16.2 U/ml。盆腔MRI显示,阴道残端左侧强化明显,警惕肿瘤复发。盆壁皮下斑片状异常信号,警惕转移。

➢ 2021-02-04完善盆壁穿刺活检,活检细胞学病理提示,少许纤维细胞和组织细胞。

➢ 2021-02-07至2021-03-17行盆腔外照射: 95%PTV_boost 54 Gy/2 Gy/27 f。

➢ 2021-06-29 CT显示阴道残端、肺未见异常。CA125 14 U/ml。疗效评估为CR。

➢ 定期随访至2023-09-02。颈部、胸部、腹部、盆腔CT显示,阴道残端未见明显异常;左前下腹壁手术入路区软组织不均匀强化,最大厚度为0.6 cm,大致同前,放射后改变可能性大。CA125 18.4 U/ml。患者一般情况良好。

【本阶段小结】

本例患者术后因发热等并发症延迟治疗。因患者为宫颈癌ⅣB期,静脉化疗期间联合免疫、靶向治疗。后因肺部转移瘤(孤立病灶)达到PR,患者及家属手术意愿强烈而采取个体化治疗方式,即进行肺部转移瘤切除。病理报告明确提示肿瘤细胞退变明显,提示前期的治疗效果比较显著。因患者有盆腔淋巴结转移,后续进行盆腔放疗,定期复查未见异常,截至2023-09生存期已达51个月,目前为无瘤生存。

【专家点评】

宫颈癌是一种复发率较高的恶性肿瘤,约30%的中、晚期宫颈癌患者在5年内复发,复发后高危患者的5年生存率不足10%。复发性宫颈癌的治疗方式包括手术、放疗、化疗、免疫治疗及靶向治疗等。化疗适用于复发灶为多处或手术不可切除者,但化疗反应通常持续时间较短,患者难以获得长期缓解。宫颈癌的免疫治疗近年已成为晚期或复发性宫颈癌治疗的热点。2018年6月12日,美国FDA批准帕博利珠单抗用于晚期及复发/转移性宫颈癌患者的二线治疗。患者一从诊断肺转移至今的OS已超过40个月,可见免疫治疗这一治疗手段确实为复发性宫颈癌患者带来了新的希望。患者二从诊断ⅣB期宫颈腺癌至2023-09,OS已达51个月,经过宫颈癌根治性手术及肺转移瘤手术,以及放、化疗和免疫靶向治疗等综合手段获得长期缓解,可见晚期宫颈癌需要多种手段结合的个体化治疗。

【指南背景】

对于晚期或复发性宫颈癌的治疗，中国抗癌协会妇科肿瘤专业委员会发布的《子宫颈癌诊断与治疗指南（2021年版）》及2022年美国NCCN指南推荐，对于复发灶为多个病灶或无法切除者，一线化疗推荐以铂类药物为基础的联合治疗，治疗方案有顺铂＋紫杉醇＋贝伐珠单抗或卡铂＋紫杉醇＋贝伐珠单抗，其他推荐方案有顺铂＋紫杉醇、卡铂＋紫杉醇、拓扑替康＋紫杉醇＋贝伐珠单抗；二线化疗方案包括帕博利珠单抗（PD-L1阳性或MSI-H/dMMR）、贝伐珠单抗、白蛋白结合紫杉醇、紫杉醇脂质体、多西他赛、吉西他滨等。对于PD-L1阳性患者，首选帕博利珠单抗＋卡铂或顺铂＋紫杉醇±贝伐珠单抗。

【循证背景】

2022年ESMO大会上公布了一项帕博利珠单抗联合化疗对比安慰剂联合化疗一线治疗持续、复发或转移性宫颈癌的KEYNOTE-826研究，随后该研究结果也发表在 The New England Journal of Medicine。这项Ⅲ期研究共纳入617例患者，1∶1随即分配到2个队列，试验组（$n=308$）给予"帕博利珠单抗＋化疗±贝伐珠单抗"方案，对照组（$n=309$）给予"安慰剂＋化疗±贝伐珠单抗"方案，主要研究终点为PFS和OS。结果表明，与安慰剂组相比，试验组在全人群和PD-L1检测CPS＞1的患者中均可显著提高PFS和OS。全人群中位PFS为10.4个月 vs. 8.2个月（$HR=0.65$，95%CI 0.53～0.79，$P<0.001$）；全人群中位OS为24.4个月 vs. 16.5个月（$HR=0.67$，95%CI 0.54～0.84，$P<0.001$）。PD-L1检测CPS＞1人群中位PFS为10.4个月 vs. 8.2个月（$HR=0.62$，95%CI 0.50～0.77，$P<0.001$）；PD-L1检测CPS＞1人群中位mOS为NR vs. 16.3个月（$HR=0.64$，95%CI 0.50～0.81），$P<0.001$）。

在安全性方面，≥3级的不良事件主要有贫血（帕博利珠单抗组为30.3%，安慰剂组为26.9%）和中性粒细胞减少症（帕博利珠单抗组为12.4%，安慰剂组为9.7%）。总体安全性与预期一致，未出现新的安全信号。

基于KEYNOTE-826研究的结果，2022 V1版NCCN指南更新，将帕博利珠单抗＋顺铂/卡铂＋紫杉醇＋贝伐珠单抗纳入一线治疗复发或转移性宫颈癌的推荐（1类证据），这也是首次将免疫治疗推向妇科恶性肿瘤一线治疗，打破了仅依赖化疗药物的困境。

【核心体会】

未来复发或转移性宫颈癌的免疫治疗将有较多新的选择，如双免疫治疗等。一项卡度尼利单抗（PD-1/CTLA-4双特异性抗体，研发代号AK104）单药二线治疗复发或转移性宫颈癌的开放、多中心、Ⅱ期临床研究纳入110例确诊宫颈癌患者，接受AK104单药治疗，主要研究终点为ORR。根据2022年美国妇科肿瘤学会（Society of Gynecologic Oncology，SGO）会议上报道的临床研究数据，AK104治疗后全人群ORR为33%；亚组分析PD-L1阳性（CPS≥1）患者的ORR为43.8%，PD-L1阴性人群ORR为16.7%，疾病控制率（disease control rate，DCR）为52%，中位OS为17.51个月，CR达到26.7%，≥3级不良事件发生率仅为12.9%，其安全性与PD-1单药相当。鉴于其有效性和安全性数据，国家药品监督管理局于2022年6月29日正式批准卡度尼利单抗上市，用于既往接受含铂化疗失败的复发或转移性宫颈癌的治疗（不区分人群）；而后作为复发或转移性宫颈癌的二线及以上免疫治疗的推荐写入《中国临床肿瘤学（CSCO）宫颈癌诊疗指南2022版》。2023年4月，中华医学会妇科肿瘤分会《妇科肿瘤免疫治疗检查点抑制剂临床应用（2023年版）》将卡度尼利单抗注射液作为复发或转移性宫颈癌单药二线治疗（2A类）和联合化疗一线治疗（3类）推荐。目前，该项临床试验进入Ⅲ期临床，期待该药在复发或转移性宫颈癌的治疗方面有更加亮眼的数据发布。也许在不久的将来，宫颈癌也可能迎来"去化疗时代"。

【参考文献】

［1］NCCN Guideline. Cervical Cancer. 2022. V1.

［2］中国抗癌协会妇科肿瘤专业委员会. 子宫颈癌诊断与治疗指南（2021年版）［J］. 中国癌症杂志，2021，31（6）：474-489.

［3］ARIANS N，FOERSTER R，ROM J，et al. Outcome of patients with local recurrent gynecologic malignanciesafter resection combined with intraoperative electron radiation therapy（IOERT）［J］. Radiat Oncol，2016，18，11：44.

病例21　宫颈鳞癌术后广泛转移化疗后完全缓解1例

作者　陈珂瑶　王桂香

点评　盛修贵

【关键词】

宫颈癌；广泛上淋巴结转移

【病史及治疗】

➢ 患者，47岁，孕4产3，人工流产1次。

➢ 2008-08外院宫颈细胞学检查显示，核异型细胞，HPV高危型（＋）。阴道镜下宫颈活检显示，宫颈（1、11点钟位置）原位癌，因组织太少，尚难以排除有无浸润。

➢ 2008-09-03于外院行"宫颈环形电切术"。术后病理显示，宫颈4～6点钟、9～10点钟位置CIN Ⅲ级，累及腺体，切缘可见CIN改变。

➢ 2008-09-05于外院行"阴式子宫全切术"。术后病理显示：①宫颈组织未见癌；②肌壁、宫颈内口未见癌。患者术后未复查。

【本阶段小结】

早期宫颈癌的治疗需在明确分期的前提下进行。本例患者的病理活检不除外浸润性癌，行宫颈锥切术时应选择更有利于病理诊断的冷刀方式进行，或在行宫颈环形电切术时由有经验的肿瘤医师进行操作，避免出现组织严重烧灼而影响病理诊断。本例患者首次治疗诊断不明确。

【病史及治疗续一】

➢ 2019-02患者出现右下肢疼痛、肿胀，行走困难，后肿胀进行性加重。

➢ 2019-06-04外院盆腔彩色多普勒超声显示，盆腔内未见明显肿块。下肢血管彩色多普勒超声显示，右侧腹股沟区淋巴结稍大，右侧大隐静脉考虑血栓待排除。

➢ 2019-07-22至中国医学科学院肿瘤医院深圳医院（以下简称"我院"）就诊。彩色多普勒超声显示，左侧锁骨上可见淋巴结，考虑恶性；右侧腹股沟可见淋巴结，考虑恶性。

➢ 2019-07-23行"左侧锁骨上淋巴结＋右侧腹股沟淋巴结活检"。活检细胞学病理显示，右侧腹股沟淋巴结含有鳞状细胞癌细胞。组织病理显示，左侧锁骨上淋巴结纤维组织内见鳞状细胞癌浸润。肿瘤标志物CEA 57.5 ng/ml，NSE 19.8 ng/ml，SCCA 57.26 ng/ml。

➢ 2019-07-29复查下肢血管彩色多普勒超声显示，未见明显血栓形成，股总静脉及股浅静脉血流缓慢。

➢ 2019-07-30头颈部、胸部、腹部、盆腔CT（图21-1）显示：①宫颈原位癌术后，子宫及双侧附件缺如，阴道断端软组织未见异常增厚。②盆腔腹膜增厚且多发结节影，部分融合，较大者为2.6 cm×2.0 cm，考虑为腹膜转移。③盆腔内、右侧髂血管区、右侧腹股沟区、腹膜后多发肿大淋巴结，边界不清，较大者为2.8 cm×2.1 cm，考虑多发淋巴结转移；部分病灶与右侧输尿管下段分界不清，相应水平输尿管管腔变窄，其上方输尿管积水扩张。④右肾灌注低于左肾，可能由右肾积水所致。⑤左侧阴阜可见结节影，大小为0.8 cm×0.6 cm，边界欠清，倾向恶性，请结合临床及其他检查。⑥左侧锁骨上、左侧颈部Ⅰb、Ⅳ、Ⅴ区多发肿大淋巴结，较大者为1.6 cm×1.3 cm，考虑多发淋巴结转移。

➢ 2019-07-30阴道残端液基细胞学检查结果显示，未见上皮内病变细胞，HPV阴性。

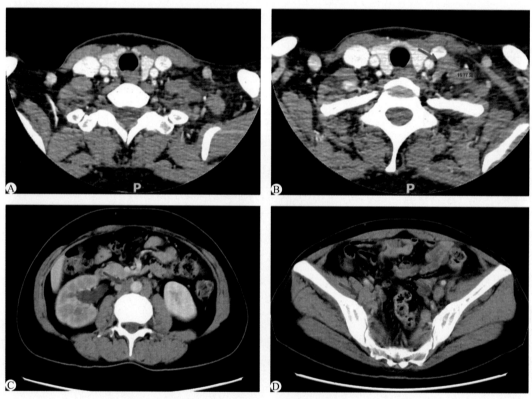

图21-1 头颈部、胸部、腹部、盆腔CT显示多发淋巴结转移
注：A.颈部淋巴结；B.锁骨上淋巴结；C.腹主动脉旁淋巴结；D.盆腔淋巴结。

➢ 2019-08-09患者因"右肾积水合并肾功能不全"行"膀胱镜检查＋右侧输尿管双J管置入＋膀胱肿物活检术"。术中探查发现膀胱肿物，行病灶活检。术后病理显示，膀胱转移性鳞状细胞癌。

➢ 2019-08-21我院病理会诊：①宫颈烧灼组织中见少许高度挤压的异型鳞状上皮巢，不除外伴有小灶间质浸润可能。②宫颈见广泛HSIL（CIN Ⅲ级），累及腺体；部分内口切缘（A号、E号、F号、J号、K号、L2号）及部分基底切缘（D号、E号、L2号）见HSIL（CIN Ⅲ级）累及；L号及L1号一侧切缘见HSIL（CIN Ⅱ级）累及。③宫颈破碎异型的鳞状上皮考虑为HSIL（CIN Ⅲ级），组织破碎，不除外伴有间质浸润。

➢ 2019-08-22给予"白蛋白紫杉醇＋卡铂"方案化疗1个周期。

➤ 2019-09-11查SCCA 14.1 ng/ml。

➤ 2019-09-17给予第2个周期"白蛋白紫杉醇＋卡铂"方案化疗后，患者出现Ⅲ度骨髓抑制。

➤ 2019-10-08复查SCCA 0.96 ng/ml。

➤ 2019-10-11给予第3个周期"白蛋白紫杉醇＋卡铂"方案化疗。化疗后患者出现发热，尿培养提示大肠埃希菌感染，给予抗感染治疗。

➤ 2019-10-29患者复查SCCA 0.66 ng/ml。头颈部、胸部、腹部、盆腔CT显示（与2019-07-30相比）：①宫颈原位癌术后，子宫及双侧附件缺如，阴道断端软组织未见异常增厚，增强扫描未见异常强化；②盆腔腹膜增厚且多发结节影，部分融合，边界不清，大部分结节影较前缩小、好转，其余相仿，较大者为2.2 cm×1.2 cm；③盆腔内、右侧髂血管区、右侧腹股沟区、腹膜后见多发淋巴结转移，部分融合，边界不清，均较前缩小、好转，较大者为1.5 cm×1.1 cm；④右肾灌注恢复，同左肾大致相仿，膀胱未见确切异常；⑤左侧阴阜结节影较前明显缩小，显示为皮肤稍厚；⑥原左侧锁骨上和左侧颈部Ⅳ、Ⅴ区肿大淋巴结均较前缩小、显示不具体，符合治疗后改变；⑦盆腔见少量积液。

➤ 2019-11-01、2019-11-23行第4、5个周期"白蛋白紫杉醇＋卡铂"方案化疗。化疗后患者出现Ⅳ度骨髓抑制伴电解质紊乱。

➤ 2019-12-19复查SCCA 0.65 ng/ml。

➤ 2019-12-20、2020-01-10行第6、第7个周期"白蛋白紫杉醇＋卡铂"方案化疗。化疗后患者出现Ⅲ度骨髓抑制，血小板、红细胞进行性下降，以及心慌、气短症状，给予输血、升白、升血小板治疗。患者拟入院继续进行抗肿瘤治疗。

➤ 2020-01-20膀胱肿物活检组织免疫组化结果显示，PD-L1（肿瘤细胞＞1%＋）。

➤ 2020-02-26复查SCCA 0.85 ng/ml。建议患者进行免疫治疗维持，患者拒绝，要求随访观察。

➤ 2020-03-31复查头颈部、胸部、腹部、盆腔CT显示（与2019-10-29相比）：①宫颈原位癌术后，子宫及双侧附件缺如，阴道断端软组织未见异常增厚，增强扫描未见异常强化；②盆腔腹膜增厚且多发结节影，最大径为1.7 cm，同前相仿；③盆腔内、右侧髂血管区、右侧腹股沟区、腹膜后见多发淋巴结转移部分融合，边界不清，同前大致相仿，较大者为1.5 cm×1.1 cm；④左侧阴阜皮肤稍厚，较前好转；⑤余未见确切异常。

➤ 2021-06-09复查头颈部、胸部、腹部、盆腔CT显示（与2020-03-31相比）：①宫颈原位癌术后，子宫及双侧附件缺如，阴道断端软组织未见异常增厚，增强扫描未见异常强化，同前相仿；②盆腔腹膜增厚且散在结节影，最大径为1.0 cm，部分较前缩小、好转；③盆腔内、右侧髂血管区、右侧腹股沟区、腹膜后多发淋巴结转移较前缩小，较大者短径为0.8 cm；④余未见确切异常。

➤ 2022-07-15复查SCCA 0.95 ng/ml。头颈部、胸部、腹部、盆腔CT显示（与2021-06-09相比）：①右侧髂血管区、右侧腹股沟区、腹膜后多发不规则淋巴结，较大者短径约0.8 cm；②余未见明显异常。

➤ 2023-09-20复查SCCA 0.86 ng/ml。液基细胞学检查结果显示，未见上皮内病变细胞。HPV阴性。腹部、盆腔、浅表淋巴结（双侧腋窝、双侧腹股沟）彩色多普勒超声提示，未见明显异常。

【本阶段小结】

本例患者在初次治疗后近11年出现宫颈癌全身广泛转移，以淋巴结转移为主，结合复发后转移灶的病理活检及SCCA结果，高度怀疑初次患病的病理结果为恶性。因本例患者合并肾功能损害，故给予"白蛋白紫杉醇＋卡铂"方案化疗7个周期，疗效评估为PR。目前本例患者已随访44个月，病情稳定。

【专家点评】

宫颈癌的治疗更强调初次治疗的规范性。本例患者在初始治疗时病理诊断不明确,外院病理及我院病理会诊结果均不能排除浸润性癌可能,但因组织烧灼严重而不能明确诊断。根据复发后的穿刺活检病理类型及SCCA异常升高,高度怀疑初次发病为浸润性宫颈癌,但不能明确分期。本例患者复发后的转移灶主要为全身多处淋巴结转移(盆腔内、右侧髂血管区、右侧腹股沟区、腹膜后、左侧锁骨上,以及左侧颈部ⅠB、Ⅳ、Ⅴ区),但阴道无HPV感染及细胞学病变,考虑初次发病有脉管浸润可能。即便是ⅠA1期宫颈癌合并LVSI,也首选广泛性子宫/宫颈切除+盆腔淋巴结清扫术。

复发性宫颈癌的治疗包括手术、放疗、化疗、免疫治疗及靶向治疗等。化疗适用于复发灶为多处或手术不可切除者,一线化疗推荐以铂类药物为基础(首选顺铂)的联合化疗,但化疗反应通常持续时间较短,患者难以获得长期缓解。本例患者在应用"白蛋白紫杉醇+顺铂"方案化疗7个周期后获得了44个月的完全缓解期,且仍在随访中,治疗效果满意。

【指南背景】

目前,我国宫颈癌分期规则采用国际统一的FIGO 2018分期,其是宫颈癌初次治疗前确定治疗方案的依据。对于Ⅰ～ⅡA期宫颈癌,需要通过术前评估分期来选择是否手术及确定手术范围。中国抗癌协会妇科肿瘤专业委员会发布的《子宫颈癌诊断与治疗指南(2021年版)》推荐手术治疗适合ⅠA期、ⅠB1期、ⅠB2期、ⅡA1期宫颈癌患者。2022年美国NCCN指南推荐ⅠA1期无LVSI者行宫颈锥切术,确认锥切切缘阴性,并保证0.3 cm的阴性切缘。对于不能手术者可选择观察;可行手术者则选择行筋膜外子宫切除术(A型)。如果患者切缘阳性,可考虑重复锥切活检,以更好地评估浸润深度以排除ⅠA2/ⅠB1期病变,或选择筋膜外或改良广泛性子宫切除术(B型)+盆腔淋巴结切除术(切缘为癌时淋巴结清扫为2B类证据)(或前哨淋巴结显影)。本例患者初始治疗宫颈活检不能除外浸润性癌,行宫颈锥切术时应选择更加利于病理诊断的冷刀方式进行,或在行宫颈环形电切术时由有经验的肿瘤医师进行操作,避免出现组织严重烧灼而影响病理诊断。

对于复发性宫颈癌的治疗,中国抗癌协会妇科肿瘤专业委员会发布的《子宫颈癌诊断与治疗指南(2021年版)》及2022年美国NCCN指南推荐,复发灶为多个病灶或无法切除者,选择化疗、免疫治疗(PD-1/PD-L1单抗,单用或联合化疗)、放疗。一线化疗推荐以铂类药物为基础的联合治疗,对于PD-L1阳性患者,首选帕博利珠单抗+顺铂+紫杉醇。

【循证背景】

1.LACC研究 该研究纳入631例早期宫颈癌患者,其中319例患者接受微创手术(微创组),312例患者接受经腹手术(经腹组),微创组与经腹组患者的3年OS率分别为93.8%和99.0%,死亡率分别为4.4%和0.6%,3年无局部区域复发生存率分别为94.3%和98.3%。结果显示,微创组比经腹组有更高的死亡率和复发率。

2.ENGOT–Cx3/CEEGOGCX2研究 该研究入组515例早期宫颈癌患者(FIGO分期为ⅠA～ⅡB期),分别入组广泛性子宫切除术组(361例)和根治性放、化疗组(154例)。结果显示,整项队列的无病生存率达74%(381/515),中位随访时间为58个月。故认为,广泛性子宫切除术并不能改善淋巴结阳性宫颈癌患者的肿瘤结局。无论肿瘤大小、肿瘤类型如何或其他传统危险因素如何,均无一例宫颈癌患者从广泛性子宫切除术中受益。如果术中发现淋巴结受累,应考虑放弃进一步行根治性手术,并应转诊患者行放、化疗。

【核心体会】

对于复发性宫颈癌，尤其是多个病灶转移且不能手术者，目前尚无推荐的有效治疗方案。本例患者合并腹膜多个病灶转移及全身多处淋巴结转移，行"白蛋白紫杉醇＋卡铂"方案化疗7个周期后，在没有任何维持治疗的情况下得到长期缓解，治疗效果理想。目前，白蛋白紫杉醇在2022年美国NCCN指南中属于二线方案的化疗药物推荐。本例患者复发后首次治疗即选择该药，得到了满意的治疗效果，提示白蛋白紫杉醇治疗复发性宫颈癌有望进入一线药物推荐。

【参考文献】

[1] 中国抗癌协会妇科肿瘤专业委员会. 子宫颈癌诊断与治疗指南（2021年版）[J]. 中国癌症杂志，2021，31（6）：474-489.

[2] RAMIREZ P T，FRUMOVITZ M，PAREJA R，et al. Minimally invasive versus abdominal radical hysterectomy for cervical cancer [J]. N Engl J Med，2018，379（20）：1895-1904.

[3] CIBULA D，DOSTALEK L，HILLEMANNS P，et al. 806O Radical hysterectomy in cervical cancer patients with intraoperatively detected positive lymph node：ABRAX multicentric retrospective cohort study（ENGOT-Cx3/CEEGOG CX2）[J]. Annals of Oncology，2020，31：S610.

病例22 宫颈癌ⅡB期同步放化疗后复发头皮转移1例

作者 邓少琼 王桂香

点评 孙 力

【关键词】

复发性宫颈癌；头皮转移；化疗

【病史及治疗】

➤ 患者，52岁，孕10产4。否认肿瘤家族史。

➤ 2016-05-04因"同房出血1年"于外院行阴道镜活检，活检病理显示，宫颈中分化鳞状细胞癌。MRI显示，宫颈占位性病变，大小约5.6 cm×4.9 cm×4.5 cm，考虑宫颈癌。妇科检查显示，外阴已婚已产型，阴道通畅，阴道四穹隆变浅；宫颈可见一直径约6.0 cm的结节状肿物，触血阳性，子宫前位，大小正常，质地中等，活动度可，双侧附件区未触及包块及压痛；三合诊提示，双侧子宫旁结节状增粗，弹性差，未达盆壁。临床分期ⅡB期。

➤ 2016-05-06因"大量阴道出血"于外院紧急行第1次阴道近距离放疗，给予铱-192源行后装放疗，剂量为6 Gy。

➤ 2016-05-16至2016-06-20行盆腔同步放化疗。放疗方式为调强放疗。具体方案为，GTVn1：腹主动脉旁淋巴结；GTVn3：左闭孔旁淋巴结；GTVn4：右闭孔淋巴结；GTV-膀胱：膀胱侵犯范围；GTV：盆腔淋巴结引流区，包括L4下缘，至坐骨结节下1.5 cm淋巴结引流区（闭孔淋巴结引流区、髂内动脉淋巴结引流区、髂外动脉淋巴结引流区）。预计剂量：计划肿瘤靶区（planning gross tumor volume，PGTV）n1.3.4：5500 cGy/25次；PGTV-膀胱：6000 cGy/25次。计划临床靶区（planning clinical target volume，PCTV）：4500 cGy/25次，控制直肠剂量膀胱V30＜50%，双侧股骨头膀胱V30＜50%，膀胱V30＜50%。

➤ 2016-06-07、2016-06-14、2016-06-20给予"奈达铂"同期静脉化疗3个周期。

➤ 2016-07-05行第2次阴道近距离放疗，剂量为6 Gy。

➤ 2016-07-26至2016-12-21给予"紫杉醇＋奈达铂"方案静脉化疗4个周期。

➤ 2017-04-20外院复查CT（具体部位不详）显示，双下肺基底段见小结节影（右侧1个，左侧2个），较大者位于左侧，直径约0.8 cm。宫颈细胞学、HPV、盆腔MRI及肿瘤标志物等相关检查结果不详。外院建议1年后复查。

【本阶段小结】

根据2016年美国NCCN指南推荐，对于ⅡB期及以上宫颈癌晚期患者，通常选择进行同步放化疗，而不采取子宫切除术。外照射的靶区包括大体肿瘤区、子宫旁、子宫骶韧带、骶前淋巴结及其他可能受累的淋巴结和足够的阴道组织（距离肿瘤至少3.0 cm）。根治性放疗的总剂量多为45 Gy（40～50 Gy）。近距离放疗配合外照射进行推量照射时，A点一般增加30～40 Gy。多数患者在外照射期间会辅以铂类药物为基础的同期化疗，化疗方案为"顺铂"单药或"顺铂＋氟尿嘧啶"。顺铂一直被认为是治疗转移性宫颈癌最有效的药物。治疗结束后定期随访。

本例患者临床诊断宫颈鳞癌ⅡB期，初次治疗选择盆腔放疗＋阴道近距离放疗＋以铂类药物为基础的同期化疗，但一线治疗选择"奈达铂"有待商榷，且随访过程中发现肺部结节影，未予以重视及严密随诊，可能延误治疗。

【病史及治疗续一】

➢ 2018-04患者出现干咳，无胸闷、咯血等不适，伴食欲减退、消瘦，初次就诊中国医学科学院肿瘤医院深圳医院（以下简称"我院"）。

➢ 2018-04-28查肿瘤标志物显示，SCCA 38.43ng/ml；TCT显示，非典型细胞；HPV阴性。

➢ 2018-05-02胸部、腹部、盆腔CT显示：①宫颈癌同步放化疗后，宫颈处局部密度稍欠均匀，增强后强化稍欠均匀。②双肺内可见多发大小不等结节及肿物影，大小约5.6 cm×4.4 cm，考虑为双肺多发转移瘤。③纵隔（2、4、5、7、8区）及双肺门内多发肿大淋巴结影，大小约2.3 cm×1.5 cm，考虑为多发淋巴结转移。④脂肪肝，胆囊、胰腺、脾及双肾、双肾上腺未见明显异常；膀胱充盈欠佳，其内未见异常密度影；双侧附件区未见明显结节及肿物影；腹膜后、腹腔、盆腔未见明显肿大淋巴结影；胸腔及心包、腹腔未见明显积液征象。⑤扫描所见骨质未见明显破坏征象。建议住院治疗，但患者因自身原因拒绝住院。

➢ 2018-06患者自行扪及头皮肿物，仍有干咳、消瘦。2018-06-12入院。体格检查显示，头颅外形正常，头皮可触及5个肿物，较大者位于头顶，直径约1.2 cm，边界清，质地中等，表面有血痂，无压痛。妇科检查显示，外阴毛发分布均匀，阴道中段封闭；直肠指检显示子宫萎缩，质地中等，活动度欠佳，双侧附件区未扪及明显异常，直肠黏膜光滑，退指指套无血染。肿瘤标志物显示，SCCA 134 ng/ml。

➢ 2018-06-13头部、颈部、胸部、腹部、盆腔CT（图22-1）显示：①左侧颞叶可见不规则肿物，约3.7 cm×2.8 cm，与邻近脑膜关系密切；左侧额叶见2个强化小结节，较大者约0.8 cm×0.6 cm，以上均考虑转移。余脑实质未见明确低密度灶或异常强化灶。②顶后颅皮肤多发结节，较大者位于左顶骨皮肤，约1.2 cm×1.2 cm，边界清楚，倾向转移。③左侧颈部Ⅱ区可见淋巴结，约0.8 cm×0.6 cm，建议随诊观察；余颈部未见明确肿大淋巴结。④肝新发弥漫密集转移瘤，部分融合，较大者短径约4.6 cm。⑤左侧冈下肌稍低密度灶，大小约3.2 cm×2.3 cm，倾向转移。⑥纵隔2-6区、双肺门多发淋巴结转移，较大者短径约2.0 cm。⑦双肺散在多发转移瘤，较大者约4.6 cm×4.0 cm，倾向转移。

➢ 2018-06-13在彩色多普勒超声引导下行"头皮肿物穿刺活检术"。活检石蜡病理显示，皮肤组织内见鳞状细胞癌浸润，结合病史及免疫组化结果考虑为宫颈癌转移。免疫组化结果显示，MLH1（＋）、MSH2（＋）、MSH6（＋）、PMS2（＋）、P16（＋）。

➢ 2018-06-16、2018-07-07给予"紫杉醇＋顺铂"方案静脉化疗2个周期。

➢ 2018-07-27复查肿瘤标志物显示，SCCA 8.89 ng/ml。颅脑MRI（与2018-06-13对比）显示：

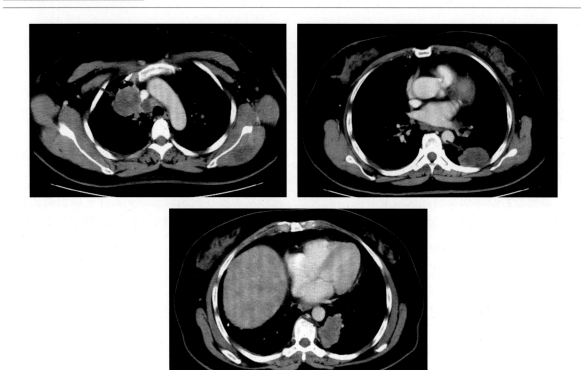

图22-1 头部、颈部、胸部、腹部、盆腔CT显示全身多发转移瘤

①左侧颞叶可见囊实性肿物，约2.8 cm×2.4 cm，病变累及邻近脑膜，伴周围片状水肿带，考虑转移；②左侧额叶、双侧脑膜强化小结节，倾向转移；③顶后颅皮肤多发结节，较大者位于左顶骨皮肤，约1.2 cm×0.9 cm，倾向转移。胸部CT（图22-2）显示：①双肺散在多发转移瘤，较大者约2.6 cm×2.3 cm，较前明显缩小；②左侧冈下肌稍低密度灶，大小约3.2 cm×2.0 cm，较前缩小，倾向转移；③纵隔4R、7、8区、双肺门多发淋巴结转移，较大者短径约2.3 cm×1.8 cm，较前缩小、减少；④肝可见弥漫多发转移瘤，边界不清，部分融合，较大者短径约1.3 cm，较前缩小。盆腔彩超显示，子宫、双侧附件区未见明显异常。疗效评估为PR。

➤ 2018-07-28、2018-08-18给予"紫杉醇＋顺铂"方案静脉化疗2个周期。头皮多发肿物较前缩小（图22-3）。

➤ 2018-09-06颈部、胸部、腹部CT显示：①右肺上叶纵隔旁转移瘤较前密度略增高，体积略缩小，大小约2.5 cm×2.3 cm；右肺下叶、左肺下叶转移瘤较前略饱满，余双肺多发转移瘤同前相仿。②纵隔4R、7、8区、双肺门多发淋巴结转移，较大者1.7 cm×1.0 cm，较前有不同程度缩小。③所见肝可见弥漫性多发转移瘤，边界不清，较前显示，部分缩小，现大者位于肝S8段，大小约1.6 cm×1.4 cm。④原下腔静脉旁淋巴结较前明显缩小，大小约0.7 cm×0.3 cm。⑤胆囊、胰腺、脾、肾上腺及双肾未见异常，心包、胸腔、腹腔未见积液，颈部未见明确异常。⑥部分胸椎新发高密度结节，考虑骨转移。

➤ 2018-09-07颅脑、盆腔MRI显示：①宫颈萎缩，未见异常信号或强化灶；子宫旁多发结节，较大者约1.0 cm×0.9 cm，倾向转移。②骶骨小结节，约0.7 cm×0.5 cm，骨盆骨质信号不均匀，内见多发斑片影，建议随诊观察。③左侧颞叶囊实性转移瘤，累及邻近脑膜，伴周围片状水肿带，病变现约2.6 cm×2.3 cm，体积略缩小，水肿带较前缩小。④双侧脑膜、左侧枕叶强化小结节，较大者约0.6 cm×0.3 cm，较前增多、饱满，倾向转移；原左侧额叶强化小结节，现显示不具体。⑤顶后颅皮肤多发结节，较大者0.9 cm×0.7 cm，较前缩小，倾向转移。复查肿瘤标志物显示，

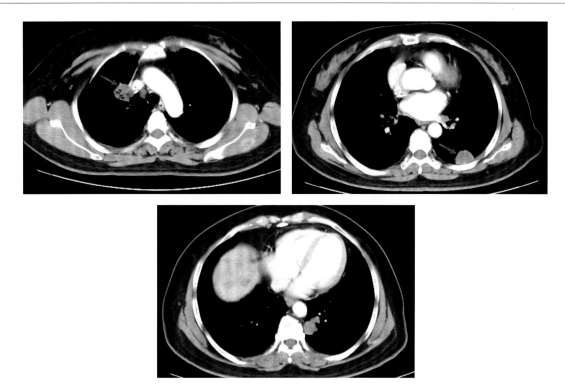

图22-2 胸部CT显示多发转移瘤缩小（与2018-06-13对比）

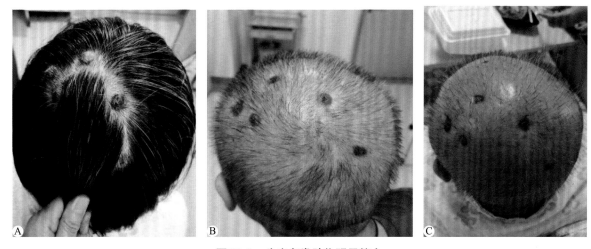

图22-3 头皮多发肿物明显缩小

注：A.化疗前；B.化疗2个周期后；C.化疗4个周期后。

SCCA 14.82 ng/ml。疗效评估为PD。

➤ 2018-09-08给予"贝伐珠单抗＋紫杉醇＋顺铂"方案静脉化疗1个周期。患者胃肠道反应严重，给予对症处理。

➤ 2018-09-29给予"贝伐珠单抗＋紫杉醇＋卡铂"方案静脉化疗1个周期。治疗后2周患者曾出现腹部持续性剧痛，持续约1 h，但拒绝就诊。

➤ 2018-10-23颅脑、颈部、胸部、腹部、盆腔CT：①双肺多发转移瘤，部分较前增大；余同前大致相仿；部分结节位于纵隔胸膜面上，警惕胸膜转移。②纵隔4R、7、8区、双肺门多发淋巴结转移，较大者短径约1.7 cm×1.1 cm，同前大致相仿。右侧心包横膈组可见淋巴结影，较大者短径约0.6 cm。③所见肝可见弥漫多发转移瘤，边界不清，较前明显增大、增多，部分相互融合，现大者位于肝S8段，大小约3.9 cm×2.9 cm。④左侧肾上腺增粗并结节，较前略饱满，短径约1.2 cm，倾向转移。⑤腹盆腔及腹膜可见多发结节影，较前明显增多、增大，较大者约1.7 cm×1.0 cm，考虑转移瘤。⑥部分胸椎成骨性改变，考虑骨转移可能大。⑦左侧颈深链可见肿大淋巴结影，大小约1.1 cm×1.1 cm，较前增大，考虑为转移。⑧增强后颅内可见散在强化结节影，较大者位于左侧额叶，大小约0.5 cm×0.5 cm，考虑脑转移瘤可能大；左侧额叶脑沟表面可见条状强化影，需警惕脑膜转移；左侧枕叶可见结节状低密度区，范围约1.5 cm×1.2 cm，周围可见多发强化血管影，性质待定；右侧枕部头皮下类结节灶，大小约1.0 cm×0.6 cm。复查肿瘤标志物显示，SCCA 88.10 ng/ml。疗效评估为PD。

➤ 2018-10-25全院MDT会诊认为：①患者宫颈癌全身多处转移，建议以全身治疗为主，后续可完善PD-L1检测，使用免疫治疗；②头部转移病灶可考虑进行全脑放疗，但仍以全身治疗为主；③支持治疗。

➤ 期间患者头皮转移瘤增大，出现腹水、黄疸、反复贫血、电解质紊乱（高钾血症、低钠血症、低氯血症），给予护肝、输血、静脉补液等对症支持处理，病情恶化，最终患者家属放弃治疗。

【本阶段小结】

本例患者在初次治疗16个月后出现宫颈癌全身广泛转移，以头部皮肤、颅脑、双肺及全身多发淋巴结转移为主，宫颈癌头皮多发转移者极为罕见，预后差，目前国内外尚无达到CR的病例报道。

晚期复发性宫颈癌患者不适合局部治疗，应以全身治疗或支持治疗为主。本例患者在经过紫杉醇联合铂类化疗4个周期后耐药，在加用贝伐珠单抗抗血管生成治疗2个周期后仍出现疾病进展，且肿瘤标志物SCCA水平迅速升高，新发肿瘤多，提示肿瘤恶性程度高，原有方案疗效差。结合2018年美国NCCN指南推荐，可考虑在完善PD-1检测后行免疫治疗或免疫联合靶向治疗，或支持治疗，或入组合适的临床研究。但本例患者后续头皮转移瘤进一步增大，一般情况差，恶病质，无继续抗肿瘤条件，复发后经治疗5个月后，患者因病情迅速恶化而死亡。

【专家点评】

复发或晚期宫颈癌的治疗是妇科恶性肿瘤的难点，其总体预后差。据报道，复发或晚期宫颈癌患者的1年存活率为10%～15%，5年存活率<5%。宫颈癌转移一般通过直接蔓延、淋巴转移或血行转移，而皮肤转移可能与血行播散有关，其发生率低。文献报道宫颈癌发生皮肤转移仅占同期宫颈癌患者的0.01%～2.00%，是预后不良的标志，且预后极差，患者通常在发现转移后数月内死亡。

对于全身多发转移的复发性宫颈癌或手术无法切除者，以顺铂为基础的联合化疗是其标准化疗方案，但化疗的全身不良反应较大，长期应用容易耐药且具有药物累积毒性，治疗有效期短。在全身化疗的基础上加用抗血管生成治疗能够提高治疗的有效率。同时，近年抗PD-1/PD-L1药物的免疫治疗已成为新的抗肿瘤治疗手段。而宫颈癌皮肤转移患者多合并其他部位的转移瘤，发现时多已处于肿瘤晚期。一般根据患者的评估情况行全身化疗或放疗，对于一般情况差、有早期恶病质表现的患者，则建议行对症支持治疗。

本例患者为宫颈中分化鳞癌ⅡB期，初始治疗采用同步放化疗，治疗结束后未重视随诊随访管理。其发现复发时已出现全身多处转移，无法行手术局部切除，故选择以顺铂为基础的联合化疗作为一线治疗，但仅获得2个月的临床缓解期。后续疾病进展加用抗血管生成药物后仍疗效差，疾病迅速进展，耐受度差，失去免疫治疗机会。在发现头皮转移后，患者 OS 仅有 5 个月，与既往文献报道结果相似。

【指南背景】

根据中国抗癌协会妇科肿瘤专业委员会发布的《子宫颈癌诊断与治疗指南（2021年版）》及2022年美国 NCCN 指南推荐，宫颈癌的治疗方法主要包括手术治疗和放疗，化疗则广泛应用于与手术、放疗配合的综合治疗和晚期复发性子宫颈癌的治疗。对于ⅡB期宫颈癌患者的治疗，主要采用以铂类药物为基础的同步放化疗。治疗结束后需注重随访管理。

复发性宫颈癌的治疗包括放疗 ± 化疗或手术。而对于远处转移复发，且复发灶为多病灶或无法切除者，可选择化疗（首选"顺铂 ＋ 紫杉醇 ＋ 贝伐珠单抗"方案）、免疫治疗、放射治疗。其中，对于 PD-L1 阳性患者，首选"帕博利珠单抗 ＋ 顺铂/紫杉醇 ± 贝伐珠单抗"方案或"帕博利珠单抗 ＋ 卡铂/紫杉醇 ± 贝伐珠单抗"方案（1类证据）。同时，需重视基因检测，根据基因检测结果为患者后续个体化治疗提供依据。

【循证背景】

1.GOG-204研究 该研究对晚期转移或复发性宫颈癌患者中的4种顺铂联合方案，即"紫杉醇 ＋ 顺铂""长春瑞滨 ＋ 顺铂""吉西他滨 ＋ 顺铂""拓扑替康 ＋ 顺铂"进行比较。结果表明，4组方案患者的中位 OS、中位 PFS、治疗有效率差异无统计学意义，但"紫杉醇 ＋ 顺铂"方案的不良反应明显低于其余3组，如血小板减少和贫血发生率较低，但伴有更多的恶心、呕吐、感染和脱发，患者总体耐受性好。因此，该方案被推荐为治疗晚期/复发性宫颈癌。

2.JCOG-0505研究 该研究比较了"紫杉醇（135 mg/m^2）＋ 顺铂（50 mg/m^2）""紫杉醇（175 mg/m^2）＋ 卡铂（AUC ＝ 5）"2种方案治疗转移性或持续进展性宫颈癌患者共253例。结果显示2组疗效相当［患者中位 OS 18.3个月 *vs.* 17.5个月，$P = 0.032$；ORR 58.8%（95%CI 48.6% ～ 68.5%）*vs.* 62.6%（95%CI 52.3% ～ 72.2%），$P = 0.665$］。对于先前未接受顺铂治疗的患者，2组的中位 OS 分别为23.2个月和13.0个月（$HR = 1.571$，95%CI 1.062 ～ 2.324），结果提示"紫杉醇 ＋ 顺铂"方案的疗效优势明显，但"紫杉醇 ＋ 卡铂"方案的临床不良事件（包括中性粒细胞减少、粒细胞缺少性发热、血清肌酐水平升高、治疗中断等）发生率低，且患者住院时间短，临床使用便捷。因此，对于既往使用过顺铂进行化疗的转移性或持续进展性宫颈癌患者，卡铂可作为首选药物。

3.GOG-240研究 该Ⅲ期临床研究共纳入452例转移性、持续性和复发性宫颈癌患者，随机分为4组，2组采用紫杉醇/顺铂和拓扑替康/紫杉醇联合化疗方案，另外2组则在联合化疗的基础上加用贝伐珠单抗治疗。结果显示，与单纯化疗相比，应用以铂类药物为基础的化疗联合贝伐珠单抗组患者中位 OS 时间延长3.5个月（16.8个月 *vs.* 13.3个月，$P < 0.05$），中位 PFS 时间延长2.3个月，提示靶向治疗能给晚期宫颈癌患者带来 OS 获益。

4.KEYNOTE-826研究 该研究探索了帕博利珠单抗联合化疗 ± 贝伐珠单抗用于一线治疗宫颈癌的疗效，且不考虑 PD-L1 表达状态。该研究共纳入617例晚期宫颈癌患者，研究组方案为"帕博利珠单抗 ＋ 含铂化疗（紫杉醇联合顺铂或卡铂）± 贝伐珠单抗"；对照组方案为"含铂化疗 ± 贝伐珠单抗"，是否加用贝伐珠单抗由研究医师决定，患者按照1∶1随机分组。结果显示，研究组和对照组的 ORR 分别为65.9%（95%CI 60.3% ～ 71.2%）和50.8%（95%CI 45.1% ～ 56.5%），其中研究组患者的 PFS 和 OS 均显著延长，中位 PFS 分别为10.4个月和8.2个月，中位 OS 分别为24.4个月和16.5个月，且未观察到新的不良事件发生。结论认为，对于持续进展性、复发性或转移性宫颈癌患者，应用帕博利珠单抗可获得的PFS和OS更长，由此奠定了免疫治疗在PD-L1阳性复发或转移性宫颈癌中的一线治疗地位。

【核心体会】

临床工作中需重视宫颈癌的随访管理宣教，嘱患者定期进行全身体格检查及影像学评估。对于复发性宫颈癌，目前尚无标准治疗方案，尤其是皮肤转移者，其预后极差，治疗可结合个体化原则。对于局部复发者，可经充分评估后行手术切除孤立病灶，并继续给予放疗以改善患者生存。对于全身转移、无手术切除条件者，可考虑化疗、免疫治疗、支持治疗或参加临床试验。

【参考文献】

［1］龚静，张军.《2016年NCCN宫颈癌临床实践指南》解读［J］. 中国全科医学，2016，19（27）：4.

［2］周晖，白守民，林仲秋.《2018 NCCN宫颈癌临床实践指南（第一版）》解读［J］. 中国实用妇科与产科杂志，2017，33（12）：7.

［3］QUINN M A, BENEDET J L, ODICINO F, et al. Carcinoma of the cervix uteri. FIGO 26th annual report on the results of treatment in gynecological cancer. Int J Gynaecol Obstet，2006，95Suppl 1：S43-103.

［4］TEWARI K S, SILL M W, PENSON R T, et al. Bevacizumab for advanced cervical cancer：final overall survival and adverse event analysis of a randomised, controlled, open-label, phase 3 trial（Gynecologic Oncology Group 240）［J］. Lancet，2017：1654-1663.

［5］KITAGAWA R, KATSUMATA N, SHIBATA T, et al. Paclitaxel plus carboplatin versus paclitaxel plus cisplatin in metastatic or recurrent cervical cancer：the open-label randomized phase Ⅲ trial JCOG0505［J］. J Clin Oncol，2015，33（19）：2129-2135.

［6］COLOMBO N, DUBOT C, LORUSSO D, et al. KEYNOTE-826 Investigators. Pembrolizumab for persistent, recurrent, or metastatic cervical cancer［J］. N Engl J Med，2021，385（20）：1856-1867.

病例23　宫颈癌肉瘤治疗1例

作者　柳祎　孙力
点评　王桂香

【关键词】

宫颈癌肉瘤；化疗

【病史及治疗】

> 患者，70岁，孕4产3，人工流产1次。

> "高血压"病史5年，口服"替米沙坦（40 mg，每天1次）"治疗，血压控制良好。

> 2020-04-22患者因"绝经后阴道流血"于外院行宫颈赘生物及阴道镜下宫颈活检，结果显示，低分化/未分化癌，需除外癌肉瘤可能。完善免疫组化提示，CK（部分＋）、vimentin（部分＋）、syn（－）、CgA（－）、P16（弥漫强＋）。特殊染色显示，网状纤维包绕肿瘤细胞巢。结合免疫组化，考虑宫颈癌肉瘤。

> 2020-04-25外院行PET/CT显示，宫颈见块状高代谢灶，大小为41.7 mm×30.1 mm×41.7 mm，SUV$_{max}$ 13.9，平均标准化摄取值（average standard uptake value，SUV$_{ave}$）9.3，考虑为宫颈癌，肿块侵犯阴道上段及子宫体；右侧髂血管旁见淋巴结影，代谢增高，大小为5.0 mm×4.4 mm，SUV$_{max}$ 3.2，SUV$_{ave}$ 2.8，考虑为淋巴结转移；余未见明显异常。为进一步治疗，于2020-05-18初次就诊于中国医学科学院肿瘤医院深圳医院（以下简称"我院"）。

> 2020-05-18我院盆腔MRI（图23-1）显示，宫颈增大并见软组织肿物，边界欠清，大小约3.7 cm×3.6 cm×4.3 cm，肿物向上侵犯子宫体，向下累及阴道前、后穹隆，未累及阴道下1/3，部分病灶与直肠前壁分界不清。

> 2020-05-26我院病理会诊提示，（宫颈）癌肉瘤成分显示为未分化肉瘤（约90%），癌成分显示为未分化癌（约10%）。免疫组化显示，AE1/AE3（局灶＋）、MyoD1（－）、myogenin（－）、desmin（－）、EMA（局灶＋）、CD34（－）、CD10（－）、vimentin（2＋）、S-100多克隆（－）、melan-A（－）、HMB-45（－）。

> 2020-05-29我院头颈部、胸部、腹部、盆腔CT显示：①宫颈增大并见软组织肿物影，边界欠清，最大截面大小约4.5 cm×3.3 cm，肿物向上侵及子宫体，向下累及阴道前、后穹隆，与直肠前壁脂肪间隙尚存在，以上符合宫颈癌；②右侧髂血管旁见一淋巴结，大小约0.7 cm×0.5 cm。肿瘤标志物显示，NSE 17.64 ng/ml，SCCA、CEA、CA19-9、CA125未见异常。HPV-16阳性。

> 妇科体格检查显示，外阴发育正常，阴道前壁上1/3受侵，穹隆消失，宫颈结节状，直径约2.5 cm，子宫体萎缩，双侧附件区未触及明显异常；三合诊显示，右侧子宫旁缩短、增厚，左侧子宫旁弹性组织好。临床诊断分期为宫颈癌肉瘤ⅢC1r期。

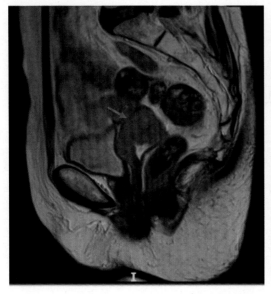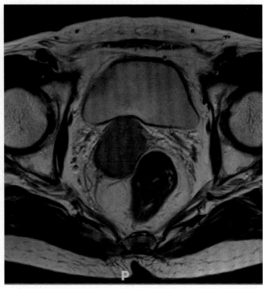

图23-1　盆腔MRI（化疗前）

> 2020-05-29至2020-06-05给予"白蛋白紫杉醇＋顺铂"方案静脉化疗1个周期。

> 2020-06-19至2020-06-20因"肾功能受损（肌酐89 μmol/L）"更换方案为"白蛋白紫杉醇＋卡铂"静脉化疗1个周期。

> 2020-07-08我院盆腔MRI（图23-2）显示，原宫颈肿物（对比2020-05-18）基本消失，建议随诊观察；双侧髂血管旁未见肿大淋巴结。

> 经影像学评估，患者宫颈肿物基本消失，化疗效果较好，遂于2020-07-10在全麻下行"经腹广泛性子宫切除＋双侧附件切除＋盆腔淋巴结清扫＋腹主动脉旁淋巴结切除＋大网膜切除术"。术后剖视子宫，见肿物位于宫颈，大小约1.0 cm×1.5 cm，侵犯宫颈间质约1/3，术后恢复良好。

> 术后组织病理显示，（广泛性全子宫＋双侧附件）经充分取材，宫颈近全周（2°～11°）可见泡沫细胞反应，其中4°泡沫细胞反应达宫颈管深度＜内1/3，11°达阴道壁，伴间质纤维化及炎细

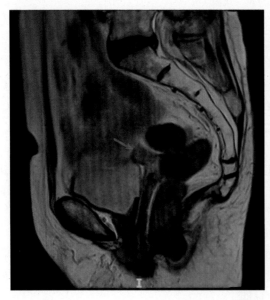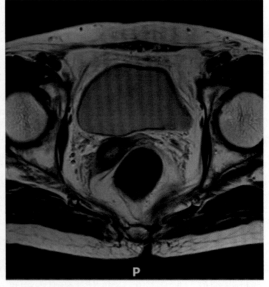

图23-2　盆腔MRI（化疗2个周期后）

胞浸润，未见明确肿瘤细胞残存，符合重度治疗后反应。（部分大网膜）双侧子宫旁及阴道断端未见肿瘤。双侧输卵管、卵巢未见明显病变。淋巴结未见转移癌（0/36）。

➢ 2020-08-03、2020-08-26、2020-09-21、2020-10-18分别给予"白蛋白紫杉醇＋卡铂"方案静脉化疗4个周期。

➢ 2020-10-16我院头颈部、胸部、腹部、盆腔CT显示：①子宫及双侧附件术后改变，术区见条索状稍高密度影，考虑术后改变，建议随诊观察；②左侧髂血管区、双侧腹股沟区、腹膜后、髂内、胸内、双侧颈部未见明确肿大淋巴结。

➢ 肿瘤标志物CEA 1.2 ng/ml，CA19-9 9.84 U/ml，CA125 9.9 U/ml，均未见异常。提交科内讨论后，患者结束治疗。

➢ 治疗后定期复查TCT、HPV、NSE、影像学等检查，随访至2023-09未见肿瘤复发征象。

【本阶段小结】

宫颈癌是全球所有年龄段女性中第四大常见癌症。该疾病使用FIGO进行分期，并于2018年更新。FIGO 2018分期中MRI结果更为重要，因其能精确测量肿瘤大小并显示子宫旁组织受累。FIGO 2018分期纳入淋巴结转移，横断面成像（尤其是PET/CT）在淋巴结疾病的诊断中的作用也越来越重要。本例患者在治疗前经过充分评估，PET/CT显示右侧髂血管旁见淋巴结影，代谢增高，考虑为淋巴结转移，故初始治疗时分期为ⅢC1r期。原则上，中、晚期宫颈癌以放疗为主，化疗为辅，但该患者的病理类型为宫颈癌肉瘤，较为罕见，其侵袭性强且预后较差，其中肉瘤成分显示为未分化肉瘤（约90%），癌成分显示为未分化癌（约10%），缺乏相关治疗指南，也无统一治疗方案，单纯放疗效果不佳，手术结合放、化疗可改善患者预后。考虑患者年龄较大，不适宜手术，故先行化疗。

该患者采用新辅助化疗的原因主要有以下几点：①患者在手术及放疗前，其肿瘤部位局部血管床比较完好，化疗药物作用能很好地发挥；②能缩小肿瘤体积，改善肿瘤局部和子宫旁浸润情况，能减少手术中肿瘤播散的机会；③为治疗亚临床病灶提供有利条件，减少复发和转移机会；④通过术前化疗，能够对肿瘤化疗敏感性进行客观性评价，这也是后续治疗继续选择化疗而未选择放疗的原因。

在化疗方案的选择上，参照子宫肉瘤的化疗方案，可选择"多柔比星"单药。但未分化子宫肉瘤对化疗不敏感，故相关报道较少。该患者年龄较大，且考虑到经济原因，行"白蛋白紫杉醇＋顺铂"方案化疗，化疗1个周期后因肾功能异常而将顺铂改为卡铂。2个周期新辅助化疗后肿瘤消退明显，故及时选择行根治性手术治疗，术后病理均未见明确肿瘤细胞残存，术后再行4个周期辅助化疗，疗效评估为CR。截至2023-09，患者PFS达到35个月。

【专家点评】

本例患者为较为罕见的宫颈癌肉瘤，该病目前并无标准治疗方案，故需要依据患者情况制定个体化的治疗方案。对于宫颈癌肉瘤，新辅助化疗不仅可缩小肿物、延缓肿瘤进展，为患者争取手术机会，还能对肿瘤化疗敏感性进行客观性评价，为后续治疗提供充分的治疗依据。事实也证明，白蛋白紫杉醇联合铂类确实对该宫颈癌肉瘤患者产生了良好的治疗效果，后续病理学结果也证实化疗效果显著。虽然循证医学证实，对于宫颈癌肉瘤患者，手术联合放疗及化疗对比手术联合放疗可获得更高的生存率，但针对本例患者，化疗及手术已经达到满意的治疗效果，放疗只会增加治疗不良反应，故并未对该患者进行放疗，充分体现了个体化治疗的特点。

【指南背景】

目前，我国宫颈癌的分期规则采用国际统一的FIGO 2018分期，其是作为宫颈癌初次治疗前确定治疗方案的依据。在FIGO 2018分期纳入淋巴结转移后，淋巴结转移在治疗前诊断中的作用也越来越重要。《宫颈癌诊疗指南（2022版）》不推荐使用PET/CT评价宫颈癌的局部浸润情况，但对于下列情况，推荐有条件者使用PET/CT：①FIGO分期为ⅠB1期及以上的初诊患者疗前分期（包括ⅠB1期有保留生育功能需求的患者）；②因其他原因行单纯子宫切除术而意外发现宫颈癌拟进行全身评估者；③拟行放疗需影像辅助勾画靶区者；④存在高危因素患者治疗结束3～6个月后随访监测；⑤随访过程中可疑出现复发、转移的患者，包括出现临床症状或相关肿瘤标志物升高。核素骨扫描仅用于怀疑有骨转移的患者。本例患者行PET/CT及CT检查均发现淋巴结异常，但PET/CT诊断更为明确，早期识别了淋巴结转移。2022年美国NCCN指南推荐，对于影像学发现盆腔淋巴结阳性而腹主动脉淋巴结阴性的患者，推荐盆腔外照射＋铂类同步化疗＋近距离放疗±腹主动脉旁淋巴结外照射或腹主动脉旁淋巴结手术分期。

【循证背景】

对于宫颈癌肉瘤，手术＋放、化疗是对患者预后较好的治疗方案。手术方式为广泛性子宫切除＋双侧附件切除＋淋巴结清扫。Kimyon-Comert等的meta分析显示，仅接受放疗患者的2年OS率仅为17%，而仅接受手术患者的2年OS率为68%，接受手术＋放疗＋化疗患者的2年OS率较仅手术＋放疗者高（92% $vs.$ 65%，$P < 0.05$）。因此，手术及化疗可明显提高宫颈癌肉瘤患者的生存率。

【核心体会】

对于特殊类型的宫颈癌，可采用个体化治疗。本例患者为特殊病理学类型，目前尚无推荐的有效治疗方案。采用"白蛋白紫杉醇＋卡铂/顺铂"方案化疗2个周期后，肿瘤完全消退，且术后病理也未见肿瘤残留，治疗效果理想；与此同时，通过术前化疗能够对肿瘤化疗敏感性进行客观性评价，为后续治疗提供充分的依据。目前，白蛋白紫杉醇在2022年美国NCCN指南中属于二线方案的化疗药物推荐，但其在宫颈恶性肿瘤的治疗上有良好效果。本例患者首次治疗即选择该药，在化疗后即达到疾病的CR，故并未再进一步进行放疗，减少了患者因过度治疗所造成的不良反应，这也充分体现了对该患者的个体化治疗。目前，该患者已随访近3年，在无维持治疗的情况下仍未见肿瘤复发征象。

【参考文献】

［1］KIMYON C G，TURKMEN O，KARALOK A，et al. Therapy modalities，prognostic factors，and outcome of the primary cervical carcinosarcoma：meta-analysis of extremely rare tumor of cervix［J］. Int J Gynecol Cancer，2017，27（9）：1957-1969.

第三部分
子宫恶性肿瘤篇

病例24　复发性子宫内膜癌免疫联合内分泌治疗1例

作者　刘燕娜　王桂香

点评　孙　力

【关键词】

子宫内膜癌；复发；免疫治疗；内分泌治疗

【病史及治疗】

➢ 患者，52岁，孕3产2，人工流产1次。

➢ 2015-07-22因"异常子宫出血"就诊于外院。彩色多普勒超声提示，子宫内膜增厚1.8 cm，回声不均。

➢ 2015-07-25外院行"宫腔镜子宫内膜活检术"，病理结果显示，子宫内膜样癌。

➢ 2015-07-28外院行"经腹子宫全切＋双侧附件切除术"。病理结果显示：①子宫内膜样癌，中分化（G2），肿瘤大小1.5 cm×1.5 cm，侵及浅肌层＜1/3，未侵及宫颈管；②卵巢、输卵管未见癌。免疫组化结果显示，ER（＋）、PR（＋＋）。

➢ 外院诊断为子宫内膜样癌ⅠA期（G2）。

➢ 患者术后不定期复查，2018-05-18盆腔彩色多普勒超声未见明显异常。

【本阶段小结】

子宫内膜癌的治疗以手术为主，放、化疗为辅。制定治疗方案应结合患者年龄、病理学类型和全面影像评估等综合考虑决策。对于临床考虑肿瘤局限于子宫体者，应行全面分期术，即子宫全切＋双侧附件切除＋手术分期；淋巴结评估包括盆腔及腹主动脉旁淋巴结，即使病变局限于子宫，淋巴结切除术也是分期手术的重要部分，淋巴结切除可判断预后，为后续治疗提供依据，但某些患者可能不适合做淋巴结切除术。

本例患者为52岁女性，术前未行全面影像学评估，未行充分的手术分期，即术中腹水细胞学检查、盆腔淋巴结活检等，术后无法准确判断疾病分期，且未进行规律随访。

【病史及治疗续一】

➢ 2020-03无明显诱因出现便血，大便细条状与正常大便交替出现，伴下腹痛，未诊治。

➢ 2020-04-28外院查肠镜检查显示，距离肛门18 cm处结肠可见环形肿块，向腔内生长，肠腔狭窄，内镜不能通过；肿块表面充血、糜烂、渗血。行结肠肿块活检病理显示，子宫内膜样癌，

ER（＋）、PR（＋）。

➢ 2020-05-09初次就诊于中国医学科学院肿瘤医院深圳医院（以下简称"我院"）。患者身高152 cm，体重42 kg，卡氏功能状态（Karnofsky performance status，KPS）评分50分，体表面积（body surface area，BSA）1.37m²。体格检查显示，肠鸣音未闻及。妇科检查显示，阴道残端以上可扪及8 cm×8 cm质硬肿物，活动度差，轻压痛；三合诊显示直肠黏膜尚光滑。

➢ 我院病理会诊提示，乙状结肠肿物符合子宫内膜癌转移。

➢ 2020-05-10查肿瘤标志物CA125 40 U/ml，HE4 141 pmol/L。

➢ 2020-05-11颈部、胸部、腹部、盆腔CT显示：①盆底膀胱直肠窝不规则肿块，与膀胱顶、周围肠管及阴道残端分界不清，范围约6.5 cm×6.9 cm×7.4 cm（图24-1A、B），穿透乙状结肠壁、伴溃疡形成，伴膀胱壁弥漫增厚，包埋右输尿管下段，伴上方右输尿管肾盂积水；②右侧髂外血管淋巴结，短径约2.4 cm，考虑转移可能（图24-1C）；余未见明显异常。

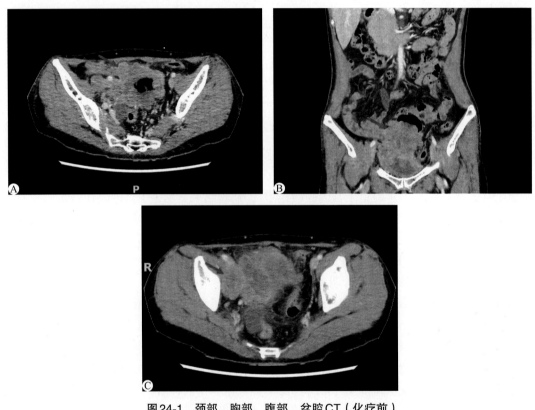

图24-1 颈部、胸部、腹部、盆腔CT（化疗前）
注：A、B.盆底膀胱直肠窝不规则肿块；C.右侧髂外血管淋巴结。

➢ 2020-05-15经泌尿外科、胃肠外科、影像科、放疗科等参与的第一次MDT认为，患者为复发性子宫内膜癌，病灶广泛累及输尿管、膀胱、乙状结肠、盆底，伴肠瘘形成，一般状态差，无根治性手术或放疗机会，建议通过静脉营养支持治疗改善一般状态，同时进行系统性治疗。

➢ 2020-05-26至2020-10-01给予"紫杉醇＋卡铂"方案化疗7个周期。治疗期间因多次Ⅳ度骨髓抑制而调整剂量。经7个周期化疗后，患者排便症状好转，KPS评分改善至70分。

➢ 2020-10-20复查CA125 26 U/ml，HE4 231 pmol/L。颈部、胸部、腹部、盆腔CT显示：①盆腔肿瘤大小为7.5 cm×5.7 cm×5.4 cm（图24-2A、B）；②右侧髂血管旁淋巴结，短径约1.8 cm（图24-2C）。疗效评估为SD。

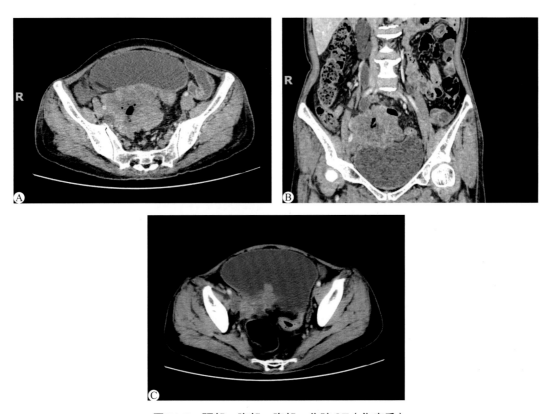

图24-2 颈部、胸部、腹部、盆腔CT（化疗后）
注：A、B.肿瘤穿透乙状结肠壁、伴溃疡形成；C.右髂血管旁转移淋巴结。

➤ 基因检测显示，PD-L1阴性；肿瘤突变负荷（tumor mutational burden，TMB）（低）0.56 muts；MSS，人表皮生长因子受体2（human epidermal growth factor receptor 2，HER2）阴性，神经生长因子受体（neurotrophic receptor tyrosine kinase，NTRK）阴性。

【本阶段小结】

患者临床Ⅰ期子宫内膜癌术后未进行规范随访，术后4年余复发，此时病灶广泛，肿瘤负荷大，合并乙状结肠瘘形成，且一般状态差，无法耐受放疗或根治性手术。经MDT后给予"紫杉醇＋卡铂/奈达铂"方案化疗共7个周期，患者一般状态逐渐改善，便血好转。此阶段化疗剂量受限于患者一般状态及不良反应，经肿瘤标志物及影像学检查，疗效评估为SD。基因检测提示PD-L1阴性、MSS、肿瘤突变负荷低（tumor mutation burden-low，TMB-L），无可参考的用药靶点。

【病史及治疗续二】

➤ 2020-10-22经放疗科、泌尿外科、影像科等参与的第二次MDT认为，患者为复发性子宫内膜癌，ER、PR均阳性，经紫杉醇联合铂类化疗7个周期后，疗效评估为SD，合并乙状结肠瘘，化疗耐受性较差，可尝试进行临床研究或"去化疗"，如免疫联合内分泌治疗。

➤ 经与患者家属充分知情沟通后，2020-10-28至2022-12-06给予"信迪利单抗（200 mg，每3周1次）"静脉治疗共39个周期。2020-10-29开始口服"醋酸甲地孕酮片（160 mg，每天1次）"。期间出现甲状腺功能减退1级、尿培养阳性，经对症处理后好转。

> 2020-12复查CA125 23 U/ml，HE4 123 pmol/L。颈部、胸部、腹部、盆腔CT显示：①盆腔肿瘤大小4.8 cm×2.8 cm×5.9 cm；②右侧髂血管旁淋巴结，最大径线约1.8 cm。此后定期疗效评估为PR。

> 2021-05患者诉肛门排少许水样液体，完善盆腔MRI检查提示，可疑膀胱-结肠瘘。

> 2021-05-17行"尿道膀胱镜检查＋右侧输尿管支架置入术"。

> 2021-06-16行"横结肠造口术"。

> 2022-08-11复查CA125 34.5 U/ml，HE4 81.67 pmol/L。颈部、胸部、腹部、盆腔CT显示：①直肠系膜多发转移，与乙状结肠、膀胱分界不清，最大界面2.5 cm×1.8 cm×0.9 cm（图24-3A、B）；②右侧髂血管旁淋巴结，最大径线约1.3 cm（图24-3C）。疗效评估为PR。

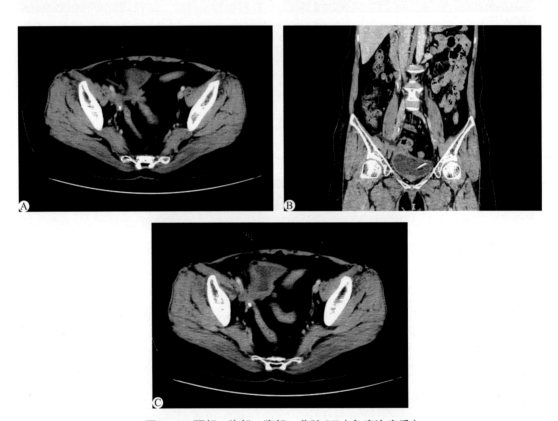

图24-3　颈部、胸部、腹部、盆腔CT（免疫治疗后）

注：A、B.盆腔肿瘤消退明显，与乙状结肠、膀胱分界不清；C.右髂血管旁转移淋巴结缩小。

【本阶段小结】

本例患者为子宫内膜癌（G2），ER、PR均阳性，孕激素除了可治疗子宫内膜癌，对于改善患者一般情况及食欲也有所帮助。患者经过39个周期免疫联合内分泌治疗，疗效评估为PR，KPS评分改善至80～90分，食欲等恢复至正常水平，缓解期长达24个月。

关于免疫治疗维持时间，现有文献为35个周期，最长不超过24个月；对于延长使用免疫治疗是否获益并无太多文献报道。本例患者免疫联合内分泌治疗超过35个周期，仍提示有效，还需要更多的临床研究提供高级别证据，以探索免疫治疗的使用期限。

【病史及治疗续三】

➤ 2022-12-23患者出现发热，最高体温39.0℃，伴咳嗽、乏力，确诊新型冠状病毒感染。2022-12-27开始出现呕吐，无法进食，于外院急诊给予积极静脉营养支持治疗，暂停免疫治疗。

➤ 2023-01-01患者出现双腿无力、行走困难。

➤ 2023-01-03外院彩色多普勒超声显示，左下肢股总静脉、股深静脉、股浅静脉、腘静脉、胫后静脉、腓静脉与大隐静脉管腔内充满不均质强回声区，几乎充满整个管腔，考虑深静脉血栓形成；右下肢静脉血流淤滞，考虑为孕激素治疗不良反应，遂停用"醋酸甲地孕酮片"。

➤ 2023-01-21患者开始反复出现腹痛、腹胀、恶心、呕吐及进食困难，于外院行静脉营养支持、止吐等对症处理，未见明显好转。

➤ 2023-03于我院综合科住院治疗，CT评估疗效为SD。

➤ 2023-03-31给予"信迪利单抗（200 mg）"治疗1个周期。

➤ 2023-04-21给予"信迪利单抗＋白蛋白紫杉醇"方案静脉化疗1个周期，患者出现Ⅱ度骨髓抑制，拒绝继续化疗。

➤ 2023-05-29患者因"十二指肠多处溃疡"出现"消化道大出血，失血性休克"，经积极抢救、对症治疗后好转。

➤ 2023-05-30胸部、腹部、盆腔CT显示：①直乙状结肠系膜多发转移，部分融合，与乙状结肠、膀胱壁分界不清，范围难测，同前相仿；结肠膀胱瘘可能（图24-4 A）。②右侧髂血管后方淋巴结，与右肾下段及相邻膀胱壁分界不清，最大径线约1.0 cm（图24-4B）。

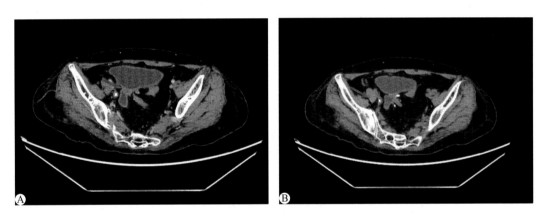

图24-4　胸部、腹部、盆腔CT
注：A.直乙状结肠系膜多发转移；B.右髂外血管后方淋巴结转移。

➤ 结合患者ER、PR阳性，可能对内分泌治疗敏感。2023-06-14开始给予"氟维司群（500 mg，肌内注射，每天早晨1次）＋来曲唑（2.5 mg，口服，每天1次）"方案，患者耐受度可，截至2023-09疗效评估为SD。

【本阶段小结】

根据《NCCN指南2022.v3 COVID-19与癌症并存患者的管理》，延迟癌症导向治疗的持续时间取决于新型冠状病毒感染的严重程度、恶性肿瘤的类型和状态、延迟治疗导致的癌症复发和进展的风险、治疗的类型和强度及治疗方案的不良反应。如果不受控制的癌症迫切需要进行抗癌治疗，应在肿瘤科医师指导下进行。关于免疫检查点抑制剂，应延迟治疗至少10天，直到症状缓解。本例患者因合并深静脉血栓形成，直到首次新型冠状病毒感染抗体检测阳性后第12周才开始进行抗肿瘤治疗，相对比较安全。

2022年发布于 *BMJ* 的来自瑞典全境内的自我对照和匹配队列研究表明，新型冠状病毒感染后1～90天内深静脉血栓的发病率比随年龄增加而增加，50～70岁新型冠状病毒感染人群高发，特别是在感染后第1周，首次肺栓塞的发病率比为36.17（95%*CI* 31.55～41.47）。由此可见，恶性肿瘤合并新型冠状病毒感染后深静脉血栓形成的影响可延长到3个月，故需要时刻警惕。该患者后期因长期抗凝治疗又继发上消化道大出血，危及生命，故在抗肿瘤治疗的全程中，需要时刻关注血栓/出血性疾病并积极应对。

【专家点评】

本例患者为子宫内膜样癌临床 I 期外院不全分期术后，无明确高危因素。根据2015年美国NCCN指南，选择观察也是可行的。患者术后4年余诊断复发时，肿瘤负荷大且合并肠瘘，经首选化疗方案（卡铂/奈达铂＋紫杉醇）治疗7个周期后达到SD状态，一般情况较前有所改善。基因检测提示PD-L1阴性、TMB-L、MSS，各靶点均为阴性，并非免疫治疗的最适宜人选。但患者无法继续耐受静脉化疗，结合免疫组化结果ER、PR阳性，经与患者家属充分知情沟通"去化疗治疗"（免疫联合内分泌治疗）风险，如治疗期间仍有可能疾病进展、发生严重免疫治疗反应等，患者及家属经商议后仍选择免疫治疗联合内分泌治疗的新方案，并从中明显获益。

该患者从诊断为复发性子宫内膜癌至2023-09生存期已达41个月，目前仍存活；并且患者为PD-L1阴性、TMB-L、MSS的子宫内膜癌，这与多数免疫治疗获益有关特征的临床共识不符，属于个体化治疗。当然，关于免疫治疗获益人群的特征，现有医学研究仍无法给出全面的答案，需要更多的临床和基础研究深入探索。

【指南背景】

1.2015 NCCN子宫肿瘤临床实践指南（2005年第二版） 该指南指出，对于子宫内膜癌不全手术分期后的治疗，病理分期 I A期，G2，浅肌层浸润，如果情况允许，建议先行影像学评估。若影像学评估为可疑或阳性，则对合适的患者进行再次手术分期或对转移灶进行病理学确诊；也可直接再次手术分期（证据等级3级），术后辅助治疗方案选择与完全分期后相同。本例患者术后诊断为子宫内膜样癌 I A期，G2，无论有无高危因素，均可选择观察，或者行阴道近距离放疗。

患者初诊时年龄＜60岁，术前彩色多普勒超声检查、术后病理报告提示肿瘤主要局限于子宫体，大小约1.5 cm×1.5 cm，浅肌层浸润，子宫下段、宫颈管未见癌浸润的诸多特征综合考虑，根据2000年提出的"梅奥标准"，低危的子宫内膜癌（病灶局限在子宫体、子宫内膜样癌、G1或G2、病灶直径＜2.0 cm），可不行淋巴结切除。

2.2021.v1 NCCN子宫肿瘤临床实践指南（2021年第一版） 该指南指出，内分泌治疗可用于复发转移的分化好、ER和PR阳性的子宫内膜癌。可选择的内分泌治疗药物有甲地孕酮片、芳香化酶受体抑制剂——来曲唑片等。

3.CSCO指南免疫检查点抑制剂临床应用指南2022 该指南指出，关于免疫检查点抑制剂引起的甲状腺功能异常，很少超过2级，因为通常通过血液学监测甲状腺功能可及时发现并对症处理，极少引起致死性甲状腺危象。PD-1/PD-L1抑制剂单药治疗时，引起甲状腺功能紊乱的发生率为

5%～10%，并且与肿瘤类型无关。免疫检查点抑制剂相关内分泌不良反应通常发生在使用PD-1/PD-L1抑制剂的第10～24周，而CTLA-4抑制剂如依匹木单抗引起的不良反应则出现较早，为第7～8周。如患者在治疗期间出现不明原因的乏力、体重增加、畏寒、便秘、抑郁等其他症状，需要考虑甲状腺功能减退的可能；如出现无法解释的心悸、出汗，进食及排便次数增多和体重减轻，则需要考虑甲状腺功能亢进的可能。以上均可通过血液学检测甲状腺功能等确诊。其他常见的内分泌不良反应有垂体炎、肾上腺功能减退及继发糖尿病。

【循证背景】

1.KEYNOTE-158研究　该研究纳入27种不同肿瘤类型的患者。其中，队列K为任何MSI-H/dMMR实体瘤，在此队列中，帕博利珠单抗治疗MSI-H实体瘤的ORR为34.3%，中位PFS为4.1个月，中位OS为23.5个月。在子宫内膜癌队列中（$n=49$），ORR为57.1%。基于此，2017年5月，美国FDA加速批准帕博利珠单抗用于治疗MSI-H/dMMR的转移性实体瘤患者，成为首个不以肿瘤发生部位而以生物标志物（biomarker）为分类依据的适应证。2021年，ESMO公布了KEYNOTE-158队列D（子宫内膜癌，无论MSI状态）和队列K中MSI-H/dMMR子宫内膜癌患者的长期随访结果，帕博利珠单抗在经治MSI-H/dMMR晚期子宫内膜癌中的ORR更新为48%，再次证实免疫治疗是经治MSI-H/dMMR晚期子宫内膜癌患者的优选方案之一。

2.2021年ESMO公布的Ⅲ期KEYNOTE-775研究　该研究结果显示，与医师选择的化疗方案（多柔比星脂质体或紫杉醇周期性治疗）相比，帕博利珠单抗联合仑伐替尼使错配修复基因正常（mismatch repair-proficient，pMMR）患者中位PFS延长2.8个月，复发或死亡风险降低40%；中位OS延长5.4个月，死亡风险降低38%；ORR提高15.2%。研究表明，在既往至少接受过一线含铂药物治疗的晚期/复发性子宫内膜癌患者中，联合疗法可改善包括pMMR在内全部患者的预后。基于该研究数据，美国FDA和欧洲药品管理局分别于2021年7月21日和2021年10月14日批准帕博利珠单抗联合仑伐替尼用于既往接受系统治疗后出现进展的子宫内膜癌患者，但获批人群不同。美国FDA获批的是非MSI-H/dMMR人群；而欧洲药品管理局获批的是全人群，即不论MMR状态如何，均可使用此联合疗法。

【核心体会】

对于复发性子宫内膜癌，首选的系统性治疗为"卡铂＋紫杉醇"方案。本例患者术后4年余诊断复发时，一般情况较差，盆腔肿瘤负荷大且合并肠瘘，经静脉化疗后一般情况得以改善。但因不良反应限制了化疗剂量，7个周期化疗后，肿瘤大小无明显改变。在患者坚决拒绝继续化疗的状态下，启用免疫检查点抑制剂联合内分泌治疗方案，为患者取得了长达41个月的缓解期，这超预期的临床结局与多项晚期/复发性子宫内膜癌相关的药物临床研究结论不谋而合，预示着免疫治疗将成为复发性子宫内膜癌的优选方案之一。

【参考文献】

［1］NCCN Clinical Practice Guidelines in Oncology-Uterine Neopalsms（Version1，2015）. http：//www. nccn. org.

［2］NCCN Clinical Practice Guidelines in Oncology-Uterine Neopalsms（Version1，2021）. http：//www. nccn. org.

［3］中国临床肿瘤学会指南工作委员会编写组. CSCO指南 免疫检查点抑制剂临床应用指南2022［M］. 北京：人民卫生出版社，2022.

〔4〕NCCN指南2022. v3 COVID-19与癌症并存患者的管理. http://www. nccn. org.

〔5〕KATSOULARIS I, FONSECA-RODRÍGUEZ O, FARRINGTON P, et al. Risks of deep vein thrombosis, pulmonary embolism, and bleeding after covid-19: nationwide self-controlled cases series and matched cohort study 〔J〕. BMJ, 2022, 377: e069590.

〔6〕O'MALLEY D M, BARIANI G M, CASSIER P A, et al. Pembrolizumab in patients with microsatellite instability-high advanced endometrial cancer: results from the KEYNOTE-158 study 〔J〕. J Clin Oncol, 2022, 40 (7): 752-761.

病例25 子宫内膜神经内分泌癌ⅢC期新辅助化疗联合免疫治疗1例

作者 郭 玉 孙 力

点评 白 萍

【关键词】

子宫内膜神经内分泌癌；化疗；免疫治疗

【病史及治疗】

➤ 患者，54岁，孕2产2，均为顺产。

➤ 2018年因"回盲部恶性肿瘤"就诊于中国医学科学院肿瘤医院行"腹腔镜下肠癌根治术"，术后无须行放化疗。基因检测排除林奇综合征。

➤ 2020-10患者因"不规则阴道出血1个月"于外院就诊。2020-10-17盆腔MRI结果显示，子宫腔内肿物，大小为6.6 cm×6.1 cm×7.0 cm，符合癌肉瘤表现，双侧髂血管旁多发肿大淋巴结，警惕转移。外院行分段诊断性刮宫，病理提示，子宫腔内容物为癌肉瘤。

➤ 2020-10-15初次就诊于中国医学科学院肿瘤医院深圳医院（以下简称"我院"）。病理会诊结果提示，子宫腔内容物为恶性肿瘤，少部分为子宫内膜样癌，中、低分化，大部分考虑为神经内分泌癌，倾向小细胞型。

➤ 2020-10-17盆腔MRI结果提示，子宫体积增大，子宫腔内可见不规则肿物，较大截面约6.6 cm×6.1 cm×7.0 cm；增强扫描不均质轻度强化，肿物累及子宫深肌层，外层尚完整；双侧髂血管旁多发淋巴结，直径1.0 cm，警惕转移。

➤ 2020-10-20颈部、胸部、腹部、盆腔CT（图25-1A、C）显示，子宫腔内见不规则肿物，较大截面约6.8 cm×6.4 cm×7.5 cm，右侧髂内动脉旁、腹主动脉旁可见多发淋巴结，直径2.4 cm×2.2 cm，余淋巴未见肿大；余检查部位未见明确肿瘤。肿瘤标志物NSE 359.2 ng/ml，CA125 8.9 U/ml，HE4 34.19 pmol/L。诊断为子宫内膜神经内分泌癌（小细胞癌）ⅢCr期。

➤ 2022-10-24给予第1周期"帕博利珠单抗＋白蛋白紫杉醇＋卡铂"方案静脉治疗。

➤ 2022-11-17给予第2周期"帕博利珠单抗＋白蛋白紫杉醇＋卡铂"方案静脉治疗，患者发生Ⅱ度骨髓抑制，给予对症处理后缓解，无明显胃肠道反应及肝、肾损伤。

➤ 2022-12-06颈部、胸部、腹部、盆腔CT（图25-1B、D）显示，子宫体及子宫底部软组织肿物，较前明显缩小，范围为3.5 cm×2.8 cm；右侧髂内动脉旁及腹主动脉旁均较前明显缩小，直径为1.5 cm×0.9 cm；余淋巴未见转移。疗效评估为PR。

➤ 2022-12-13我院行"经腹子宫全切＋双侧附件切除＋腹主动脉旁淋巴切除＋双侧闭孔区淋巴

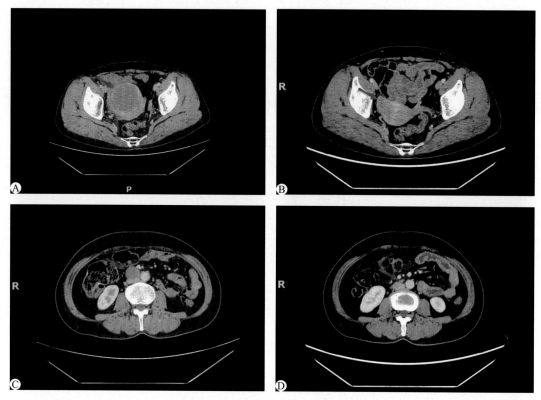

图25-1 治疗前与治疗后CT结果对比

注：A.2020-10-20子宫腔内病灶；B.2022-12-06子宫腔内病灶；C.2020-10-20腹主动脉旁转移淋巴结；D.2022-12-06腹主动脉旁转移淋巴结。

结切除＋腹主动脉旁淋巴切除＋大网膜切除术"。台下剖视子宫见，子宫腔左侧近子宫角处灰黄色结节，大小为2.8 cm×2.0 cm×2.0 cm，子宫腔左侧角可见息肉样隆起，直径为0.3～0.6 cm，颜色灰黄，质地中，余子宫腔未见异常。手术标本为腹主动脉旁淋巴结、右侧卵巢及输卵管、左侧卵巢及输卵管、全子宫（图25-2）。

➤ 术后病理结果提示，全子宫＋双侧附件瘤床及子宫内膜全面取材，未见明确浸润癌残留；近左侧子宫角局灶子宫内膜增生，伴小灶不典型增生，肿瘤退变坏死，伴间质纤维组织增生及玻璃样变，多量泡沫细胞聚集，可见胆固醇结节及多核巨细胞反应，结合病史，符合重度治疗后反应；子宫旁未见肿瘤组织；子宫腺肌病；宫颈及宫颈管内膜组织呈慢性炎症；双侧卵巢、输卵管未见肿瘤；大网膜未见肿瘤；淋巴结未见转移癌（0/19），包括腹主动脉旁淋巴结（0/5），其中1枚伴治疗

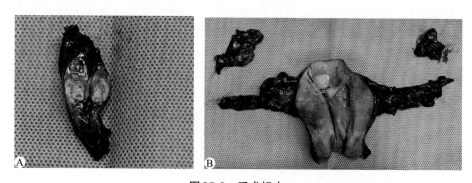

图25-2 手术标本

注：A.腹主动脉旁淋巴结（腹主动脉淋巴结中心部分可见坏死）；B.全子宫＋双侧附件（子宫腔右侧角病灶坏死改变）。

后反应，右侧闭孔淋巴结（0/8），左侧闭孔淋巴结（0/6）。

【本阶段小结】

子宫内膜癌的治疗以手术为主，放疗和化疗是常用的辅助治疗方式。制定治疗方案时应结合患者年龄、病理学类型和临床（影像）分期、高危因素及患者体能状态等综合考虑。对于病灶局限于子宫体者，建议行全面分期手术；对于病变超出子宫者，如一般状况良好，经评估可考虑行系统治疗后再行减瘤手术。本例患者入院后结合影像学诊断为子宫内膜癌ⅢC期，可疑淋巴结转移，且病理类型为相对特殊的神经内分泌癌，恶性程度较高，远处转移风险高，预后较差，故选择先行化疗联合免疫治疗以控制病情，经"白蛋白紫杉醇＋卡铂"方案化疗联合免疫治疗2个周期后，疗效评估为PR。术后病理结果未见肿瘤残留，达到病理学完全缓解（pathological complete response，pCR）。

【病史及治疗续一】

➢ 2023-01-16至2023-03-27术后给予"帕博利珠单抗＋白蛋白紫杉醇＋卡铂"方案静脉化疗4个周期，周期间隔21天。患者出现Ⅲ度骨髓抑制，转氨酶轻度升高，给予皮下注射"重组人粒细胞集落刺激因子"及护肝治疗后缓解，出现肢体麻木症状，尚能忍受，停止化疗后自行缓解。

➢ 2023-03-06颈部、胸部、腹部、盆腔CT结果未见异常。2023-04-23盆腔MRI结果未见异常。疗效评估为CR。

➢ 2023-04-27至2023-06-01放疗科行盆腔外照射治疗，CTV为腹主动脉旁淋巴引流区（上界为原瘤床位置上方2.0 cm），双侧髂总淋巴及引流区，双侧髂外、髂内、闭孔及部分骶前淋巴残端及引流区，阴道残端上方3.0 cm。PTV为CTV三维方向外扩0.5 cm。放疗剂量为45 Gy/1.8 Gy/25 f。放疗期间联合"帕博利珠单抗（200 mg）"每间隔21天静脉滴注治疗。

➢ 2022-10-24至2023-09-08给予"帕博利珠单抗（200 mg）"方案治疗10个周期。

➢ 2023-09-11我院复查颈胸腹盆腔CT结果未见异常；肿瘤标志物水平均在正常范围内；胃肠镜结果未见异常。疗效评估为CR。

【本阶段小结】

本例患者为子宫内膜癌晚期，行辅助化疗加免疫治疗2个周期。经满意减瘤术后继续给予4个周期的化疗联合免疫治疗后，行序贯放疗。免疫维持治疗于放疗期间持续按期给药至共10个周期，目前结束放疗后3个月余，疗效评估为CR。

【专家点评】

神经内分泌癌可发生于任何器官，但绝大多数发生于肺部。女性生殖系统神经内分泌癌多见于宫颈或卵巢。子宫内膜神经内分泌癌罕见，但侵袭性强，容易发生远处转移，预后很差。本例患者入院诊断为子宫内膜神经内分泌癌ⅢC期，术前影像学结果提示腹主动脉旁淋巴结转移，这一临床特征符合神经内分泌癌恶性程度高的病理学行为。

子宫内膜癌的主要治疗手段是手术、化疗和放疗。对于晚期子宫内膜，满意减瘤（R0切除）是保证疗效的前提，术后实施化疗及放疗可降低复发率。针对子宫内膜神经内分泌癌，目前尚无标准治疗手段，主要参考非小细胞肺癌的治疗结合子宫内膜癌的治疗规范。本例患者因入院后影像学检查提示腹主动脉淋巴转移，转移淋巴结与腹主动脉粘连致密，如直接手术可能导致该处血管破裂或无法到R0切除。经新辅助化疗后手术难度降低，且达到pCR。关于化疗方案的选择，女性生殖系统神经内膜分泌肿瘤的治疗主要选择以铂类药物为基础的联合化疗，常选择"依托铂苷＋顺铂"

方案，紫杉醇及伊立替康可作为二线药物。本例患者选用"白蛋白紫杉醇＋卡铂"方案，2个周期化疗后达到CR，证实该方案可行且有效。关于免疫治疗在神经内分泌癌中的应用，目前尚处于探索阶段，其不作为标准的治疗手段，主要应用于已接受多线规范治疗后转移或复发性神经内分泌癌的治疗。本例患者初诊治疗联合免疫治疗基于其为晚期子宫内膜癌且PD-1阳性因素考虑，联合帕博利珠单抗后目前处于维持治疗中。患者目前已停止放疗3个月，疗效评估为CR。这一结果说明，免疫治疗在子宫内膜神经内分泌癌的治疗中具有临床可靠性。

【指南背景】

关于子宫内膜神经内分泌癌的治疗，目前国内外尚无标准治疗规范，主要参考子宫内膜癌和非小细胞肺癌的治疗规范。《中国临床肿瘤学会（CSCO）子宫内膜癌诊疗指南（2023）》指出，对于Ⅲ期子宫内膜癌，能耐受手术且能达到满意减瘤的患者首选手术治疗，无法耐受手术者可选择全身治疗或联合放疗；对于初次评估手术难以达到满意减瘤者，应先行新辅助化疗后再评估其是否可以进行手术。美国NCCN指南于2023-04更新了2023-02版本的子宫体恶性肿瘤指南，将免疫治疗联合化疗纳入子宫内膜癌的系统治疗中。该指南推荐，对于晚期（Ⅲ～Ⅳ期）患者，推荐"紫杉醇＋卡铂＋帕博利珠单抗（Ⅰ类证据）/多塔利珠单抗（Ⅰ类证据）"。中国抗癌协会指南指出，对于有子宫外转移的晚期患者，经MDT评估能完全切除病灶者可考虑行肿瘤细胞减灭术，即"子宫全切＋双侧附件切除＋肿大转移的淋巴结切除＋盆腹腔内转移病灶切除±大网膜切除术"，术后给予系统治疗，也可考虑行新辅助化疗后再手术。《中国抗癌协会神经内分泌肿瘤诊治指南（2022年版）》指出，一线化疗方案首选"依托泊苷＋顺铂""依托泊苷＋卡铂"及"伊立替康＋顺铂"。本例患者的治疗方案严格遵循指南及规范，化疗方案选择了二线化疗方案"白蛋白紫杉醇＋卡铂"，仍取得满意的治疗效果。

【循证背景】

1.NRG-GY018研究 该研究为帕博利珠单抗联合化疗治疗晚期内膜癌的Ⅲ期临床试验，按1∶1的比例分配816例患有可测量病灶（Ⅲ期或ⅣA期）或ⅣB期或复发性子宫内膜癌患者，接受"紫杉醇＋卡铂"方案联合疗法的同时接受帕博利珠单抗或安慰剂治疗。最终结论显示，对于晚期或复发性子宫内膜癌患者，在标准化疗的基础上加用帕博利珠单抗，其PFS明显长于单纯化疗组。

2.GOG-3031研究 该研究为多塔利珠单抗治疗晚期或复发性子宫内膜癌的Ⅲ期全球多中心、双盲、随机临床研究。安慰剂对照试验纳入494例患者，探究原发性晚期Ⅲ期或Ⅳ期或首次复发子宫内膜癌患者接受多塔利珠单抗（500mg）或安慰剂，外加卡铂＋紫杉醇联合治疗及多塔利珠单抗维持治疗的获益情况。得出结论，多塔利珠单抗联合卡铂＋紫杉醇可显著提高原发性晚期或复发性子宫内膜癌患者的PFS，其中dMMR、MSI-H人群获益最大。

【核心体会】

子宫内膜小细胞神经内分泌癌十分罕见，且恶性程度高，Ⅲ期及以上患者平均生存时间＜12个月。因发病例数少，国内外相关的文献大多为个案报道，治疗经验相对不足，缺乏统一诊治规范。手术治疗是该病主要的治疗方法，完全手术切除是改善患者预后的最重要治疗，术后辅助放疗、化疗对改善预后也具有一定作用。近年临床研究也证实免疫治疗可应用于晚期患者，而内分泌治疗在女性生殖系统内分泌癌的治疗方面尚需要进一步探索。本例患者为晚期子宫内膜神经内分泌癌，经过规范的手术、放疗、化疗及联合免疫治疗，目前放疗结束已3个月余，疗效评估为CR，且仍在随访中，初步取得良好的治疗效果。然而，该例患者的随访时间相对较短，其生存结局将在后续进一步报道。

【参考文献】

[1] 中国临床肿瘤学指南工作委员会. 中国临床肿瘤学会（CSCO）子宫内膜癌诊疗指南（2023）[M]. 北京：人民卫生出版社，2023.

[2] 林仲秋. 2024 NCCN子宫肿瘤临床实践指南解读[J]. 中国实用妇科与产科杂志，2023，39（11）：1122-1127.

[3] 中国抗癌协会妇科肿瘤专业委员会. 子宫内膜癌诊断与治疗指南（2021年版）[J]. 中国癌症杂志，2021，31（6）：501-512.

[4] ESKANDER RN, SILL M W, BEFFA L, et al. Pembrolizumab plus chemotherapy in advanced endometrial cancer [J]. N Engl J Med, 2023, 388（23）：2159-2170.

[5] MIRZA M R, CHASE D M, SLOMOVITZ B M, et al. Dostarlimab for primary advanced or recurrent endometrial cancer [J]. N Engl J Med, 2023, 388（23）：2145-2158.

病例26 免疫及靶向联合放疗子宫癌肉瘤肩胛部转移1例

作者 吴忱 李晓光

点评 张蓉

【关键词】

子宫癌肉瘤；未控肩胛部转移；免疫治疗；靶向治疗；局部放疗

【病史及治疗】

➢ 患者，44岁，孕2产1。否认慢性病史和手术史，否认家族肿瘤遗传病史。

➢ 2021-11因"阴道不规则出血6个月，间歇性腹痛、腰痛1个月余"就诊于中国医学科学院肿瘤医院（以下简称"我院"）。

➢ 体格检查显示，外阴已婚已产型，阴道通畅，阴道穹隆存在；宫颈直径约5.0 cm，宫颈管内大结节，易出血；子宫体中位，增大如孕10周大小，可触及表面多发结节感，活动度欠佳。三合诊提示，左侧子宫旁稍厚，右侧子宫旁软；直肠黏膜光滑，退指指套无血染。

➢ 2021-11查肿瘤标志物NSE 18.35 U/ml。腹部、盆腔CT及盆腔MRI（图26-1）显示：①子宫

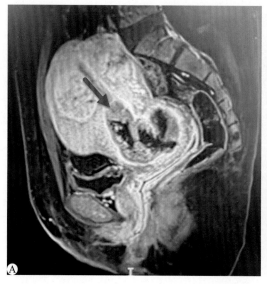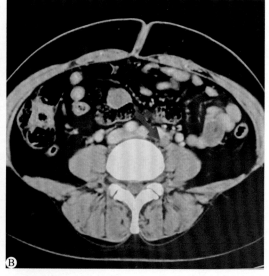

图26-1 盆腔MRI

注：A.子宫体至宫颈肿物；B.左髂总淋巴结。

体至宫颈肿物，大小约9.0 cm×5.8 cm，子宫内膜癌侵犯宫颈与宫颈癌侵犯子宫体待鉴别，前者可能性大；②左侧髂总、右侧闭孔区多发淋巴结，警惕转移；③子宫多发肌瘤。行阴道镜下宫颈活检，活检病理结果为恶性肿瘤，结合免疫组织化学提示低分化腺癌，内膜来源可能性大。

➤ 考虑直接手术困难，故2021-12-01至2021-12-22给予"紫杉醇脂质体＋卡铂"方案新辅助化疗2个周期。

➤ 2022-01-15复查腹部、盆腔CT显示，子宫体至宫颈肿物较前略小，最大截面积8.3 cm×5.2 cm，腹膜后双髂血管旁淋巴结同2021-11。

➤ 2022-01-18行"经腹全子宫切除＋双侧附件切除＋部分大网膜切除＋腹主动脉旁淋巴结清扫＋盆腔淋巴结清扫术"。术中见（图26-2，图26-3）：①大网膜表面粗糙，与子宫粘连；②腹膜后可触及多发肿大淋巴结，直径为2～3 cm，质地硬，达肾血管水平；③盆腔内亦可触及多发肿大淋巴结，质地硬，包绕双侧髂血管；④部分乙状结肠与左侧盆壁粘连；⑤子宫增大如孕10周，表面光滑，宫颈增粗，直径约5 cm，双侧子宫旁韧带明显缩短。术毕未见残存肿瘤（R0切除）。

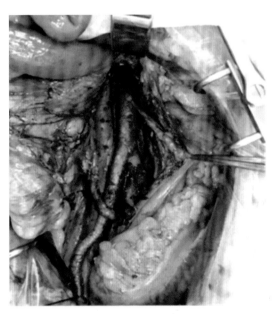

图26-2　腹膜后淋巴结清扫术后所见

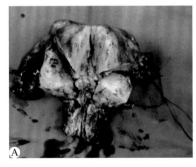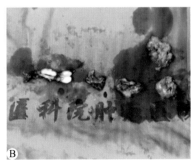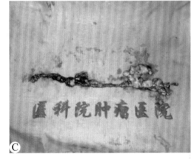

图26-3　手术标本及腹主动脉旁/盆腔淋巴结
注：A.手术标本；B.腹主动脉旁淋巴结；C.盆腔淋巴结。

➤ 2022-01-29给予"紫杉醇脂质体＋卡铂"方案化疗1个周期。

➤ 术后病理报告显示，子宫分化差的癌。结合免疫组化结果，符合癌肉瘤，肉瘤成分考虑非特异性高级别肉瘤；浸润子宫深肌层，累及宫颈间质及部分大网膜，可见多量脉管瘤栓，可见神经侵犯；淋巴结未见转移癌。免疫组化结果显示，14号组织块 ER（＋＋）、Ki-67（密集区＋95%）、MLH1（－）、PMS2（－）、MSH2（＋）、MSH6（＋）、napsinA（－）、P16（斑驳＋）、P53（＋60%）、PAX8（＋＋）、PR（＋＋）、vimentin（＋＋）、WT-1（－）。补充免疫组化结果显示，21号组织块 ER（－）、K1-67（＋90%）、P16（－）、P53（＋95%）、PAX8（＋）、PR（－）、vimentin（＋＋＋）、WT-1（－）、AE1/AE3（＋＋）、PD-L1（CPS 30）、CK18（＋＋＋）、E-cad（－）、EMA（＋＋）、BRG1（＋）、INI1（＋＋）、CD56（－）、ChrA（－）、Syno（＋）、S-100（－）、SMA（－）、CD34（－）、MyoD1（－）、myogenin（－）；19号组织块 P16（斑驳＋）、P53（＋30%）；16号组织块 P16（肉瘤－，癌斑驳＋）、P53（肉瘤＋90%，癌＋20%）、HNF1（癌灶＋）、NapsinA（－）。手术病理分期为子宫癌肉瘤Ⅳ期。

➤ 基因检测结果显示，*HER2*基因第21号外显子突变（*p.V842I*）；*TP53*基因第8号外显子突变（*p.R273C*）（9.3%）；*BRCA2*致病突变。未显示*NRAS*、*KRAS*、*PIK3CA*、*BRAF*、*EGFR*、*POLE*基因突变。错配修复基因突变阴性。TMB 60.8个突变/Mb；MSI-H；PD-L1阳性（CPS＝30）。

➤ 2022-03-02给予"紫杉醇脂质体＋多柔比星脂质体"方案化疗1个周期。

➤ 2022-03患者自觉肩胛部疼痛明显。体格检查（图26-4）显示，肩胛部隆起，似可扪及一肿物，质地硬，固定，界限不清，大小约5.0 cm×4.0 cm。CT（图26-5）显示，左肩胛部隆起肿物，大小约5.3 cm×4.5 cm，考虑软组织转移侵犯局部肋骨。行"彩色多普勒超声引导下左肩胛部肿物穿刺活检术"，穿刺病理显示，符合子宫癌肉瘤转移。考虑肿瘤未控。

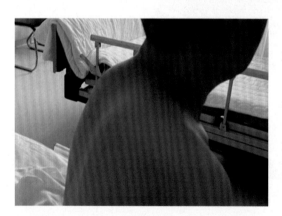

图26-4　2022-03体格检查显示肩胛部隆起

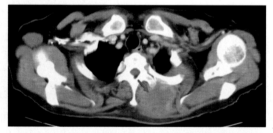

图26-5　2022-03 CT显示肩胛部肿物

【本阶段小结】

本例患者首发症状为不规则阴道出血，是妇科良性或恶性肿瘤的常见症状。经检查发现宫颈管内肿瘤，病理显示为恶性肿瘤；免疫组化结果提示低分化腺癌，内膜来源可能性大。结合妇科查体及影像学资料，考虑子宫内膜恶性肿瘤宫颈转移或局部晚期宫颈恶性肿瘤，前者可能性大。考虑子宫体积较大，且宫颈管明显增粗，直接手术困难，先行"紫杉醇＋卡铂"新辅助化疗2个周期，治疗效果不理想，及时行手术治疗。术中见大网膜粗糙，多发淋巴结肿大，双侧子宫旁韧带明显缩短，无法达到子宫广泛切除，遂行"经腹子宫全切＋双侧附件切除＋部分大网膜切除＋腹主动脉旁及盆腔淋巴结清扫术"。手术为满意减瘤（R0切除）。术后病理首先报告子宫分化差的癌，部分符合中分化子宫内膜样癌；后结合临床及大量免疫组化结果，补充报告为符合癌肉瘤，肉瘤成分考虑为非特异性高级别肉瘤，浸润子宫肌壁＞1/2，累及宫颈管上皮及宫颈间质及部分大网膜，可见多量脉管瘤栓，可见神经侵犯。淋巴结未见转移癌（0/ 75）。化疗方案更改为"紫杉醇+多柔比星脂质体"1个周期，同时患者因左肩胛部疼痛而发现肿瘤，肿瘤穿刺证实为子宫癌肉瘤（uterine carcinosarcoma，UCS）转移并侵犯局部肋骨，肿瘤在治疗中出现进展。

【病史及治疗续一】

➢ 根据基因检测结果，给予患者免疫治疗联合靶向治疗。2022-04-02给予"帕博利珠单抗（200 mg），静脉治疗，每3周1次"联合"安罗替尼（10 mg，每天1次，口服2周停1周）"。用药后患者出现甲状腺功能亢进，弥漫性甲状腺肿大，对症治疗后好转。

➢ 2022-04-28至2022-07-28继续按上述方案治疗5个周期，患者疼痛症状逐渐减轻至基本消失。

➢ 2022-05-20复查胸部CT显示，左肩胛骨区转移瘤较2022-03稍缩小，大小约5.3 cm×8.0 cm。临床疗效评估为SD。

➢ MDT建议局部放疗。2022-08-28至2022-09-20行肩胛骨区局部放疗，处方剂量为95%PGTV 57.5 Gy/2.3 Gy/25 f，95%PTV 50.0 Gy/2.0 Gy/25 f。放疗前胸部CT显示，肩胛骨转移瘤大小约4.8 cm×2.5 cm，放疗后肿瘤缩小至3.7 cm×2.2 cm。

➢ 2022-11-23至2023-09-01继续给予"帕博利珠单抗（200 mg）"静脉治疗13个周期；联合"安罗替尼（10 mg）"，每天1次，口服2周停1周，无明显不良反应。

➢ 2023-06-05复查胸部、腹部、盆腔CT（图26-6）显示，左侧肩胛区转移瘤，大小约3.7 cm×2.1 cm，余未见明显异常。目前继续"安罗替尼"口服治疗。

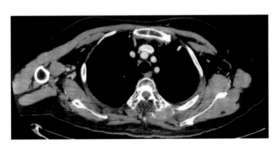

图26-6　胸部、腹部、盆腔CT

【本阶段小结】

本例患者为UCS Ⅳ期，发现时即有大网膜转移，且肉瘤成分为非特异性高级别肉瘤，恶性程度高，治疗过程中短期内出现肩胛部软组织转移并侵犯局部肋骨，转移部位比较罕见。因免疫组化及基因检测结果显示PD-L1阳性（CPS=30），高TMB值及MSI-H，预示免疫治疗可能有效，故采取免疫联合靶向治疗，具体方案为"帕博利珠单抗（200 mg，每3周1次）联合安罗替尼（10 mg，口服每天1次，连服2周停1周）"。从2022-04开始至今已治疗近18个月，患者肩胛部肿瘤已明显缩小并稳定，未新出现其他转移病灶，不良反应可控。

【专家点评】

UCS又称"子宫恶性米勒混合瘤"或"恶性混合性中胚层肿瘤"，是一种化生性癌。不同于其他子宫肉瘤，其发病机制尚未完全明确。UCS的文献报道多集中于临床病理方面，影像学表现相关报道较少。UCS 的治疗方法是以手术为主、联合辅助治疗的综合治疗，但其最佳治疗管理方案尚未统一，一些新型治疗方法也在研究中。

UCS 的治疗是以手术为主联合辅助治疗的综合治疗，目前有关手术淋巴结清扫的必要性及价值尚存在争议。有研究建议，Ⅰ～Ⅲ期患者行"全子宫切除＋双侧附件切除＋盆腔及腹主动脉旁淋巴结清扫＋大网膜切除术"，有手术机会的Ⅳ期患者应行减瘤术。目前，已有多项研究证明化疗能显著降低 UCS 局部和远处复发的风险并改善患者生存期。2020 年美国 NCCN 指南建议早期 UCS 患者应进行化疗，首选卡铂联合紫杉醇方案。Pectasides 等认为，卡铂联合紫杉醇加或不加多柔比星脂质体的方案对晚期（Ⅲ或Ⅳ期）、持续性、复发性、既往未接受化疗的 UCS 患者均具有有效性，其不良反应也在可接受范围内。

研究显示，*Her2/neu* 在 UCS 中过度表达，全外显子测序研究证实存在 *PI3K/AKT/mTOR* 途径基因突变和异常激活，几乎全部 UCS 可检测到血管内皮生长因子表达，且与患者预后相关。*PARP-1* 表达上调，*BRCA1/2* 和 *FANCM* 基因突变支持 PARPi 靶向治疗，其他过表达或突变的基因还有 *p27*、*TP53*、*CTNNB1*、*FBXW7*、*PPP2R1A*、*BCOR* 和 *CHD4*。靶向治疗已有一些探索性研究。索拉非尼通过抑制野生型 *RAF-1* 和酪氨酸激酶受体治疗晚期 UCS 患者可取得一定疗效。Ⅱ期临床研究结果支持伊马替尼治疗持续性或复发性 UCS 的疗效，患者 PFS 超过 6 个月。抗血管生成药物——帕唑帕尼可作为晚期 UCS 患者的二线和三线药物，其确切疗效尚待进一步观察。许多潜在的分子靶点已被鉴定为突变和/或过表达，但针对这些靶点的治疗研究较少，仍需鼓励更多患者参与靶向治疗和抗血管生成药物临床试验。

放疗已长期应用于 UCS 的辅助治疗，体外照射剂量一般为 40～50 Gy。研究显示，"三明治"式联合放化疗（combined modality therapy，CMT）可获得较为满意的疗效，Ⅰ～Ⅱ期患者的 2 年 OS 率为 80.8%，Ⅲ～Ⅳ期为 30.3%。最新研究发现，与放、化疗联合相比（化疗-放疗和放疗-化疗），接受 CMT 患者的总体存活率更高，OS 分别为 34 个月、14 个月和 14 个月。

本例患者初治时子宫体至宫颈肿物，宫颈管内病理提示低分化腺癌，内膜来源可能性大。考虑子宫内膜癌侵犯宫颈可能性大，局部肿瘤大，直接手术或放疗困难，先给予"紫杉醇＋卡铂"化疗 2 个周期，但疗效有限。之后按晚期子宫内膜癌行 R0 减瘤手术，术后病理提示子宫分化差的癌，结合免疫组化结果，符合癌肉瘤，肉瘤成分考虑为非特异性高级别肉瘤，恶性成分高。"紫杉醇＋卡铂"及"紫杉醇＋多柔比星脂质体"方案均无明显疗效，化疗中病情进展未控，出现远处转移（肩胛部软组织转移），结合基因检测及免疫组化结果，结合晚期内膜癌治疗方案，参考 KEYNOTE-775/Study309KEYNOTE-146（NCT02501096）等研究，改为免疫联合靶向治疗，并进行局部放疗，放疗后再继续免疫联合靶向治疗。目前采用安罗替尼口服维持治疗，病情得到控制，取得了较好的疗效。

【指南背景】

子宫癌肉瘤是一种罕见的、高侵袭性的妇科恶性肿瘤，预后较差，其最佳治疗方式仍存在争议。目前，美国 NCCN 指南已将子宫癌肉瘤划分为特殊类型的子宫内膜癌，采取与子宫浆液性腺癌及透明细胞癌相同的治疗方式。首先，必须进行完整的手术分期、子宫全切术、双侧卵巢输卵管切除术、腹腔细胞学检查、盆腔和腹主动脉旁淋巴结切除，以及大网膜切除。术后应给予化疗和/或放疗。对于没有子宫肌层浸润的Ⅰ A 期患者，可以选择观察；对于具有子宫肌层浸润的Ⅰ A 期、Ⅰ B 期、Ⅱ期患者，指南推荐化疗，也可选择同时进行盆腔外照射治疗或近距离放疗；对于Ⅲ期和Ⅳ期患者则强烈建议进行化疗。对于复发或晚期患者的治疗，有学者认为紫杉醇联合异环磷酰胺或卡铂是至今最有效的化疗方案，其中后者的不良反应更小。

【循证背景】

1.KEYNOTE–775/Study309（NCT03517449）Ⅲ期试验 该实验是KEYNOTE-146/Study111（NCT02501096）Ⅱ期试验的验证性试验。试验评估了帕博利珠单抗联合仑伐替尼治疗曾接受含铂化疗后病情进展的晚期、转移性或复发性子宫内膜癌患者的疗效和安全性。结果显示，与化疗（研究者选择多柔比星或紫杉醇）相比，帕博利珠单抗联合仑伐替尼的患者OS和PFS、ORR均有显著改善。帕博利珠单抗联合仑伐替尼组患者的疾病进展风险降低40%（$HR = 0.60$，$95\%CI\ 0.56 \sim 0.72$，$P < 0.0001$），疾病死亡风险降低32%（$HR = 0.68$，$95\%CI\ 0.56 \sim 0.84$，$P = 0.00001$），显著提高ORR（30% $vs.$ 15%）；实验组CR率为5%、PR率为25%，化疗组CR率为3%、PR率为13%。

2.KEYNOTE–146（NCT02501096）研究 该研究旨在评估仑伐替尼联合帕博利珠单抗在多种晚期实体瘤（包含子宫内膜癌）中的安全性和初步疗效。该研究的ⅠB期部分定义了联合用药的最大耐受剂量和Ⅱ期试验的剂量，即每天1次口服仑伐替尼（20 mg），每3周静脉应用帕博利珠单抗（200 mg）。Ⅱ期试验中，仑伐替尼联合帕博利珠单抗在晚期或复发性子宫内膜癌患者的疗效得以进一步研究，无论MSI及PD-L1状态或组织学如何，均观察到良好应答。最终疗效分析中，主要研究终点的24周ORR为38.0%，非MSI-H/dMMR患者的ORR为37.2%，MSI-H/dMMR患者的ORR为63.6%。既往接受过治疗的患者，无论MSI状态如何，其中位缓解持续时间（duration of response，DOR）为21.2个月，中位PFS为7.4个月，中位OS为16.7个月，均优于帕博利珠单抗单药治疗。

3.GOG 261研究 该研究是一项Ⅲ期非劣效性临床试验，比较"紫杉醇＋异环磷酰胺"（PI组）与"紫杉醇＋卡铂"（PC组）方案的疗效。结果显示，PC组和PI组患者的中位OS分别为37.0个月 $vs.$ 29.0个月，中位PFS分别为16.3个月 $vs.$ 11.7个月，2种方案具有相似的可预测毒性及生活质量，但PC方案更经济有效。

4.EORTC 55874研究 该研究纳入224例Ⅰ～Ⅱ期子宫肉瘤患者（其中92例为UCS患者）。研究发现，盆腔放疗组患者的局部控制率明显改善。

5.GOG 232研究 该研究纳入55例Ⅲ～Ⅳ期及复发性UCS患者。研究证实了"紫杉醇＋卡铂"方案的非劣效性，其有效率达54%，耐受性较好，严重不良反应主要包括中性粒细胞减少（85%）、血小板减少（11%）和周围神经病变（11%）。对于联合化疗后进展的患者，推荐单药化疗或放疗，可降低胃肠道及泌尿生殖道不良反应。

【核心体会】

本例患者为晚期子宫癌肉瘤，初次治疗时即为局部晚期，手术或放疗困难。在新辅助化疗后手术，手术达到R0切除，术后化疗过程中病情迅速进展，且发生远处转移，预后差。治疗过程中完善免疫组化及基因检测结果，结合晚期子宫内膜癌治疗方案，理论上，此例患者是免疫治疗的理想对象，体现在其部分肿瘤高肿瘤突变负荷、高PD-1/PD-L1表达率、高肿瘤相关淋巴细胞浸润率，给予免疫联合靶向治疗，并结合放疗，病情得到控制并取得了良好的疗效。该患者的治疗过程体现了肿瘤治疗的个体化，同时，子宫癌肉瘤的靶向治疗仍需要继续探索。

【参考文献】

［1］KAN Y, MAYU Y, KIMIO U, et al. Lenvatinib plus pembrolizumab in Japanese patients with endometrial cancer: results from study 309/KEYNOTE-775［J］. Cancer Sci, 2022, 113（10）: 3489-3497.

［2］VICKY M, NICOLETTA C, ANTONIO C H, et al. Lenvatinib plus pembrolizumab for advanced endometrial cancer［J］. N Engl J Med，2022，386（5）：437-448.

［3］ALEX C，MADAPPA K，RAO S，et al. Anti-angiogenesis revisited：combination with immunotherapy in solid tumors［J］. Curr Oncol Rep，2021，23（9）：100.

［4］DICKSON E L，VOGEL R I，GEHRIG P A，et al. A multi-institutional study of outcomes in stage Ⅰ～Ⅲ uterine carcinosarcoma［J］. Gynecol Oncol，2015，139（2）：275-282.

［5］WONG A T，LEE Y C，SCHWARTZ D，et al. Use of adjuvant chemotherapy，radiation therapy，or combined modality therapy and the impact on survival for uterine carcinosarcoma limited to the pelvis［J］. Int J Gynecol Cancer，2017，27（6）：1171-1177.

［6］ODEI B，BOOTHE D，SUNEJA G，et al. Chemoradiation versus che-motherapy in uterine carcinosarcoma：patterns of care and impact on overall surviva［J］. Am J Clin Oncol，2018，41（8）：784-791.

病例27 子宫内膜癌伴腹主动脉旁淋巴结转移综合治疗1例

作者 罗素娟 孙 力

点评 李晓光

【关键词】

子宫内膜癌；腹主动脉旁淋巴结转移

【病史及治疗】

> 患者，55岁，孕3产3。平素身体健康，家族史无特殊。

> 2018-08患者因"异常阴道流血1个月"于外院就诊。

> 2018-08-21盆腔彩色多普勒超声显示，子宫腔积液；子宫实质性肿块，具体大小不详，考虑子宫肌瘤。

> 2018-09-01 查HPV阴性。宫颈液TCT显示，非典型鳞状细胞，意义不明确（atypical squamous cells of undetermined significance，ASC-US）。阴道镜下子宫颈活检，宫颈3点钟位置CIN I级。

> 2018-09-03外院行"诊断性刮宫术"，术后病理显示，（子宫腔内组织）子宫内膜癌，倾向浆液性癌，建议进行免疫组化检测。

> 2018-10-24患者首次于中国医学科学院肿瘤医院深圳医院（以下简称"我院"）就诊。

> 2018-10-25查肿瘤标志物，CA125 33.7 U/ml、CA19-9 17.7 U/ml、CA15-3 10.2 U/ml、CEA 1.3 ng/ml、HE4 40.79 pmol/ml。

> 2018-10-26盆腔MRI显示：①子宫内膜不规则增厚，以子宫底为著，最厚处约1.1 cm，局部结合带可疑中断并子宫肌层变薄，可符合子宫内膜癌；子宫腔积液，极少量盆腔积液。②双侧髂血管旁、双侧腹股沟见多发小淋巴结，较大者短径约0.5 cm。③腹主动脉旁可疑肿大淋巴结影，大小约1.4 cm×1.0 cm，不除外转移。

> 2018-10-29会诊外院病理切片显示，（子宫腔内组织）腺癌，部分呈乳头状结构，结合形态及免疫组化结果考虑为子宫内膜样腺癌。免疫组化结果显示，ER（＋＋）、PR（－）、Ki-67（80%＋）、MLH1（＋）、MSH2（＋）、MSH6（＋）、P16（斑片状＋）、P53（＋，野生型）、PMS2（＋）、vimentin（＋＋＋）。

【病史及治疗续一】

> 2018-10-31行"筋膜外子宫全切＋双侧附件切除＋盆腔淋巴结清扫＋腹主动脉旁淋巴结

清扫＋大网膜切除＋盆腔粘连松解＋肠粘连松解术"。术中见，腹主动脉左旁近肾门处扪及一4.0 cm×3.0 cm大小的质硬淋巴结，腹主动脉左旁分叉处扪及一直径约1.5 cm大小的质硬淋巴结。术后石蜡病理显示，中分化子宫内膜样腺癌，部分呈乳头样结构，伴小灶鳞化及大量炎细胞浸润，肿瘤局灶侵犯浅肌层（＜1/2肌壁），肿瘤累及左侧子宫角，未累及右侧子宫角、宫颈、大网膜及右侧骨盆漏斗韧带；未见明确脉管癌栓及神经侵犯；宫颈断端及双侧子宫旁组织未见癌；淋巴结转移（3/53），其中，左髂总淋巴结0/3，左髂外淋巴结0/3，左髂内＋左闭孔淋巴结0/10，右髂总淋巴结0/4，右闭孔＋右髂内淋巴结0/11，右髂外淋巴结0/2，腹主动脉右旁淋巴结1/1，腹主动脉左旁淋巴结（肾血管水平）1/9，腹主动脉左旁淋巴结（肠系膜下水平）1/3，骶前淋巴结0/3，腹主动脉右旁淋巴结（肠系膜下水平）0/1，右髂总淋巴结0/3。结合手术-病理诊断为"子宫中分化内膜样癌ⅢC2期"。

➢ 2018-11-19至2018-12-21给予"紫杉醇脂质体［240 mg（均量150 mg/m²），第1天］＋卡铂{500 mg［AUC 4～5 mg/（ml·min）]，第2天}"方案静脉化疗2个周期。

➢ 2019-01-21至2019-02-25给予放疗。靶区勾画：CTV包括腹主动脉旁（L1下缘）、子宫旁、瘤床及髂总、骶前、双侧髂内、髂外、闭孔淋巴结引流区；PTV为CTV（骶髂关节上）前上方向外扩0.5 cm，其余方向外扩0.7 cm，CTV（骶髂关节下）三维外扩0.7 cm，提交放疗计划为95%PCTV 45 Gy/1.8 Gy/25 f。

➢ 2019-03-23至2019-06-04给予"紫杉醇脂质体240 mg［（均量150 mg/m²），第1天］＋卡铂{500mg［AUC 4～5mg/（ml·min）]，第2天}"化疗3个周期。

➢ 2019-06-04复查肿瘤标志物均正常。疗效评估为CR。

➢ 此后患者定期门诊复诊，末次随访时间2023-09，未见复发转移征象。

【本阶段小结】

子宫内膜癌多采用手术-病理分期，而手术-病理分期需行全面分期手术，对患者子宫、输卵管、卵巢及淋巴结等进行病理学评估后进行分期。然而，并非所有子宫内膜癌患者都适合用手术-病理学分期，如部分年轻且希望保留生育功能的患者、有严重内科疾患或手术禁忌证而无法接受手术的患者、单纯放疗或需要术前放疗的患者等。此时需采用1971年FIGO发布的临床分期标准。

目前尚无特异且敏感的肿瘤标志物可用于子宫内膜癌的诊断。对于有子宫外病变的患者，CA125可有助于监测临床治疗效果。但炎症或放射损伤等因素也会引起CA125异常升高，而有些患者（如阴道孤立转移）的CA125可能并不升高。HE4的检测对子宫内膜癌患者的诊断和预后预测可能有一定参考价值。因此，术前影像学检查对患者的治疗意义重大。其可使医师了解子宫肌层浸润深度和腹膜后淋巴结状况，帮助医师进行诊疗方案的制定：①超声检查是子宫内膜癌最常用的检查方法，盆腔超声可初步了解子宫体大小、子宫内膜厚度、肌层浸润情况、附件有无占位等，经阴道彩色多普勒超声检查的准确性更高；②盆腹腔增强MRI或增强CT可用于评估子宫肿瘤累及范围、盆腹腔淋巴结及其他器官累及情况，首选增强MRI，其对评估子宫内膜癌灶子宫肌层浸润深度和范围、宫颈间质受累情况具有较高的特异性；③胸部影像学检查推荐胸部CT扫描；④对于有可疑远处转移的患者，推荐行全身PET/CT检查。

子宫内膜癌以手术为主要治疗手段。传统的手术方式为经腹手术，但经腹手术存在手术切口大、恢复慢等缺点。随着技术的进步、人们对生活质量要求的提高、腹腔镜设备的改进及操作技术的熟练掌握，子宫内膜癌的手术方式也随之发生巨大的转变。1992年，Childers首次对Ⅰ期子宫内膜癌患者行"腹腔镜下盆腔及腹主动脉旁淋巴结切除＋经阴道子宫全切术"，初步认为腹腔镜下子宫内膜癌分期手术可作为Ⅰ期子宫内膜癌的可选择术式。随后，国内外学者针对子宫内膜癌的腹腔镜治疗进行了多项前瞻性随机对照研究，研究结果均认为，对于低危早期子宫内膜癌患者，行腹腔镜手术是安全的。1996年5月至2005年9月，GOG进行了一项大型随机对照试验，比较腹腔镜下子宫内膜癌分期手术与经腹手术的效果。结果显示，腹腔镜手术安全且可靠，以此奠定了腹腔镜技术在子宫内膜癌手术治疗中的主要地位。自2011年始，美国NCCN指南推荐腹腔镜手术用于子宫内膜癌的治疗；从2017年开始，腹腔镜已作为子宫内膜癌的标准手术方式予以推荐，以腹腔镜为主要技术平台的子宫内膜癌手术策略和理念已逐渐受到广大医务工作者和患者的认可。然而，腹腔镜适合于病灶局限于子宫的临床Ⅰ/Ⅱ期子宫内膜癌的分期手术。对于病变超出子宫的晚期子宫内膜癌，宫颈病灶累及子宫主骶韧带或累及宫颈的病灶直径超过2.0 cm，以及不能完整取出子宫者，属腹腔镜技术的禁忌证。

本例患者在外院刮宫术后病理证实子宫内膜恶性肿瘤，我院完善盆腔MRI见腹主动脉旁可疑肿大淋巴结影（1.4 cm×1.0 cm），不除外转移。腹腔镜手术适应证不明确，遂采取经腹手术。术后根据病理分期，辅以放、化疗，治疗效果显著，随访至今未见肿瘤复发倾向，无瘤生存达51个月。

【专家点评】

盆腔淋巴结转移数目＞2个是发生腹主动脉旁淋巴结转移的独立危险因素，但3.5%～6.6%的患者仅有腹主动脉旁淋巴结转移而无盆腔淋巴结转移，其预后比仅有盆腔淋巴结者差。本例患者术前MRI提示腹主动脉旁可疑肿大淋巴结影（1.4 cm×1.0 cm），不除外转移。术中于腹主动脉左旁近肾门处扪及一4.0 cm×3.0 cm的质硬淋巴结，腹主动脉左旁分叉处扪及一直径约1.5 cm的质硬淋巴结。手术方式选择经腹子宫内膜癌全面分期术。术后病理亦证实腹主动脉旁淋巴结确系转移。切除该转移淋巴结。

【指南背景】

根据中国抗癌协会妇科肿瘤专业委员会发布的《子宫颈癌诊断与治疗指南（2021年版）》及2022年美国NCCN指南推荐，子宫内膜癌的治疗以手术为主，放疗和化疗是常用的辅助治疗方式。制定治疗方案应结合患者的年龄、病理学类型和分子分型、临床（影像）分期、高危因素及患者体能状态等综合考虑决策。对于有子宫外转移的晚期患者，经MDT评估能完全切除病灶，且手术风险和对术后生活质量的影响可被接受者，可考虑行减瘤术（包括切除肿大淋巴结）。但若基于影像学检查和手术探查已发现有明显子宫外转移病灶，仅为了分期目的而进行淋巴结切除是不必要的。

【核心体会】

子宫内膜恶性肿瘤的主要转移途径为直接蔓延和淋巴转移，部分患者可出现淋巴结跳跃性转移。因此，对于子宫内膜恶性肿瘤患者，术前应进行整体且完善的影像学检查，排除远处淋巴结转移可能，从而制定个体化治疗方案。

【参考文献】

［1］DEGEZ M，CAILLON H，CHAUVIRÉ-DROUARD A，et al. Endometrial cancer: a systematic review of HE4, REM and REM-B［J］. Clin Chim Acta，2021，515: 27-36.

［2］VAN HEESWIJK M M，LAMBREGTS D M，PALM W M，et al. DWI for assessment of rectal cancer nodes after chemoradiotherapy: is the absence of nodes at DWI proof of a negative nodal status?［J］. AJR Am J Roentgenol，2017，208（3）: W79-W84.

［ 3 ］FASMER K E, GULATI A, DYBVIK J A, et al. Preoperative ^{18}F-FDG PET/CT tumor markers outperform MRI-based markers for the prediction of lymph node metastases in primary endometrial cancer［J］. Eur Radiol, 2020, 30（5）: 2443-2453.

［ 4 ］ALTAY A, TOPTAS T, DOGAN S, et al. Analysis of metastatic regional lymph node locations and predictors of para-aortic lymph node involvement in endometrial cancer patients at risk for lymphatic dissemination［J］. Int J Gynecol Cancer, 2015, 25（4）: 657-664.

［ 5 ］SAUTUA R R, GOIRI K, CALLE M A, et al. Incidence of nodal metastasis and isolated aortic metastases in patients with surgically staged endometrioid endometrial cancer［J］. Int J Gynecol Cancer, 2015, 25（5）: 875-878.

病例28 复发性子宫内膜癌放疗后长期缓解1例

作者 杨 萌 孙 力

点评 王桂香

【关键词】

复发性子宫内膜癌；腹主动脉淋巴结转移；放射治疗

【病史及治疗】

➤ 患者，68岁，孕3产3。

➤ 2012-11因"绝经后阴道流血"于外院诊断为子宫内膜癌，行"广泛性子宫切除＋盆腔淋巴结清扫＋双侧附件切除术"。术后病理显示，子宫内膜样腺癌（Ⅱ～Ⅲ级），浸润子宫体全层，累及宫颈管浅肌层，脉管瘤栓阳性，淋巴结未见转移癌。术后诊断为子宫内膜癌G2-3级Ⅱ期。

➤ 2012-11至2013-03外院给予"白蛋白紫杉醇＋卡铂"方案静脉化疗5个周期，患者自诉因不能耐受化疗而停止治疗。结束治疗前疗效评估为CR。

【本阶段小结】

本例患者初始诊断为中-低分化子宫内膜癌Ⅱ期。根据美国NCCN指南，对于有深肌层浸润、G2或G3、特殊类型的子宫内膜癌需行系统性淋巴结切除，包括盆腔淋巴结及腹主动脉旁淋巴结切除；但对于宫颈受累的子宫内膜癌，行广泛性子宫切除是否获益尚有争议。对于该患者，术前活检病理提示中-低分化子宫内膜癌，需行腹主动脉旁淋巴结切除。

该患者初始手术后病理结果提示存在复发危险因素，包括：①深肌层浸润；②高级别（G2-3）；③脉管癌栓。术后应考虑辅助体外放疗或辅助化疗，特别是高级别和弥漫性LVSI的情况。因此，该患者初始治疗不足。

【病史及治疗续一】

➤ 2018-06（初始治疗后5年余）患者出现腹部疼痛，影响睡眠及进食，外院给予营养支持及抗焦虑治疗效果不佳。

➤ 2018-06外院PET/CT检查显示，腹膜后腹主动脉旁代谢活性增高的肿大淋巴结，SUV 18.79，考虑淋巴结转移。

➤ 2018-07外院行"彩色多普勒超声引导下淋巴结穿刺活检术"。活检病理结果显示，子宫内膜样腺癌转移。

➤ 2018-07-29患者初次就诊中国医学科学院肿瘤医院深圳医院（以下简称"我院"），对初始手术病理会诊结果提示，子宫内膜中－低分化子宫内膜样腺癌，侵及子宫肌壁全层，紧邻浆膜，累及宫颈管内膜及间质（＜内1/2层），可见脉管瘤栓。

➤ 因腹主动脉旁淋巴结较大，包绕血管，建议先行化疗。2018-08至2018-09给予"白蛋白紫杉醇＋卡铂"方案静脉化疗2个周期。化疗后，患者腹痛、饮食及睡眠情况明显好转，但化疗期间出现心房颤动，给予对症治疗后缓解。治疗后CT检查显示，腹主动脉旁淋巴结较前缩小。

➤ 2018-10经放疗科、胃肠外科、影像科、病理科等MDT会诊，提出后续治疗方案：①腹主动脉旁转移淋巴结切除，切除后补充放、化疗；②腹膜后淋巴结区域放疗＋化疗。患者考虑后选择第2个方案。

➤ 2018-10-23至2018-11-28行腹膜后淋巴结放疗，处方剂量为6MV-X线，97%PTV 54 Gy/2 Gy/27 f。放疗期间出现皮疹，考虑为卡铂迟发性过敏。放疗后给予"白蛋白紫杉醇＋奈达铂"方案静脉化疗2个周期。

➤ 2019-02-25复查CT提示腹主动脉旁淋巴结较前缩小（图28-1）。患者因化疗反应较大并发生骨髓抑制而要求停止治疗。末次治疗时间为2019-02-27。

➤ 2019-04复查PET/CT（图28-2），疗效评估为CR。随访至今已4年余，无肿瘤复发征象。

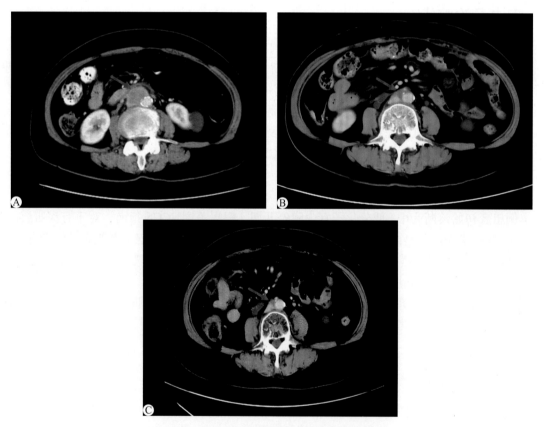

图28-1　CT显示腹主动脉旁淋巴结较前缩小

注：A.2018-08-15 CT（化疗前）；B.2018-10-08CT（化疗2个周期后）；C.2019-02-25 CT（放、化疗后）。

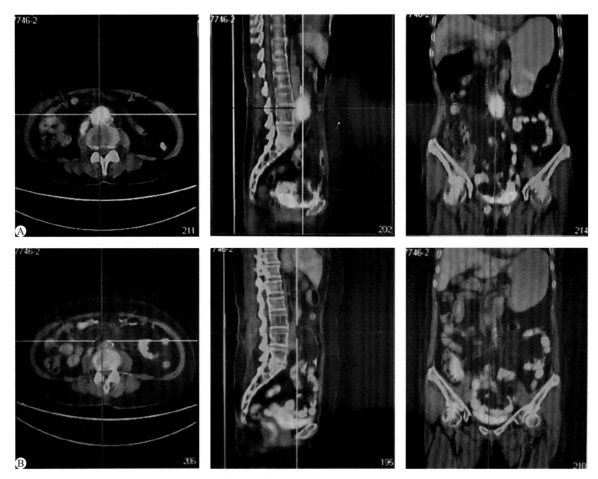

图28-2　PET/CT显示腹主动脉旁转移淋巴结

注：A.2018-08-08 PET/CT；B.2019-04-10 PET/CT。

【本阶段小结】

本例患者因出现腹部疼痛而发现复发，PET/CT评估为孤立转移病灶，且患者初始治疗手段只有手术及化疗，故复发后治疗手段可选择进行手术，也可选择放疗。因患者年龄大，且有心房颤动病史，拒绝手术，要求进行放疗。患者治疗前因腹痛影响进食及睡眠体重减轻10余斤，经过治疗后，其PFS至今已有4年余，且生存质量较高，治疗后体重增加。患者对治疗效果极为满意，且目前仍在随访中。

【专家点评】

子宫内膜癌的预后与发病年龄、分期、肿瘤的分化程度及病理学类型有关，高龄、分期晚、低分化的患者预后更差。临床上可将子宫内膜癌分为Ⅰ型和Ⅱ型（Bokhman分型）。Ⅰ型子宫内膜癌为激素依赖型，其病理类型以子宫内膜样癌为主，预后较好；Ⅱ型子宫内膜癌为非激素依赖型，主要包括浆液性癌、透明细胞癌及癌肉瘤等，预后较差。

子宫内膜癌的主要治疗手段为手术和放、化疗。近年来，随着各项临床研究的开展，靶向治疗和免疫治疗也在子宫内膜癌的治疗中显示出良好的疗效。此外，基因检测的广泛应用不仅为林奇综合征（Lynch综合征）等遗传性子宫内膜癌的诊断提供依据，更为子宫内膜癌的分子分型和靶向药物的选择提供指引。临床医师需要综合分析患者的临床、病理学、分子特征等因素，结合指南推荐，在规范诊疗的基础上为患者制定个体化治疗措施。

本例患者初始治疗时尚无分子分型检测，故分子分型未知。在条件允许时，建议对所有子宫内膜癌患者行林奇综合征筛查。针对子宫内膜癌组织进行林奇综合征的筛查包括采用免疫组化检测肿瘤MMR蛋白，或检测肿瘤组织MSI。如果1个或多个MMR基因产物表达缺失或MSI高（MSI-H）时，均应高度怀疑林奇综合征的可能性，建议患者接受遗传咨询，必要时进行基因检测以明确诊断。如免疫组化检查未见MMR蛋白表达缺失，但根据患者家族史或其他情况高度怀疑林奇综合征，也应建议患者进行遗传咨询和进一步检查。

【指南背景】

美国NCCN指南推荐，对于临床Ⅰ/Ⅱ期子宫内膜癌患者，前哨淋巴结定位切除是系统性淋巴结清扫的可选择替代方案。但前哨淋巴结定位切除可能更适合于中、低危患者（不存在任何高危因素或仅存在深肌层浸润、G2或G3、Ⅰa期非内膜样癌无肌层浸润中的1个高危因素者）。如果单侧盆腔未检出前哨淋巴结，则该侧需行系统性淋巴结切除术。淋巴结分期为pN0患者，近距离放疗可减少高-中危子宫内膜癌的复发。弥漫性LVSI和Ⅱ期患者可考虑辅助盆腔外照射或辅助化疗，特别是高级别和/或弥漫性LVSI的情况。

放疗主要用于子宫内膜癌的术后辅助治疗。对于不适合手术的各期子宫内膜癌患者，也可选择进行放疗，包括体外照射和/或近距离腔内照射。放疗前必须进行影像学检查以评估局部照射范围和排除远处转移。一般体外放疗包括盆腔区域和/或腹主动脉区域。

盆腔放疗的靶区应包括肉眼可见的病灶（如果存在）、髂总、髂外、髂内、闭孔、子宫旁、骶前淋巴结区域、阴道上部和阴道旁组织（宫颈受累的患者）。如术后病理学或影像学检查结果显示腹主动脉旁区域淋巴结阳性，应给予延伸照射野放疗。延伸照射野应包括盆腔区、整个髂总和腹主动脉旁淋巴结区。延伸照射野的上界取决于临床情况，至少应到达肾血管上方1～2cm。

关于转移/复发性子宫内膜癌或高危型患者的术后辅助系统治疗方案，美国NCCN指南推荐，卡铂联合紫杉醇是治疗晚期、转移/复发性子宫内膜癌的首选化疗方案。其他常用方案或药物包括多西他赛联合卡铂、多柔比星联合顺铂、卡铂联合紫杉醇加贝伐珠单抗、多柔比星脂质体、白蛋白紫杉醇、拓扑替康等。

【核心体会】

对于复发性子宫内膜癌患者，通常以系统治疗为主。需要综合考虑复发部位、病灶数量、既往是否接受过放疗、相关分子指标等情况，由MDT会诊制定治疗方案。常用的治疗方法包括放疗、手术治疗、化疗、分子靶向药物和激素治疗等。

对于局部复发的子宫内膜癌，外照射治疗通常是未接受过放疗患者局部复发的首选治疗方法，也可选择手术切除复发病灶。如病变局限在盆腔或腹主动脉旁淋巴结，术后给予外照射并联合系统治疗。

本例患者依据指南进行了规范化治疗，并取得了良好的治疗效果，且在复发后的治疗过程中完善了分子检测（MSI-H型），为后续治疗提供了新的依据。

【参考文献】

［1］BENEDETTI PANICI P，BASILE S，SALERNO M G，et al. Secondary analyses from a randomized clinical trial：age as the key prognostic factor in endometrial carcinoma［J］. Am J Obstet Gynecol，2014，210（4）：363. e1-363363. e10.

［2］WATKINS J C，YANG E J，MUTO M G，et al. Universal screening for mismatch-repair deficiency in endometrial cancers to identify patients with Lynch syndrome and Lynch- like syndrome［J］. Int J Gynecol Pathol，2017，36（2）：115-127.

［3］VAN HEESWIJK M M，LAMBREGTS D M，PALM W M，et al. DWI for assessment of rectal cancer nodes after chemoradiotherapy：is the absence of nodes at DWI proof of a negative nodal status? ［J］. AJR Am J Roentgenol，2017，208（3）：W79-W84.

病例29　子宫内膜未分化癌术后化疗联合免疫治疗1例

作者　罗素娟　李　华

点评　王桂香

【关键词】

子宫内膜未分化癌；免疫治疗

【病史及治疗】

➢ 患者，55岁，孕2产2。

➢ 2014年因"阑尾炎"于外院行阑尾切除术。"高血压"病史20余年，现口服"非洛地平缓释片（5 mg，每天1次）"控制血压。家族史无特殊。

➢ 2020-07-24患者因"月经延长1年余，突发尿潴留"于外院住院。查肌酐97 μmol/L；CA19-9 399.3 U/ml，CA125 155.4 U/ml，LDH 1967 U/L。外院给予急诊留置尿管，并进行阴道内突出肿物组织病理活检，结果不详。

➢ 2020-07-25外院正电子发射磁共振成像系统（positron emission tomography-magnetic resonance imaging，PET-MRI）显示：①子宫明显增大，内见多发肿块及结节状高代谢灶，考虑子宫恶性肿瘤（肌瘤恶变或平滑肌肉瘤，不除外子宫内膜癌）；肿瘤侵犯宫颈，压迫膀胱，界限不清，压迫侵犯输尿管下段，致双侧肾盂、输尿管扩张积水。②盆腹腔腹膜增厚，代谢增高，考虑转移。③双侧附件区见肿块及结节，腹膜后淋巴结肿大，双肺多发结节，均见代谢增高，考虑转移。

➢ 2020-07-27首次就诊于中国医学科学院肿瘤医院深圳医院（以下简称"我院"）。体格检查显示，全身浅表淋巴结未扪及明显肿大。妇科检查显示，外阴已婚型；阴道通畅，内见脓血性分泌物，伴恶臭，前穹隆变浅，后穹隆消失；宫颈见结节溃疡型肿物，最大径线约6.0 cm，少量渗血，肿物表面可见灰白色坏死组织；子宫前位，增大，上界达脐下一指，两侧紧贴盆壁，固定；双侧附件触不清。直肠指检显示，直肠黏膜光滑，退指指套无血染。

➢ 2020-07-30查肿瘤标志物，CA125 212.1 U/ml、HE4 305 pmol/L、CA19-9 242.9 U/ml、LDH 739 U/L。

➢ 2020-07-31下腹部、盆腔MRI（图29-1）显示：①子宫腔内延及宫颈、子宫肌层内多发结节及肿物，较大者位于子宫腔内，大小约11.8 cm×10.3 cm×11.7 cm，子宫腔内肿物侵及结合带、子宫肌层，局部达浆膜下；②双侧髂血管旁肿大淋巴结，较大者为4.0 cm×2.9 cm；③子宫体积增大，压迫邻近双侧输尿管，致其上方双侧输尿管积水扩张；余项未见明确异常。

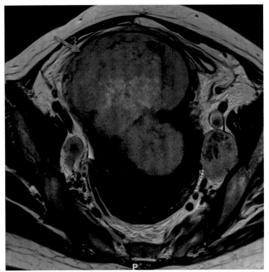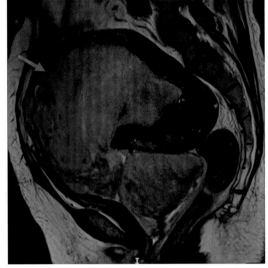

图29-1 盆腔MRI

➢ 2022-07-31完善宫颈肿物病理显示，分化差的癌，结合影像学资料，考虑来源子宫的未分化癌。免疫组化结果显示，CK18（＋＋）、AE1/AE3（弱＋）、desmin（－）、CD10（－）、S-100（－）、Ki-67（70%＋）、PAX8（＋）、WT-1（点状＋）、ER（－）、PR（－）、P16（点状＋）、MLH1（－）、MSH2（＋）、MSH6（＋）、PMS2（－）、P53（野生型）、P40（－）、P63（－）。

➢ 结合外院影像学检查，诊断为子宫内膜未分化癌ⅣB期，肾功能不全，肾积水。

【病史及治疗续一】

➢ 患者基础状况差，入院体温38.1℃，给予对症支持处理后症状好转，体温下降至正常。

➢ 2022-07-31至2022-08-07给予"白蛋白紫杉醇［300 mg（均量260 mg/m²），第1天］＋卡铂{500mg［曲线下面积（area under the curve，AUC）mg/（ml·min）］，第2天}"静脉化疗治疗1个周期。

➢ 2020-08-18行妇科检查见宫颈肿瘤缩小不明显。

➢ 2020-08-18复查肿瘤标志物CA125 146.8 U/ml、HE4 81.43 pmol/L、CA19-9 145 U/ml、LDH 627U/L。宫颈肿物基因检测显示MSI-H阳性，错配修复基因MLH1甲基化43%。

➢ 2020-08-21给予"帕博利珠单抗（200 mg，第1天）＋白蛋白紫杉醇［300 mg（均量260 mg/m²），第1天］＋卡铂{500 mg［AUC mg/（ml·min）］，第2天}"方案静脉治疗1个周期。

➢ 2020-09-08查肿瘤标志物CA125 98.6 U/ml、HE4 81.43 pmol/L、CA19-9 81.97 U/ml、LDH 338U/L。

➢ 2020-09-28复查胸部、腹部、盆腔CT（图29-2）显示：①子宫增大，形态失常，子宫腔内延及宫颈、子宫肌层内见多发结节及肿物影，较大者位于子宫腔内（11.8 cm×8.3 cm×10.0 cm）；子宫腔内肿物侵及子宫肌层，局部达浆膜下。②腹膜后、双侧髂血管旁多发肿大淋巴结；余项未见明确异常。

➢ 2020-09-11给予"帕博利珠单抗（200 mg，第1天）＋白蛋白紫杉醇［300 mg（均量260 mg/m²），第1天］＋卡铂{500 mg［AUC mg/（ml·min）］，第2天}"方案静脉治疗1个周期。

➢ 2020-09-18至2020-09-25行阴道近距离治疗2个周期，方案为HR CTV D90 18.1 Gy。

➢ 2020-10-08体格检查显示，全身浅表淋巴结未扪及明显肿大。妇科检查显示，外阴已婚型；

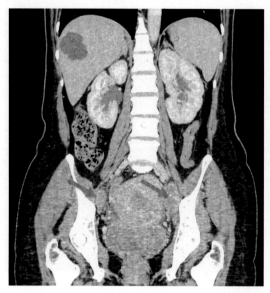
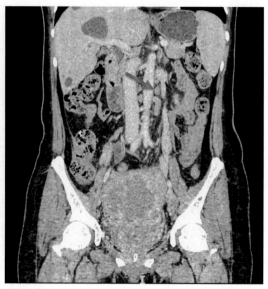

图29-2　胸部、腹部、盆腔CT显示腹膜后、双侧髂血管旁转移淋巴结

阴道通畅，内见脓血性分泌物，伴恶臭，前穹隆尚存，后穹隆浅；宫颈见结节溃疡型肿物，最大径线约3.0 cm，少量渗血，肿物表面可见灰白色坏死组织；子宫前位，增大，上界达脐下4指，两侧距盆壁容2指；双附件触不清。直肠指检显示，直肠黏膜光滑，退指指套无血染。

➢ 2020-10-09查肿瘤标志物CA125 101.2 U/ml、HE4 49.05 pmol/L、CA19-9 96.38 U/ml。肺部CT显示未见转移。盆腔MRI（图29-3）显示：①子宫腔内、宫颈、子宫肌层结节状肿物较前明显缩小，最大者位于子宫腔内，约8.0 cm×6.4 cm；②腹膜后、髂血管转移淋巴结较前缩小，较大者短径约1.3 cm；③输尿管梗阻扩张好转。疗效评估为PR。

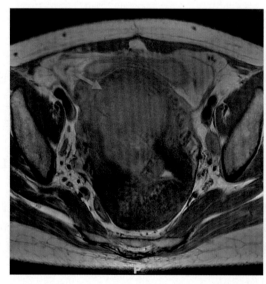
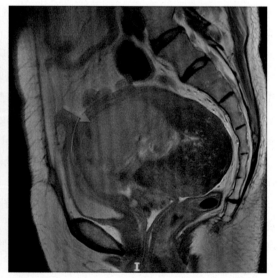

图29-3　盆腔MRI

➢ 2020-10-14在全麻下行"经腹次广泛子宫切除＋双侧附件切除＋盆腔淋巴结切除＋腹主动脉旁淋巴结切除＋部分大网膜活检＋盆腔粘连松解术"。术中见子宫增大，约15.0 cm×10.0 cm×5.0 cm，右前壁见直径3.0 cm凸起，突破浆膜层，前壁与膀胱紧密粘连；双侧附件外观无异常；自腹

主动脉旁向下至盆腔扪及多发肿大淋巴结，与血管粘连紧密，较大者位于肾静脉下方、腹主动脉右旁，约3.0 cm×2.5cm（图29-4）；左侧盆腔淋巴结直径约3.0 cm，右侧盆腔淋巴结直径约2.0 cm，均与血管粘连紧密；大网膜与子宫右前壁粘连；乙状结肠与左侧盆壁粘连；肝表面见2处暗红色质中凸起，胃、肠管、脾表面光滑。台下剖视子宫（图29-5）可见，子宫壁增厚，内见多发肿瘤，最大位于前壁，直径约6.0 cm，向内侵入子宫腔，向外达右前壁浆膜下，向下侵犯宫颈；剖面色黄、质脆，呈坏死样改变。术后石蜡病理显示，子宫体未分化癌，肿瘤侵透子宫肌壁达浆膜外，累及宫颈管；肿瘤组织部分退变坏死，伴纤维化及泡沫样组织细胞聚集，考虑中度治疗后改变；阴道穹隆及阴道壁可见纤维化，伴泡沫样组织细胞聚集，未见癌，结合病史，不除外肿瘤累及伴治疗后改变；可见脉管癌栓，未见明确神经侵犯；双侧子宫旁/部分大网膜、右侧卵巢动静脉残端、阴道补切、双侧附件均未见癌。淋巴结0/65。

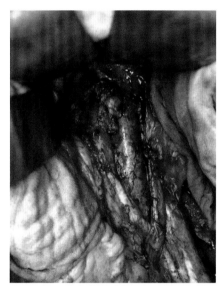

图29-4　腹主动脉右旁淋巴结

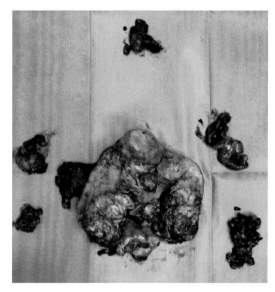

图29-5　手术标本（子宫及淋巴结）

> 2020-10-19查肿瘤标志物CA125 19.48 U/ml、CA19-9 28.6 U/ml、HE4 48.24 pmol/L，均降至正常。

> 2020-10-31至2020-12-13给予"帕博利珠单抗（200 mg，第1天）＋白蛋白紫杉醇［300 mg（均量260 mg/m²），第1天］＋卡铂{500 mg［AUC mg/（ml·min）]，第2天}"方案静脉治疗3个周期。

> 2020-12-13复查全身PET/CT提示未见残存肿瘤。疗效评估为CR。

【本阶段小结】

子宫内膜未分化癌（endometrial undifferentiated carcinoma，EUC）是指缺少任何特征性分化的子宫内膜恶性上皮性肿瘤，可能与林奇综合征相关，约占子宫内膜癌的2%，常见于绝经后女性，其发病年龄比常见子宫内膜癌晚。EUC的临床症状与常见子宫内膜癌相似，其中阴道异常出血占首位，其次为腹部包块伴疼痛等。未分化癌恶性程度高，预后差，大部分患者在诊断时为FIGO Ⅲ期或Ⅴ期。组织病理学上又将未分化癌分为小细胞型和大细胞型，两者预后尚未发现明显差异。显微镜下常见其肿瘤细胞排列成实性巢片状，无腺腔及乳头结构。免疫组化染色多缺乏神经内分泌标志物，少数可见局灶的神经内分泌标志物表达。与神经内分泌癌不同的是，其表达通常是局灶的弱阳性表达。大约40%的未分化癌含有FIGO 1级或2级子宫内膜样癌成分，这些成分通常位于子宫内膜腺腔面，而未分化成分常出现在分化较好的内膜样癌成分下方。其免疫组化染色显示，未分化成分与子宫内膜样癌有所不同，常缺乏PAX8表达，临床预后较差，诊断时常为高临床分期，近1/2的患者出现淋巴结转移，约1/3的患者出现远处转移。EUC目前尚无满意的治疗方案，多采用手术、放疗、化疗等综合方案进行治疗。本例患者经过积极的新辅助治疗后，手术时机成熟，遂予以手术，术后辅以化疗及免疫治疗。

【病史及治疗续二】

> 2021-01-07至2021-02-21给予"帕博利珠单抗（200 mg）"免疫维持治疗3个周期。

> 患者因经济原因，2021-03-17至2022-09-30更换为"信迪利单抗（200 mg）"免疫维持治疗27个周期。期间定期复查影像学检查及肿瘤标志物，均未见肿瘤复发倾向，亦未出现严重的免疫治疗不良反应。

> 2022-10-20复查肿瘤标志物CA125 5.9 U/ml、HE4 37.06 pmol/L、CA19-9 8.73 U/ml、LDH 142 U/L。胸部、腹部、盆腔CT显示：①子宫附件切除术后，阴道残端无异常；②腹膜后多发小淋巴结，较大者短径约0.5 cm；③肺部未见明确结节及实变影。

> 末次随诊时间2023-09。复查肿瘤标志物CA125 5.8 U/ml、HE4 31.02 pmol/L、CA19-9 5.54 U/ml。胸部、腹部、盆腔CT大致同前，未见复发倾向。

【本阶段小结】

EUC的治疗规范尚不明确，目前大多采用手术治疗联合辅助化疗。Berretta等的研究发现，大多数被诊断为EDC的患者经治疗后于1年内死亡者，提示临床医师在寻求精确的预后分析和合适的治疗策略时，需给予患者更为积极的治疗措施以改善其预后。泛癌种研究显示，子宫内膜癌MSI-H发生比例最高，30%的初治子宫内膜癌、13%～30%的复发性子宫内膜癌为MSI-H/dMMR。指南推荐，对于TMB-H或MSI-H/dMMR，前线治疗后进展，或无满意的替代治疗方案、无法切除的转移性子宫内膜癌患者，可尝试使用帕博利珠单抗。

本例患者基因检测提示MSI-H阳性，故在手术联合辅助化疗后，先后给予"帕博利珠单抗"及"信迪利单抗"进行免疫维持治疗。治疗结束后，疗效评估为CR。现患者已结束治疗16个月，无瘤生存37个月。

【专家点评】

子宫内膜癌发病率逐年上升。虽然患者经系统性治疗后可获得长期生存，但约30%的患者在确诊时已是晚期。美国NCCN指南推荐晚期或复发性子宫内膜癌的一线标准治疗方案是含铂化疗，但一线治疗失败后的患者治疗选择有限，二线化疗的ORR约为27%，5年生存率仅为17%，亟待更有效的治疗方案和药物。随着精准医学的发展，2013年，癌症基因组图谱（the cancer genome atlas，TCGA）通过多组学研究，将子宫内膜癌分为4个分子亚型，其中MSI占28%。新分型在预后判断、疗效预测及指导个体化治疗方面的优越性日益凸显。此后，子宫内膜癌分子分型相继被国内外指南/共识推荐。

研究证实，MSI-H/dMMR肿瘤体细胞突变显著增加，具有更高的新抗原负荷及更多的CD3[+]、CD8[+]和PD-1表达的肿瘤浸润性淋巴细胞，是免疫治疗的优势人群。MSI-H/dMMR肿瘤是指微卫星不稳定和人类错配修复基因缺陷。其中"MS"（microsatelite）是指微卫星，是Miesfeld于1881年从人类基因文库中发现的一段2～10核苷酸片段；"MSI"（microsatellite instability）是指微卫星不稳定性，在肿瘤的发生、发展中发挥重要作用。MSI 可分为高度微卫星不稳定（MSI-H）、低度微卫星不稳定（MSI-L）和微卫星稳定（MSS）。在 PD-1 和 PD-L1 抗体药物被证实对晚期、复发性和难治性肿瘤有效后，美国 FDA 于 2017 年 5 月批准 PD-1 可用于任何成人和儿童不可切除或转移的 MSI-H/dMMR 实体肿瘤患者的一线治疗。美国 NCCN 等国际主流指南已推荐并采用这些药物作为晚期、难治性、复发性妇科恶性肿瘤的治疗方法。2018 年美国 NCCN 宫颈癌指南第 2 版推荐了帕博利珠单抗的适应证，其适用于 MSI-H/dMMR 阳性患者和 PD-L1 阳性患者。2022 年 3 月 21 日，美国 FDA 批准帕博利珠单抗作为单药可用于治疗 MSI-H/dMMR 型晚期子宫内膜癌患者。

本例患者使用免疫治疗维持，目前已无瘤生存 37 个月，远超未分化癌的生存期。需要指出的是，虽然在个别晚期癌症患者中应用抗 PD-1 和 PD-L1 抗体收到奇效，但其总体有效率仅占 10% 左右，仍需要寻找更高效的药物并筛选合适的标志物。

【指南背景】

根据美国 NCCN 指南推荐，晚期子宫内膜未分化癌应行减瘤术，术后给予相应化疗。研究证实，MSI-H 型子宫内膜癌的发生比例最高，且帕博利珠单抗在既往接受过治疗的晚期 MSI-H/dMMR 型子宫内膜癌患者中表现出强大且持久的抗肿瘤活性。因此，TMB-H 或 MSI-H/dMMR 阳性的子宫内膜未分化癌，前线治疗后进展，或没有满意替代治疗方案、无法切除的转移性子宫内膜癌患者，可使用帕博利珠单抗进行免疫治疗及维持治疗。

【循证背景】

研究证实，帕博利珠单抗在既往接受过治疗的晚期 MSI-H/dMMR 型子宫内膜癌患者中表现出强大且持久的抗肿瘤活性，并且毒性可控。

1. KEYNOTE-028 研究　该研究首次在子宫内膜癌患者中证实了帕博利珠单抗的抗肿瘤活性。

2. KEYNOTE-016 研究　该研究中帕博利珠单抗治疗 dMMR 型子宫内膜癌患者的 ORR 高达 53%，为 dMMR 型子宫内膜癌患者的免疫治疗提供了早期证据。

3. KEYNOTE-158 研究　该研究评估了帕博利珠单抗在子宫内膜癌中的疗效。结果显示，帕博利珠单抗为 MSI-H/dMMR 型子宫内膜癌患者带来持久的缓解，近半数患者获得客观缓解；在达到缓解的患者中，68% 的患者 DOR 长达 3 年。既往治疗二线以内的患者应用帕博利珠单抗治疗的 ORR 较二线以上患者更高（53% vs. 44%），说明更早使用帕博利珠单抗治疗可为患者带来更多的临床获益。在所有接受治疗的患者中，未发生与治疗相关的致命事件；28% 的患者发生免疫介导的不良事件或输液反应，但多为轻中度。

4. KEYNOTE-868 研究　该研究证实，晚期或复发性子宫内膜癌患者一线治疗中，帕博利珠单抗联合标准化疗可降低 70% 的疾病进展或死亡风险；中位随访时间为 7.9 个月，2 组 mPFS 分别为 13.1 个月和 8.7 个月，且不良反应可耐受。

综上，免疫治疗为系统性治疗进展后的子宫内膜癌患者带来新的治疗选择，而免疫治疗联合化疗方案有望成为子宫内膜癌患者一线治疗的新选择。

【核心体会】

手术是子宫内膜未分化癌的主要治疗手段，除不能耐受手术或晚期无法手术的患者外，均应进行全面分期手术。虽然患者经系统性治疗后可获得长期生存，但约 30% 的患者在确诊时已是晚期。此类患者一线治疗失败后的治疗选择有限，二线化疗效果欠佳，生存率低。随着人们对子宫内膜癌发病分子机制的深入研究，已有大量分子分型研究数据可用于指导子宫内膜癌辅助治疗的选择。其中，子宫内膜癌的免疫治疗正处于快速发展阶段，免疫治疗联合放化疗用于晚期子宫内膜癌患者的研究正在进行，是未来子宫内膜癌治疗的主要发展方向。子宫内膜未分化癌预后极差，因此，治疗中不仅强调有计划的、合理的综合治疗，更应该重视个体化治疗。

【参考文献】

［1］National Comprehensive Cancer Network. NCCN clinical practice guidelines in oncology Uterine neoplasms version 1. 2021［EB/OL］［2021-04-10］.

［2］谢玲玲，林荣春，林仲秋.《2022 NCCN子宫肿瘤临床实践指南（第1版）》解读［J］. 中国实用妇科与产科杂志，2021，37（12）：1227-1233.

［3］中国抗癌协会妇科肿瘤专业委员会. 子宫内膜癌诊断与治疗指南（2021年版）［J］. 中国癌症杂志，2021，31（6）：501-512.

［4］O'MALLEY D M，BARIANI G M，CASSIER P A，et al. Pembrolizumab in patients with microsatellite instability-high advanced endometrial cancer：results from the KEYNOTE-158 study［J］. J Clin Oncol，2022，40（7）：752-761.

病例30 子宫平滑肌肉瘤复发综合治疗1例

作者 罗素娟 王桂香
点评 盛修贵

【关键词】

子宫平滑肌肉瘤；复发

【病史及治疗】

➢ 患者，52岁，孕5产2，顺产2次，人工流产3次。既往史无特殊。其妹患有子宫肌瘤，余无特殊病史。

➢ 2018-06-29因"体检发现子宫肌瘤4年余，间断下腹坠痛3个月余"于外院就诊，查肿瘤标志物不详。胸部CT显示，双肺多发结节，转移瘤？双肺多发慢性炎症可能；双侧胸膜局限性增厚。盆腔增强MRI显示，子宫体积明显增大，内膜尚完整，子宫肌层下见大小13.5 cm×7.2 cm×9.7 cm类圆形肿物，考虑子宫肌瘤。甲状腺彩色多普勒超声显示，甲状腺双侧叶内低回声结节，性质待查。

➢ 2018-07-13外院完善甲状腺结节穿刺病理显示，疑为乳头状癌。因患者腹痛明显，建议优先处理妇科疾病。

➢ 2018-08-02外院行"腹腔镜下复杂子宫全切＋双侧附件切除＋部分大网膜切除＋盆腔粘连松解术"。术中情况不详，术后病理显示为子宫平滑肌肉瘤，余不详。

➢ 2018-08-22至2018-10-10外院给予"多柔比星脂质体＋顺铂"方案静脉治疗3个周期，因患者个人原因，未进一步治疗。

➢ 2018-11-15于外院复查全身CT显示，术区淋巴结浸润性转移，双肺多发转移，膀胱左侧后壁浸润性转移，左侧肾盂输尿管阻塞积水。建议治疗，但患者未重视。

➢ 2018-12-11患者开始出现阴道流血。外院完善阴道镜下阴道壁活检，活检病理显示，阴道梭形细胞肿瘤，细胞伴不典型及核分裂，不除外恶性。建议患者继续化疗，患者拒绝，自行购买中药口服。

【本阶段小结】

子宫肉瘤（uterine sarcoma）的恶性程度高，占女性生殖道恶性肿瘤的1%、子宫恶性肿瘤的3%～7%。子宫肉瘤来源于子宫间质、结缔组织或平滑肌组织等，病因尚不明确。其临床特点是缺乏特征性临床表现，难以在术前诊断。由于肿瘤恶性程度高，即使是早期患者也易出现局部复发、淋巴侵犯和血行转移，并且对放疗及化疗均不敏感，治疗较困难。子宫肉瘤患者的总体5年生存率约为30%。

对于子宫平滑肌肉瘤，许多患者在术前无法确诊，故计划性择期切除肿瘤十分困难。患者术前通常因子宫肌瘤行肌瘤切除术或子宫切除术，意外发现为子宫平滑肌肉瘤。术前确诊的患者应行子宫全切术。部分病例回顾性分析发现，绝经前子宫平滑肌肉瘤患者保留卵巢并不影响其预后。对于是否行淋巴结清扫术，目前存有争议，多数学者建议对可疑淋巴结进行活检。对于术后确诊为子宫平滑肌肉瘤的患者则不建议重新手术检查。

本例患者因"发现子宫肌瘤"于外院就诊。根据外院检查结果，术前淋巴结转移、肺转移证据不充分，行"子宫全切＋双侧附件切除术"。术后诊断为"子宫平滑肌肉瘤"，术中及术后病理不详，故分期不明，但根据患者后续病情进展怀疑该患者为子宫平滑肌肉瘤ⅣB期。

子宫肉瘤的辅助治疗包括放疗、化疗及内分泌治疗等。同其他高风险子宫癌一样，平滑肌肉瘤通常进行放疗或化疗，但辅助治疗并不能有效延长患者的生存期。由于子宫平滑肌肉瘤患者早期易发生远处转移，化疗被用于早期平滑肌肉瘤的辅助治疗。鉴于紫杉醇联合吉西他滨化疗方案对晚期或再发性疾病患者的有效性，这一方案也可能是子宫平滑肌肉瘤患者有效的辅助治疗方案。

本例患者外院术后给予"多柔比星脂质体＋顺铂"方案治疗3个周期，因其个人原因，未进行进一步治疗，导致病情迅速进展。

【病史及治疗续一】

➤ 2019-01-07患者因"阴道大量流血伴左下肢及腰骶部疼痛"首次就诊于中国医学科学院肿瘤医院深圳医院（以下简称"我院"）。

➤ 2019-01-08查SCCA 1.61 ng/ml，CA125 8.5 U/ml，CA19-9 5.3 U/ml，CA15-3 10.4 U/ml，CEA 0.9 ng/ml，AFP 2.1 ng/ml。胸部、腹部、盆腔CT（图30-1A、D）显示：①子宫肉瘤术后，阴道残端复发，大小约9.6 cm×7.5 cm，累及左侧输尿管下段，与膀胱后壁分界欠清，致左侧输尿管扩张积液、左肾积水。②左侧髂血管旁多发转移淋巴结，最大约3.1 cm×2.4 cm；腹腔内如肝-右肾间隙、脾右侧肠管周围多发转移瘤，最大约4.0 cm×3.6 cm。③双肺多发转移瘤，较大者约5.7 cm×4.6 cm。④L_4椎体左旁腰大肌内侧转移瘤，侵犯L_4椎体左侧横突骨质。

➤ 2019-01-13会诊外院病理，结合免疫组化及形态学结果，符合子宫平滑肌肉瘤，双侧附件未见肿瘤，部分大网膜未见肿瘤。免疫组化显示，SMA（弱＋）、CD10（-）、CD34（-）、desimin（＋）、ER（弱＋）、Ki-67（30%＋）、STAT6（-）。

➤ 2019-01-13因"阴道大量出血"急诊行"经皮右股动脉穿刺腹主动脉造影＋双侧髂血管造影＋双侧髂血管内动脉栓塞术"。

➤ 2019-01-15行"局麻下尿道膀胱镜检查术，备输尿管支架置入术"。术中见后尿道、膀胱颈部、膀胱三角区被盆腔肿瘤顶起，三角区黏膜水肿、充血明显，未见双侧输尿管开口，输尿管支架植入失败。

➤ 2019-01-13至2019-01-19给予患者输血等对症支持处理，一般情况好转后，2019-01-19至2019-04-15给予"多西他赛（100 mg，第1天）＋吉西他滨（1 g，第1天、第8天）"方案静脉化疗4个周期。

➤ 2019-03-05复查胸部、腹部、盆腔CT显示：①子宫肉瘤术后，阴道残端复发，大小约5.4 cm×3.6 cm，累及左侧输尿管下段，与膀胱后壁分界欠清，左侧输尿管扩张积液、左肾积水，较2019-01-08减轻。②左侧髂血管旁多发转移淋巴结，最大约2.4 cm×2.0 cm；腹腔内如肝-右肾间隙、脾右侧肠管周围多发转移瘤，最大约3.9 cm×3.0 cm。③双肺多发转移瘤，较大者约5.4 cm×4.5 cm。④L_4椎体左旁腰大肌内侧转移瘤，较2019-01-08缩小，侵犯L_4椎体左侧横突骨质。肿瘤标志物水平均正常，疗效评估为PR。

【本阶段小结】

子宫平滑肌肉瘤的恶性程度较高，即使是肿瘤局限于子宫内的患者预后仍较差。文献报道，早期子宫平滑肌肉瘤患者的复发率为53%～71%，约13%出现盆腔复发，40%的患者发生肺转移，其5年生存率约为40%。子宫平滑肌肉瘤患者最常见的转移部位为肺，其他部位包括阴道、盆腔、腹膜后及骨等。患者预后相关因素包括肿瘤分期、组织学分级及肿瘤大小。晚期子宫平滑肌肉瘤患者可联合化疗，可能对改善预后有益。阿霉素和异环磷酰胺是复发患者最有效的化疗药物，单用阿霉素的反应率为25%～33%，单用异环磷酰胺的反应率为18%。"多西他赛＋吉西他滨"是一个新化疗联合，在一个仅含有29例子宫平滑肌肉瘤患者的Ⅱ期临床试验中，其药物反应率为53%。随后有2个Ⅱ期临床试验对"多西他赛＋吉西他滨"联合化疗结果进行评估，其中1个研究结果显示，有39例未接受过化疗的晚期或复发性子宫平滑肌肉瘤患者的PFS为4.4个月。在另一个先前接受过1次化疗的48例晚期或复发性平滑肌肉瘤患者的研究显示，其药物反应率为27%。

本例患者初始治疗后迅速复发并多处转移。我院给予止血、改善基本状态等对症处理后，给予"多西他赛＋吉西他滨"方案化疗。复查CT提示肿瘤缩小，治疗有效。

【病史及治疗续二】

➤ 2019-04-25因"阴道残端裂开"急诊行"经阴道单孔腹腔镜盆腔肿瘤切除＋肠还纳＋阴道残端缝合术"。术后病理显示，右侧骨盆漏斗韧带结节，左侧盆腔肿物，阴道残端肿瘤，肠系膜结节，见玻璃样变组织，内见少许细胞成分，结合病史不除外退变的肿瘤组织。

➤ 2019-05-13复查胸部、腹部、盆腔CT（图30-1B、E）显示：①阴道左旁转移瘤，大小约1.5 cm×1.5 cm；②腹腔内如肝-肾间隙、脾周、肠管周围多发转移瘤，最大约3.7 cm×2.1 cm，较2019-03-05缩小；③双肺多发转移瘤，最大约3.4 cm×2.8 cm，较2019-03-05缩小；④原L₄椎体左旁腰大肌内侧软组织肿物显示欠清。

➤ 2019-05-16至2019-08-10给予"多西他赛（100 mg，第1天）＋吉西他滨（1 g，第1天、第8天）"方案静脉化疗5个周期。

➤ 2019-08-09复查胸部、腹部、盆腔CT（图30-1C、F）显示：①阴道左旁转移瘤，大小约1.5 cm×1.2 cm；②腹腔内如肝-肾间隙、脾周、肠管周围多发转移瘤，最大约2.8 cm×2.0 cm；③双肺多发转移瘤，最大约2.6 cm×2.2 cm。期间肿瘤标志物水平均正常。疗效评估为PR。患者拒绝继续静脉化疗。

➤ 2019-08-20至2019-11-26给予"安罗替尼［10 mg，连续服药2周，停药1周，即3周（21天）为1个周期］"口服，共4个周期。

➤ 2019-11-27复查胸部、腹部、盆腔CT显示：①阴道残端复发、增厚，最大厚度约2.4 cm；②盆腹腔转移瘤融合，最大径线约3.6 cm，较前增大、增多、进展；③腹膜多发转移瘤，主要累及盆底、肝周、肠间腹膜，部分融合，最大厚度约3.1 cm；④双肺多发转移瘤，较大者短径约2.1 cm，较前增多、增大、进展；⑤L₄椎弓附件区新发骨转移伴软组织形成。复查肿瘤标志物显示，SCCA 3.23 ng/ml，HE4 153.3 pmol/L，CA125、CA199、CA153、CEA、AFP均正常。疗效评估为PD。

➤ 2019-12-18给予"多西他赛（100 mg，第1天）＋吉西他滨（1.0 g，第1天；0.8 g，第8天）"方案静脉化疗1个周期。

➤ 2020-01-19妇科检查显示，外阴已婚型；阴道通畅，残端光滑；残端左上方可扪及实性包块，直径为7.0～8.0 cm，边界欠清，固定于盆壁，不活动。直肠指检显示，直肠黏膜光滑，退指

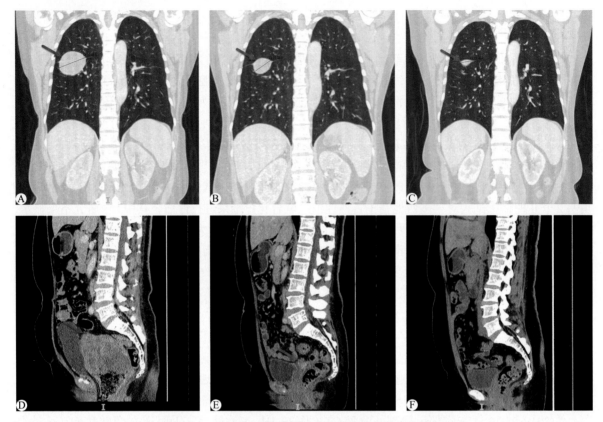

图30-1　CT显示肺转移瘤及盆腔肿物治疗后变化情况

注：A.2019-01-08肺转移瘤（化疗前）；B.2019-05-13肺转移瘤（化疗4个周期后）；C.2019-08-09肺转移瘤（化疗8个周期后）；D.2019-01-08盆腔肿物（化疗前）；E.2019-05-13盆腔肿物（化疗4个周期后）；F.2019-08-09肿物（化疗8个周期后）。

指套无血染。

➢ 2020-01-19复查颈部、胸部、腹部、盆腔CT显示：①阴道残端复发、增厚，最大厚度为2.6 cm；②盆腹腔转移瘤融合，最大径线约4.3 cm，较2019-11-27增大、进展；③腹膜多发转移瘤，主要累及盆底、肝周、肠间腹膜，部分融合，较大病灶位于右侧盆壁，大小约6.2 cm×4.0 cm；④双肺多发转移瘤，较大者短径约2.2 cm，较2019-11-27增大；⑤L_4椎弓附件区骨转移伴软组织形成，较2019-11-27增大。复查肿瘤标志物显示，HE4 195.4 pmol/L，CA125、CA199、CA153、SCC、CEA、AFP均正常。疗效评估为PD。

➢ 2020-01-22给予"帕博利珠单抗（200 mg）"免疫治疗1个周期，并建议患者继续住院治疗，但患者拒绝。

➢ 2020-05-12患者死亡。

【本阶段小结】

目前尚无对子宫平滑肌肉瘤有效的化疗药物。一个随机对照试验正在研究"多西他赛＋吉西他滨±贝伐珠单抗"的疗效。该研究纳入仅有肺转移的晚期再发性平滑肌肉瘤患者，给予"胸廓切开＋病灶切除术"，患者治疗后5年生存率为30%～50%。

本例患者在经"多西他赛＋吉西他滨"方案化疗多个周期后，肿瘤耐药，疗效评估为PR。医师尝试性使用"安罗替尼"进行靶向治疗4个周期，但肿瘤无控制迹象；在免疫治疗1个周期后疗效不详，且患者未继续治疗。患者于停止治疗4个月后死亡。

【专家点评】

子宫平滑肌瘤发生于子宫肌层,当其未突破内膜时进行刮宫可能取不到肉瘤组织,故手术前诊断十分困难。术中快速病理检查对术前未能确定性质的肿瘤尤为重要。手术是子宫肉瘤最重要的治疗手段,根据术中肿瘤性质,以及患者的年龄、生育要求、保留卵巢功能要求等确定恰当的手术方式。子宫平滑肌肉瘤患者应以"子宫全切+双侧附件切除术"最为安全,仅切除没有包膜、与周围组织界限不清的平滑肌肉瘤组织会增加复发转移风险。子宫平滑肌肉瘤淋巴结转移多发生于病灶已超出子宫的晚期患者,仅有极少数早期患者发生淋巴结转移且其术中触诊可能无异常。因此,对于子宫平滑肌肉瘤早期患者,只有清扫淋巴结才能排除发生隐匿转移的可能性。但由于早期子宫平滑肌肉瘤淋巴结转移率很低,容易造成为了寻找有淋巴结转移的极少数患者,而让很多患者接受清扫淋巴结的手术创伤问题。然而,为了准确分期、准确估计有转移与无转移的生存率,只有切除淋巴结才能诊断清楚。晚期子宫肉瘤患者应行减瘤术,可减轻术后肿瘤负荷;同时术后补充辅助治疗,可提高患者生存率。

子宫平滑肌肉瘤的单药化疗有效药物包括阿霉素、依托泊苷、顺铂、紫杉醇、拓扑替康、吉西他滨及异环磷酰胺。联合化疗药物包括吉西他滨+多西他赛,丝裂霉素、顺铂、阿霉素联合化疗,异环磷酰胺+阿霉素。

总而言之,子宫肉瘤的恶性度高且预后差,不同病理类型有一定差别。由于不同医疗机构所治疗的患者病理类型、期别及治疗方法等不尽相同,故得出的结论可能不完全一致。

【指南背景】

根据美国NCCN指南推荐,晚期子宫肉瘤应行减瘤术,术后予以相应化疗治疗。化疗方案"多西他赛+吉西他滨"的疗效优于"异环磷酰胺+阿霉素+顺铂"。对于雌、孕激素受体阳性的子宫平滑肌肉瘤,尤其是肿瘤体积小或病灶增长缓慢的患者,可使用抗激素类药物治疗,亦可尝试加用靶向治疗药物。

对于复发性子宫平滑肌肉瘤,若经影像学检查排除远处转移的阴道或盆腔局部复发,且既往未接受放疗者,可选:①手术探查+病灶切除±术中放疗(3级证据)及考虑术前外照射治疗±系统治疗。对于有残留病灶者,术后可考虑外照射治疗±阴道近距离放疗±系统治疗。②外照射治疗±阴道近距离放疗±系统治疗。对于既往曾接受过放疗者,可选:①手术探查+病灶切除±术中放疗(3级证据)±系统治疗;②系统治疗;③选择性再次外照射治疗和/或阴道近距离放疗。对于复发病灶播散性转移,应进行系统治疗±姑息性外照射治疗或最佳支持治疗。系统治疗包括化疗,以及以标志物为导向的二线系统治疗和抗雌激素治疗。强烈推荐子宫肉瘤患者参与临床试验。

【循证背景】

SARC005研究纳入47例子宫平滑肌肉瘤患者,给予"吉西他滨+紫杉醇"方案化疗4个周期,后加用阿霉素4个周期。结果显示,50%的患者在化疗后复发,平均复发时间为27个月,其中2年未复发患者占80%,3年无复发患者占60%。

【核心体会】

对于子宫平滑肌肉瘤的术后治疗,Ⅰ期患者可观察;Ⅱ期和Ⅲ期患者如手术达到R0切除且切缘阴性,可考虑观察,也可进行系统治疗和/或考虑外照射治疗;ⅣA期患者行系统治疗和/或外照射治疗；ⅣB期患者行系统治疗±姑息性外照射治疗。本例患者根据后续病情进展，可怀疑其为"子宫平滑肌肉瘤ⅣB期"，术后辅助治疗不充分可能是其导致病情急剧进展的重要原因之一。

对于复发后多发远处转移者，考虑以系统性治疗为主。根据美国NCCN指南推荐，首选"多西他赛＋吉西他滨"方案化疗，期间肿瘤缩小，但经多疗程治疗后肿瘤耐药进展，遂更换方案。基于目前没有针对子宫肉瘤特有的靶向治疗或免疫治疗方案，但美国NCCN发布了2022年第1版子宫肿瘤临床实践指南，基于循证医学证据推荐*BRCA2*突变子宫平滑肌肉瘤的二线治疗考虑PARPi（如奥拉帕利、卢卡帕利和尼拉帕利）。因此，我们尝试使用安罗替尼治疗4个周期，但肿瘤仍旧未得到控制，后续患者死亡。

【参考文献】

［1］HENSLEY M L，MILLER A，O'MALLEY D M，et al. Randomized phase Ⅲ trial of gemcitabine plus docetaxel plusbevacizumab or placebo as first-line treatment for metastatic uterine leiomyosarcoma：an NRG oncology/ gynecologic oncology group study［J］. J Clin Oncol，2015，33（10）：1180-1185.

［2］HENSLEY M L，WATHEN J K，MAKI R G，et al. Adjuvant therapy for high-grade，uterus-limited leiomyosarcoma：results of a phase 2 trial（SARC 005）［J］. Cancer，2013，119（8）：1555-1561.

［3］HENSLEY M L，CHAVAN S S，SOLIT D B，et al. Genomic landscape of uterine sarcomas defined through prospective clinical sequencing［J］. Clin Cancer Res，2020，26（14）：3881-3888.

［4］JONSSON P，BANDLAMUDI C，CHENG M L，et al. Tumour lineage shapes *BRCA*-mediated phenotypes［J］. Nature，2019，571（7766）：576-579.

［5］XING D，SCANGAS G，NITTA M，et al. A role for *BRCA1* in uterine leiomyosarcoma［J］. Cancer Research，2009，69，（21）：8231-8235.

病例31　复发性子宫平滑肌肉瘤多次手术治疗1例

作者　杨　萌　孙　力

点评　白　萍

【关键词】

子宫平滑肌肉瘤；多次肿瘤细胞减灭术

【病史及治疗】

➤ 患者，41岁，孕1产1，为顺产。

➤ 2014-10外院体检时查彩色多普勒超声显示子宫肌瘤，具体大小不详。

➤ 2014-10-21外院行"子宫肌瘤剔除术"。术后石蜡病理显示，子宫平滑肌肉瘤。

➤ 2014-11-12外院补充手术，行"经腹子宫全切＋双侧附件切除＋盆腔淋巴结清扫术"。术后石蜡病理显示，子宫平滑肌肉瘤，肿瘤主要位于子宫肌壁内，浸润性生长，脉管内见瘤栓，淋巴结阴性。

➤ 2014-11至2015-02外院给予"多柔比星脂质体＋异环磷酰胺"方案静脉化疗4个周期。

➤ 子宫平滑肌肉瘤无特异性肿瘤标志物，随访过程中无相关肿瘤标志物数据，且患者未定期复查。

【病史及治疗续一】

➤ 2017-02患者因腹胀、排便不畅，于外院行腹部、盆腔CT检查，结果显示：①盆腔巨大软组织肿物，直径为11.0 cm，考虑肿瘤复发侵犯直肠；②腹股沟、腹膜后、纵隔多发淋巴结肿大，考虑转移。

➤ 2017-05外院行"后盆底廓清术（直肠乙状结肠切除＋盆腔病损切除＋降结肠造口术）"。

➤ 2017-05至2017-09给予"多柔比星脂质体＋顺铂＋异环磷酰胺"方案静脉化疗1个周期。后因胃肠道反应大，调整为"多柔比星脂质体＋卡铂＋异环磷酰胺"方案静脉化疗3个周期，之后患者拒绝治疗。

【病史及治疗续二】

➤ 2018-02中国医学科学院肿瘤医院深圳医院（以下简称"我院"）复查腹部、盆腔CT显示，骶前结节，大小约2.7 cm×1.8 cm，考虑转移。

➤ 2018-03-05我院行"腹膜后肿物切除＋大网膜切除术"。术后病理显示，腹膜后肿物考虑子宫平滑肌肉瘤转移。术后给予"吉西他滨"腹腔热灌注化疗（hyperthermic intraperitoneal chemotherapy，HIPEC），患者再次拒绝静脉化疗。

【病史及治疗续三】

➤ 2018-08外院复查腹部、盆腔CT显示，肝肾间隙新发病灶，大小约2.7 cm×2.0 cm。

➤ 2018-10我院复查腹部、盆腔CT（图31-1）显示：①骶前直肠右侧方见一肿物，大小约5.6 cm×4.0 cm；②肝肾间隙肿物，大小约5.5 cm×1.1 cm，考虑转移。

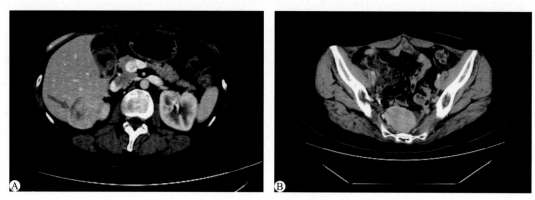

图31-1 腹部、盆腔CT

注：A.肝肾间隙肿物；B.骶前直肠右侧肿物。

➤ 2018-12-03我院行"骶前肿物切除＋右侧肝肾间隙肿物切除＋阑尾切除术"。术后病理显示，骶前肿物及肝肾间隙肿物均考虑子宫平滑肌肉瘤转移。

➤ 术后给予"吉西他滨＋多西他赛＋帕博利珠单抗"方案静脉治疗5个周期。

➤ 2019-04-01复查CT显示肝及盆腔未见肿瘤病灶（图31-2）。

➤ 2019-04至2019-06给予"帕博利珠单抗"单药继续免疫治疗5个周期。

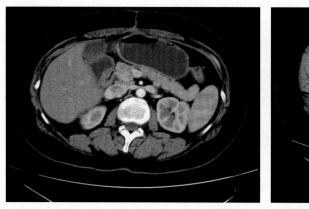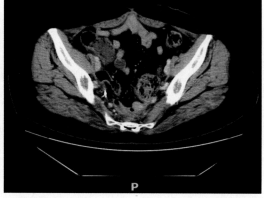

图31-2 腹部盆腔CT

【病史及治疗续四】

➤ 2020-11-11（间隔16个月）我院复查腹部、盆腔CT（图31-3）显示，左髂血管前方低回声占位，大小为7.4 cm×5.0 cm×6.0 cm，考虑肿瘤复发。

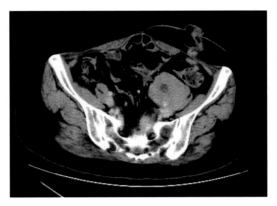

图31-3 CT显示左髂血管前方肿物

> 2020-12-01行"髂内动脉分支栓塞术"。

> 2020-12-02我院行"左侧盆底腹膜后巨大肿物切除+肠造口还纳+部分乙状结肠切除+降结肠造口术"。术中见肿瘤与髂血管关系极为密切，血管从肿瘤中穿行，手术困难，手术为满意减瘤。

> 2020-12-15患者突发剧烈腹痛，行"诊断性腹腔穿刺术"，抽出血性液，考虑腹腔出血。急诊介入造影见髂内动脉出血，行"介入栓塞止血术"，后续患者要求出院于当地医院继续治疗。

> 2020-12-20患者死亡。

【本阶段小结】

子宫肉瘤的标准术式是子宫全切术及双侧附件切除术，通常不常规施行系统性盆腔及腹主动脉旁淋巴结切除术，但术中应予探查，见肿大或可疑淋巴结应予切除。子宫肉瘤的手术强调完整切除子宫肿瘤，切忌在腹腔内施行肿瘤分碎术。

子宫肉瘤的处理常需根据临床病理学预后因素进行修正，强烈建议由妇科病理学专家复核阅片。相关危险因素包括子宫切除方式、肿瘤标本是否完整（完整、开放或分碎）、肿瘤大小（＞或＜5 cm）、组织学类型、核分裂象多少及有无脉管浸润等。

本例患者初始手术未行子宫全切术，仅行"子宫肌瘤剔除术"，可能是影响其预后的重要因素。患者历经5次手术，OS为7年。其中，2018年于我院行"骶前肿物切除+肝肾隐窝肿物切除术"，术后给予化疗联合免疫治疗，获得最长的PFS，达16个月。因子宫平滑肌肉瘤的发病率低，且临床缺乏高级别证据支持，目前尚未达成最佳治疗方案的共识。

【专家点评】

子宫肉瘤常被误诊为子宫良性疾病，在实施手术后进行病理学检查时才得以确诊。本例患者行"子宫肌瘤剔除术"后病理诊断为子宫平滑肌肉瘤，多数患者需补做手术。再次手术前应尽可能明确病理学类型，同时行影像学检查明确有无盆腔以外的转移灶。盆腔MRI对于判断子宫外受侵或局部肿瘤残留有一定优势，组织切片做ER和PR检测有助于决定年轻女性患者能否保留卵巢。通常再次手术需切除遗留的子宫、宫颈或附件等。术中探查到肿大淋巴结或可疑转移淋巴结应予以切除，对于子宫外转移病灶应切除干净。对于前次手术行子宫或肌瘤分碎术的患者，应再次进腹清理散落病灶，尽可能彻底减灭肿瘤细胞。

在确诊复发后，可评估是否能行手术切除。对于孤立转移灶患者的治疗应争取手术切除，并在术后辅以体外放疗和/或全身系统性治疗；对于转移灶无法切除者，可选择全身系统性治疗和/或局部治疗（如射频消融、立体定向放疗等）；对于全身多处转移患者则考虑全身系统性治疗和/或姑息性放疗，也可考虑对症支持治疗。

对于子宫肉瘤的全身系统性治疗，指南推荐方案如下。

首选方案：化疗（多柔比星单药）、雌激素阻断剂［芳香化酶抑制剂（用于低级别子宫内膜间质肉瘤）］。

其他联合化疗方案：吉西他滨＋多西他赛、多柔比星＋异环磷酰胺、多柔比星＋氮烯咪胺、吉西他滨＋氮烯咪胺、吉西他滨＋长春瑞滨。

其他单药方案：氮烯咪胺、吉西他滨、表柔比星、异环磷酰胺、多柔比星脂质体、培唑帕尼、替莫唑胺、曲贝替定、艾日布林。

其他雌激素阻断剂方案：芳香化酶抑制剂（ER/PR阳性的子宫平滑肌肉瘤）、氟维司群、甲地孕酮（ER/PR阳性的子宫平滑肌肉瘤）、甲羟孕酮（ER/PR阳性的子宫平滑肌肉瘤）、促性腺激素释放激素类似物（用于低级别子宫内膜间质肉瘤和ER/PR阳性的子宫平滑肌肉瘤）。

对于晚期或复发性子宫肉瘤患者，在常规治疗失败的情况下，可进行基因检测，尝试个体化靶向治疗，并鼓励患者参加临床试验。

【指南背景】

对于复发性子宫肉瘤的治疗策略主要取决于2个因素：①能否再次手术切除；②之前有无放疗史。此外，需根据复发的部位及肿瘤恶性程度选择治疗方法。选择全身系统性治疗时，有证据表明，减瘤术可改善复发性子宫内膜间质肉瘤患者的生存期，因此，尽可能切除所有复发病灶对患者生存有益。

对于阴道或盆腔局部复发，影像学检查排除远处转移且既往未接受放疗的患者，治疗选择包括：①手术切除±术中放疗＋全身系统性治疗；②术前放疗和/或全身系统性治疗＋手术切除＋全身系统性治疗；③若术中无法切净肿瘤，术后盆腔外照射治疗±近距离放疗和/或全身系统性治疗；④盆腔外照射治疗±近距离放疗＋全身系统性治疗。对于既往接受过放疗者，治疗选择包括：①手术切除±术中放疗＋全身系统性治疗；②全身系统性治疗；③选择性盆腔外照射治疗和/或近距离放疗。对于孤立转移灶患者的治疗应争取手术切除，并在术后辅以体外放疗和/或全身系统性治疗。对于转移灶无法切除者，可选择全身系统性治疗和/或局部治疗（如射频消融、立体定向放疗等）。对于全身多处转移患者则考虑全身系统性治疗和/或姑息性放疗，也可考虑对症支持治疗。

【循证背景】

一项非随机的Ⅱ期临床研究显示，曲贝替定联合多柔比星在晚期子宫平滑肌肉瘤或软组织平滑肌肉瘤患者中观察到60%的ORR。一项随机、双盲、安慰剂对照Ⅲ期临床研究证实，培唑帕尼可显著延长转移性非脂肪细胞软组织肉瘤患者的PFS。然而，另一项对无法切除的、转移性子宫平滑肌肉瘤行一线治疗的Ⅲ期临床研究显示，在吉西他滨和多西他赛联合化疗方案中加入贝伐珠单抗并未提高疗效。对于TMB≥10的手术无法切除或全身多处转移的初治或复发性患者，在无更满意的治疗方法时可选择进行免疫治疗，如应用帕博利珠单抗等。对于经检测有NTRK基因融合的患者可选择拉罗替尼或恩曲替尼等药物。对于晚期或复发性患者，在常规治疗失败的情况下，可进行基因检测，尝试个体化靶向治疗，并鼓励患者参加临床试验。

【核心体会】

子宫肉瘤约占所有女性生殖道恶性肿瘤的1%，占子宫体恶性肿瘤的3%～7%。由于影像学检查难以在术前辨别子宫体肿瘤的良恶性，许多患者在就诊时常被诊断为子宫良性疾病，故初始手术时并未完整切除子宫，而行"子宫肌瘤剔除术"，直到术后病理学检查时才得以确诊为子宫肉瘤，这可能是术后复发的重要原因。此外，肿瘤分期是子宫肉瘤患者最重要的预后因素。

本例患者经历5次手术治疗，前3次手术后静脉化疗因个人原因并未充分进行，导致其PFS较短。2018年的满意减瘤手术后，辅助化疗并联合免疫治疗，获得最长PFS为16个月，说明免疫治疗对子宫平滑肌肉瘤可能有效。患者第5次盆腔复发病灶与髂血管关系密切，术前行介入栓塞。但因患者多次手术史，术后出现血管破裂出血，患者家属放弃治疗。

从本例患者的治疗来看，尽管目前没有针对子宫肉瘤特有的靶向治疗或免疫治疗方案，但可考虑检测一些泛肿瘤靶点，包括 *NTRK* 基因融合、MSI和TMB等，并从免疫治疗中获益。

【参考文献】

[1] WHO Classification of Tumors Editoral Board. Female genital tumors（5th Eds）. In WHO classification of tumors series［M］. Lyon：IARC Press，2020：283-297.

[2] HENSLEY M L，BARRETTE B A，BAUMANN K，et al. Gynecologic Cancer InterGroup（GCIG）consensus review：uterine and ovarian leiomyosarcomas［J］. Int J Gynecol Cancer，2014，24（Suppl 3）：S61-S66.

[3] YOON A，PARK J Y，PARK J Y，et al. Prognostic factors and outcomes in endometrial stromal sarcoma with the 2009 FIGO staging system：a multicenter review of 114 cases［J］. Gynecol Oncol，2014，132（1）：70-75.

[4] NASIOUDIS D，MASTROYANNIS S A，LATIF N A，et al. Effect of bilateral salpingo-oophorectomy on the overall survival of premenopausal patients with stage Ⅰ low-grade endometrial stromal sarcoma：a National Cancer Database analysis［J］. Gynecol Oncol，2020，157（3）：634-638.

[5] BOGANI G，CLIBY W A，ALETTI G D. Impact of morcellation on survival outcomes of patients with unexpected uterine leiomyosarcoma：a systematic review and meta-analysis［J］. Gynecol Oncol，2015，137（1）：167-172.

[6] REED N S，MANGIONI C，MALMSTRÖM H，et al. Phase Ⅲ randomised study to evaluate the role of adjuvant pelvic radiotherapy in the treatment of uterine sarcomas stages Ⅰ and Ⅱ：an European Organisation for Research and Treatment of Cancer Gynaecological Cancer Group study（protocol 55874）［J］. Eur J Cancer，2008，44（6）：808-818.

第四部分
外阴、阴道恶性肿瘤篇

病例32　外阴腺样囊性癌手术皮瓣移植治疗1例

作者　白　萍

点评　孙　力

【关键词】

外阴腺样囊性癌；手术；皮瓣移植；放疗

【病史及治疗】

➢ 患者，32岁，孕3产1，剖宫产1次，人工流产2次。

➢ 2011年出现右侧大阴唇肿大，外院诊为"前庭大腺炎"（又称"巴氏腺炎"），未治疗。

➢ 2013年自触及右侧小阴唇内肿物，直径约1.5 cm，因妊娠分娩未进一步做治疗。

➢ 2015-10-26外院诊断"巴氏腺囊肿"行"外阴肿物局部切除术"。术中切开皮肤后剥除肿物，触及肿物质地韧，似肌瘤样。术后病理经中国医学科学院肿瘤医院会诊为"外阴腺样囊性癌"（涎腺癌）。

➢ 2015-12于中国医学科学院肿瘤医院（以下简称"我院"）住院。

➢ 妇科检查显示，右侧大阴唇肿胀，可见手术瘢痕，皮下可扪及边界不清结节，范围约4.0 cm×3.0 cm×1.0 cm，质地偏韧；宫颈直径约2.5 cm，表面光滑，接触性出血阴性；子宫后位，大小正常，质地中等，无压痛，活动度可；双侧附件区未触及明显异常。

➢ 2015-12查肿瘤标志物CA125、CA19-9、CEA均正常。盆腔MRI显示，外阴右侧大阴唇局部软组织影增厚、信号异常，边界不清，范围约3.8 cm×2.9 cm×1.0 cm，向上侵犯阴道下段，T_1WI呈等信号，T_2WI/FS呈高信号，DWI扩散受限，增强扫描动脉期明显强化，延迟期可见造影剂廓清。

【病史及治疗续一】

➢ 2015-12-04行"右侧腹股沟淋巴清扫＋右侧外阴广泛切除＋成形术"。术后病理显示，（右侧外阴及肿物）外阴腺样囊性癌，肿瘤大小约7.0 cm×4.0 cm×2.3 cm，可见神经侵犯。肿瘤累及真皮、皮下组织及肌肉；皮肤切缘未见癌；基底切缘、肿瘤外侧切缘、肿瘤基底切缘均见癌累及；（右腹股沟淋巴清扫）淋巴结未见转移癌（0/16）。

➢ 2015-12-18行"外阴肿瘤扩大切除＋腹直肌皮瓣转移术"。术中所见，原外阴术区（右侧外阴处）组织缺损（图32-1A），大小约8.0 cm×5.0 cm×5.0 cm，未扪及具体肿瘤。于原切口外缘1.0～2.0 cm处切开皮肤，距原创面基底2.0～3.0 cm深度锐性扩大切除瘤床，切除组织约8.0 cm×4.0 cm×4.0 cm，深部达盆底肌肉、肛提肌（图32-1B）。分别取瘤床上、下、内、外基底切缘及肛提肌切缘送冰冻病理，结果回报，（内侧基底、外侧基底、上基底切缘）未见肿瘤；（下基底切缘）破碎纤维脂肪组织中见核深染细胞巢伴腺样结构，不除外肿瘤；（肛提肌组织）脂肪组织中见腺样囊腺癌。再次扩大切除下基底处组织约5.0 cm×3.0 cm×2.0 cm，送冰冻病理，结果回报，（下基底切缘1）纤维脂肪组织，局灶见高度挤压的深染细胞巢，不除外肿瘤。切除直肠前壁组织2.0 cm×1.0 cm×0.5 cm送冰冻病理，结果回报，（直肠前壁组织1）腺样囊性癌。再次扩大切除下基底处组织约4.0 cm×3.0 cm×2.0 cm送冰冻病理，结果回报，（下基底切缘2）未见肿瘤。切除直肠前壁组织送冰冻病理，结果回报，（直肠前壁组织2）腺样囊性癌。此时切除范围已达直肠肌层，若需继续扩大手术范围则需切除直肠，行结肠造口术。将该情况告知患者家属，患者家属拒绝行结肠造口，故未再扩大手术范围。术中请放疗科主任医师会诊，认为肿瘤已侵犯直肠肠壁，手术切除部分直肠浆肌层，术中放疗单次剂量高，发生肠瘘风险高，该患者选择术后放疗相对安全。故于腹部切取腹直肌皮瓣，仔细游离，保留腹壁下动静脉，游离带蒂皮瓣，经阴阜皮下耻骨前贯穿腹壁及会阴部切口，经隧道将带蒂皮瓣翻转至会阴部，间断缝合皮瓣与会阴部皮肤（图32-1C）。

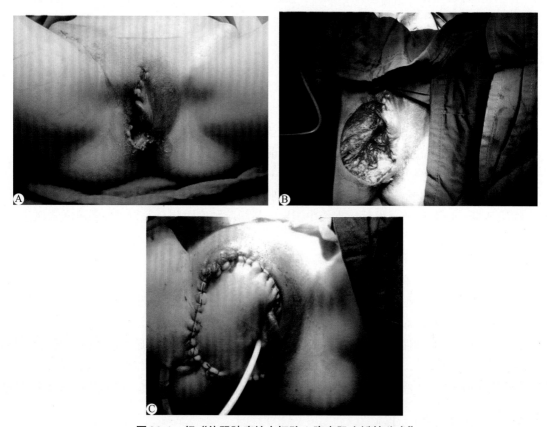

图32-1 行"外阴肿瘤扩大切除＋腹直肌皮瓣转移术"

注：A.原外阴术区（右侧外阴处）组织缺损；B.锐性扩大切除瘤床，深部达盆底肌肉、肛提肌；C.经隧道将带蒂皮瓣翻转至会阴部，间断缝合。

➢ 术后石蜡病理回报，外阴扩大切除标本（缝线为下切缘），纤维结缔及横纹肌组织中见腺样囊性癌浸润，未累及表皮，肿瘤延伸至基底烧灼边缘，伴间质大量急、慢性炎细胞浸润和多核巨细胞反应，符合术后改变；下切缘可见癌浸润；（下基底1）冰冻见极少许腺样囊性癌浸润，（下基底2）见极少许胞浆透明的细胞巢，考虑为癌（经连续切片病变消失）；（内侧基底、外侧基底、上基底、下基底切缘）均未见癌；（肛提肌组织、直肠前壁组织1、直肠前壁组织2）纤维脂肪及肌肉组织中见腺样囊性癌浸润。

➢ 2016-01-26至2016-03-07针对外阴右侧区域，采用6MV-X线放疗，放射野8.0 cm×8.0 cm，

剂量50.4 Gy/28次。

➤ 其后门诊定期随诊复查，末次随诊2023-07-14，患者无不适主诉，一般情况好。妇科检查（图32-2）显示，双侧腹股沟未及肿大淋巴结，外阴呈术后改变，阴道通畅；宫颈直径约2.5 cm，表面光滑，接触性出血阴性；子宫后位，大小正常，质地中等，无压痛，活动度可；双侧附件区未触及明显异常。复查肿瘤标志物CA125、CA19-9、CEA均正常。

➤ 盆腔MRI显示：①外阴呈术后改变，术区可见片状异常信号，约3.4 cm×1.6 cm，T_1WI呈等或稍高信号，T_2WI/FS呈稍高信号，DWI稍高信号，增强呈渐进性强化，术后改变？②子宫后倾，内膜厚约0.6 cm，子宫体及内膜未见明确异常信号影；③宫颈腺囊肿（又称"宫颈纳氏囊肿"）；④双侧附件区可见囊实性结节，考虑生理性改变；⑤腹膜后、双侧髂血管区、腹股沟区未见明确肿大淋巴结；⑥盆腔少量积液。疗效评估为CR。

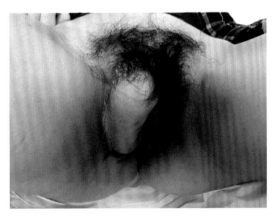

图32-2　2023-07-14妇科检查

【专家点评】

外阴腺样囊性癌是一种罕见的特殊类型的外阴前庭大腺癌，占外阴癌的3.1%，占女性生殖器官恶性肿瘤的0.001%，中外文献报道共约350余例。该病的特点包括：①肿瘤易浸润周围神经、肌肉，导致局部疼痛、痛痒、肿块等；②病期长，肿瘤生长缓慢；③淋巴结转移少见，腹股沟淋巴结转移前即可发生远处转移，以肺、骨转移常见；④局部易复发，但预后好，初次复发治疗后可长期存活。外阴腺样囊性癌患者的15年生存率为51%，15年无瘤生存率为13%。

本例患者的治疗既是成功的也是失败的。成功之处在于：①患者经过第3次手术，术中尽了最大努力，3次补切，3次冰冻快速病理检查，最后余下直肠前壁组织中仍有肿瘤残存，如需彻底切净肿瘤只能行"直肠切除＋结肠造口术"，但由于患者及其家属拒绝而放弃。幸运的是，术后经过补充放疗，截至目前已随诊8年无肿瘤复发。②患者手术同期做了腹直肌皮瓣移植，使巨大的手术缺损创面Ⅰ期愈合。失败之处在于，该患者的初次手术在基层医院完成，作为活检病理诊断无可非议，但第2次手术前对肿瘤深度、广度的认识不足，手术中未对切缘、肿瘤基底做冰冻病理检查，致手术后病理检查发现切缘、基底阳性，导致患者接受第3次手术。由此可总结经验教训，术前的妇科检查及MRI都无法准确评估病变范围，手术仅凭经验判断切除范围也不可行。应该做术中快速冰冻病理检查，以指导手术切除范围和深度，尽量一次性切净肿瘤，减少局部复发风险，也可避免术后补充放疗。

【指南背景】

1.《外阴恶性肿瘤诊断和治疗指南（2021年版）》 该指南由中国抗癌协会妇科肿瘤专业委员会制定。指南指出，外阴腺样囊性癌是外阴前庭大腺癌的特殊类型之一，占前庭大腺恶性肿瘤的5%～15%，占前庭大腺癌的1/3。外阴腺样囊性癌生长缓慢、病程长，主要呈局部浸润，常沿神经和淋巴管浸润，腹股沟淋巴结转移少见（仅10%），有时有远处转移。该病的临床研究多为小样本回顾性研究，目前尚无最佳治疗方案推荐。其手术方式多样，从单纯局部切除到广泛性外阴切除，伴或不伴部分到完全的腹股沟淋巴结切除取决于局部肿瘤的范围和腹股沟淋巴结转移的风险。肿瘤局限者建议行肿瘤局部扩大切除，有淋巴结转移的高危患者则需同时行同侧腹股沟淋巴结切除。腺样囊性癌术后易局部复发，复发率高达50%，且与手术切缘状态无关，并可通过血管内的迟发播散导致术后远期发生肺、肝、脑等器官的远处转移。术后辅助放疗或化疗的效果尚不明确。

2.《FIGO 2021癌症报告》 该报告指出，关于前庭大腺腺样囊性癌的治疗原则，多数学者主张与外阴癌相同，推荐手术方式为广泛性外阴切除。因肿瘤经常浸润神经和肌肉，又无明显边界，故切除范围和深度要充分，最好术中肿瘤基底和切缘送冰冻病理检查，以保证手术切除干净。如术后病理检查发现切缘邻近肿瘤或切缘不净，可再次进行手术或补充局部放疗。

3.《2023 NCCN外阴癌临床实践指南（第1版）》 该指南对外阴癌的临床分期、原发肿瘤危险因素、病理学原则、影像学原则、手术及系统治疗进行了修订，并将外阴腺癌纳入外阴鳞癌指南中。

【循证背景】

广泛性手术切除是治疗前庭大腺癌的基石。Stephanie 等报道1例外阴腺样囊性癌患者，肿瘤浸润直肠前壁肌层和肛门外括约肌，由妇科肿瘤学家及胃肠道专家、整形外科医师共同策划，在腹腔镜辅助下进行后壁阴道及直肠切除、双侧腹股沟淋巴结切除，以及大腿内侧皮瓣整形手术，以重建内口，覆盖盆底缺陷。术中冰冻病理显示切缘邻近肿瘤，又进行补充切除。他们认为，外阴腺样囊性癌主要位于阴道后壁，故即使行广泛切除术，切缘阳性率亦可达30%，局部复发率高达42%～50%。如果进行外阴局部切除，切缘阳性率为48%，复发率则更高（可达68.9%）。

关于腹股沟淋巴结清扫的作用仍存在争议。约有10%的外阴腺样囊性癌患者发生腹股沟淋巴结转移。Copeiand 等的综述报道15例进行腹股沟淋巴结切除的外阴腺样囊性癌患者中有2例发现腹股沟淋巴结转移；Yand 等则报道了31例进行淋巴结切除患者中有2例淋巴结阳性，且位于肿瘤同侧。

放疗是前庭大腺癌患者的辅助治疗方法，当切缘阳性或神经侵犯时推荐进行放疗。Yand 等的一篇综述报道15例接受辅助放疗的前庭大腺癌患者中9例切缘阳性，无局部复发，他们认为辅助放疗可降低局部复发的风险。章文华曾报道1例前庭大腺癌患者在15年内发生3次局部复发，进行4次手术，2次远处转移，提示当外阴前庭大腺出现结节肿物，并伴有明显疼痛、肿瘤界限不清时，应警惕外阴前庭大腺腺样囊性癌的可能。

本例患者外阴肿瘤术后局部复发侵及直肠，又拒绝切除直肠和结肠造口，导致手术切除范围不足，在肿瘤切除不净的情况下经过放疗维持了10年时间，10年后再次复发，说明放疗有一定疗效。

【核心体会】

本例患者的就医治疗经过完全符合专家点评的特点：①患者发现结节2年就诊，说明肿瘤生长缓慢。②从3次手术史可以看到，肿瘤生长的特点是浸润广泛且深度深，大大超出了临床医师的认知。术前临床妇科检查及MRI评估均不能完全准确判断肿瘤的范围和深度，以至于第2次手术时即使由有经验丰富的妇科肿瘤医师主刀，术中认为切除肿瘤范围和深度已经足够，但术后病理报告肿瘤切缘不净，仍有残存。第3次手术在二次手术创面上进一步扩大切除范围和深度，创面达到8.0 cm×4.0 cm×4.0 cm，深部达盆底肌肉、肛提肌。术中分别取瘤床上、下、内、外基底切缘及肛提肌切缘送冰冻病理，结果回报，内、外、上基底切缘未见肿瘤，下基底破碎纤维脂肪组织中见核深染细胞巢伴腺样结构，不除外肿瘤；肛提肌脂肪组织中见腺样囊性癌。术中再次扩大切除下基底处组织约5.0 cm×3.0 cm×2.0 cm，送冰冻病理检查，结果回报，纤维脂肪组织，局灶见高度挤压的深染细胞巢，不除外肿瘤。切除直肠前壁组织2.0 cm×1.0 cm×0.5 cm送冰冻病理检查，结果回报，腺样囊性癌。术中第3次扩大切除下基底处组织约4.0 cm×3.0 cm×2.0 cm，切除直肠前壁组织送冰冻病理检查，结果回报仍见腺样囊性癌。由此可见肿瘤浸润深度之深。③外阴组织缺损大，不能原位缝合，此时选用腹直肌皮瓣移植，保留腹壁下动静脉，经阴阜皮下隧道将带蒂皮瓣翻转至会阴手术创面，达到Ⅰ期缝合，Ⅰ期愈合。掌握腹直肌带蒂皮瓣外阴一次成形技术，即使肿瘤切除范围大也无后顾之忧，确保手术切除范围充分，肿瘤切除干净，外阴Ⅰ期愈合率高。④本例患者尽管肿瘤浸润很深，但无淋巴结转移。⑤患者预后良好。患者直肠前壁术中切缘仍残存肿瘤，但其家属不同意进行直肠切除造口术。术后给予补充放疗，随诊至今已8年，无肿瘤复发。

【参考文献】

［1］谢玲玲，林荣春，林仲秋. 2023 NCCN外阴癌临床实践指南（第1版）指南解读［J］. 中国实用妇科与产科杂志，2023，39（1）：75-80.
［2］STEPHANIE V，CORINA C，BRAMBS C E. Adenoid cystic carcinoma of bartholin's gland: a case report with emphasis on surgical management［J］. Am J Case Rep，2022，23：e935707.
［3］YANG S Y V，LEE J W，KIM W S，et al. Adenoid cystic carcinoma of the Bartholin's gland: report of two cases and review of the literature［J］. Gynecol Oncol，2006，100（2）：422-425.
［4］DEPASQUALE S E，MCGUINNESS T B，MANGAN C E，et al. Adenoid cystic carcinoma of Bartholin's gland: a review of the literature and report of a patient［J］. Gynecol Oncol，1996，61（1）：122-125.
［5］章文华，白萍，孙萍，等. 外阴前庭大腺腺样囊腺癌存活20年1例. 中华妇产科杂志，2009，44（9）：720.

病例33 外阴癌复发放疗后皮肤坏死采用皮瓣移植手术治疗1例

作者 白　萍

点评 张　蓉

【关键词】

外阴癌；放疗后皮肤坏死；皮瓣移植

【病史及治疗】

➤ 患者，60岁，孕2产2，月经规律，52岁自然绝经。

➤ 患者约1991年（20余年前）发现外阴白斑及右侧外阴结节，外院活检病理提示，外阴高分化鳞癌，行"单纯性外阴切除术"，自诉术后病理未见癌，未补充治疗。

➤ 2011-04开始出现阴道流液，右侧会阴部扪及小结节，外院考虑复发。

➤ 2011-04至2011-06进行放疗，外阴野＋腹股沟野，总剂量70 Gy，同步化疗6次，具体用药不详。放疗尚未结束时会阴部开始溃烂。

➤ 2011-10出现大便困难，初次就诊于中国医学科学院肿瘤医院（以下简称"我院"）。门诊行外阴溃烂边缘活检，病理提示，（外阴左侧溃疡）鳞状细胞癌，退变较明显，伴坏死，符合中度治疗后改变。

➤ SCCA 1.3 ng/ml。盆腔、腹腔CT显示：①外阴、阴道后壁不规则增厚，最厚处约2.5 cm，无明显边界，向后与肛门、肛管分界不清；②子宫腔内可见低密度区，积液？双侧附件未见明确异常；③腹盆腔、腹膜后未见明确肿大淋巴结；④未见腹水征象；⑤扫描范围内双下肺未见明确异常。

➤ 2011-11-09我院行"外阴肿物扩大切除（包括肛门）＋经腹会阴联合直肠前切除＋腹直肌皮瓣移植外阴成形＋子宫内膜诊刮术"（图33-1），术中先行外阴肿物扩大切除（包括部分阴道＋肛门）。内切口于尿道两侧向下切除阴道后壁下1/3，外切口于肿瘤外2.0～3.0 cm切开皮肤及皮下组织。游离会阴部组织，切除深度达耻骨支表面。沿阴道直肠膈分离直肠前壁与阴道后壁，清除坐骨直肠窝脂肪，切断肛提肌等盆底肌肉，向上与盆腔贯通，完整切除外阴肿物、部分阴道后壁、部分乙状结肠及直肠、肛门，标本送病理检查；阴道右侧壁切缘及尿道外口后唇结节送病理。游离腹直肌皮瓣，向上、向右延长腹壁切口，切开皮肤及皮下组织，从腹中线向右小心游离右侧腹直肌及其表面皮肤和皮下组织，保留腹壁下动脉。将腹直肌皮瓣从耻骨联合上方皮下组织间隙中翻转到会阴部。观察皮瓣血运良好，将皮瓣切缘与会阴、阴道后壁切缘缝合。于盆底留置引流管2根，经右下方切口引出，腹直肌皮瓣下置引流管，经左下方切口引出，均接负压球引流。

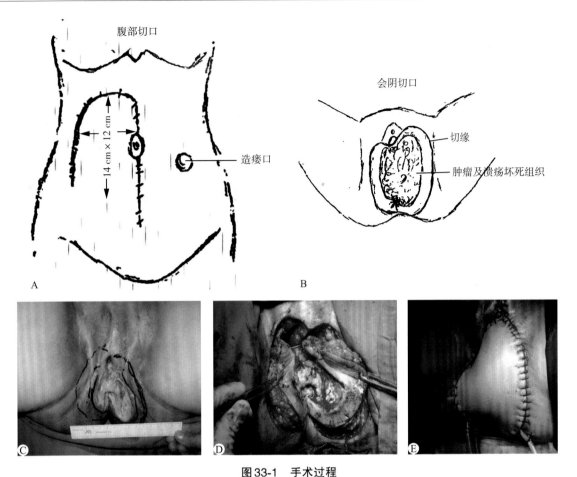

图33-1 手术过程

注：A.术前皮瓣设计；B.术前会阴切口设计；C.术前标记切缘；D.外阴肿物扩大切除术中；E.皮瓣移植外阴成形术后。

➢ 术后病理显示，（外阴＋部分阴道＋肛门＋直肠＋部分乙状结肠）外阴高－中分化鳞状细胞癌，肿瘤细胞有退变，伴大片状坏死，符合轻度治疗后改变；肿瘤侵透阴道壁并累及直肠全层至齿状线下。（尿道外口后唇）内可见少许上皮轻－中度不典型增生，未见癌。肠切缘、外阴左上切缘及阴道右上切缘未查见癌。淋巴结未见转移性癌（0/1）；肠壁淋巴结（0/1）；肠系膜淋巴结（0）。术后定期复查，未见异常。

➢ 2013-05患者自觉移植的皮瓣突出，影响行走，外院行"抽脂术"，术后恢复尚可，但患者左侧手术瘢痕处有少量渗液，有小破溃，患者未在意。

➢ 2013-12我院门诊复查行外阴活检，病理显示，（外阴9点钟活检）高－中分化鳞状细胞癌。考虑肿瘤再次复发。

➢ 2014-01复查SCCA 1.7 ng/ml。盆腔MRI显示：①外阴癌术后，结肠造口术后，尿道、阴道左侧壁不均匀强化肿物，截面约2.9 cm×3.4 cm，T_1WI呈等、低信号，T_2WI/ Fs稍高信号，DWI扩散受限，增强不均匀强化，考虑肿瘤复发，请结合镜检随诊观察。②盆底、骶前、宫颈后下方囊性信号灶伴环形强化，倾向包裹性积液，建议随诊观察；双侧盆底（坐骨直肠窝间）轻度渐进性强化灶，考虑术后改变。③盆腔、腹股沟未见明显肿大淋巴结。④未见盆腔积液。

➢ 2014-01-20行"膀胱镜检查＋外阴肿物活检术"。术后病理显示，（外阴左侧病变）鳞状上皮黏膜糜烂，黏膜下见炎性肉芽。（尿道口）鳞状上皮黏膜内见退变的异型细胞，伴部分角化。符合鳞状细胞癌中－重度治疗反应。因肿瘤浸润深，侵及尿道及膀胱，如不能切除泌尿系转移肿瘤，仅姑息切除外阴肿瘤意义不大，泌尿外科会诊后考虑手术价值不大，不建议行手术切除膀胱，遂选择化疗。

➢ 2014-01-22、2014-02-14给予"紫杉醇＋顺铂"方案静脉化疗2个周期，经评估为疾病未控，后续患者及其家属放弃治疗。

【本阶段小结】

本例患者因外阴早期鳞状细胞癌外阴局部手术切除术后20年，外阴肿瘤复发，于外院进行同步放化疗，放射剂量高达70 Gy，放疗后出现严重不良反应，外阴溃疡4个月不愈合，同时伴有严重疼痛、流水、恶臭，排大便困难。2011-10来我院就诊，外阴活检病理证实外阴左侧溃疡为鳞状细胞癌伴坏死。盆腔、腹腔CT显示，外阴、阴道后壁不规则增厚，最厚处约2.5 cm，无明显边界，向后与肛门、肛管分界不清。2011-11-09我院行"外阴肿物扩大切除（包括肛门）＋经腹会阴联合直肠切除＋乙状结肠造口＋腹直肌皮瓣移植外阴成形＋子宫内膜诊刮术"。术后病理显示，外阴高－中分化鳞状细胞癌，肿瘤细胞有退变，伴大片状坏死，符合轻度治疗后改变；肿瘤侵透阴道壁并累及直肠全层至齿状线下。手术后患者无瘤生存达2年，生活质量明显改善。2年1个月随诊时发现外阴、尿道再次复发。因肿瘤浸润深，侵及尿道及膀胱，泌尿外科会诊后考虑手术价值不大，不建议手术切除膀胱，遂选择"紫杉醇＋顺铂"方案进行化疗。化疗后肿瘤未控，患者放弃治疗。

【专家点评】

外阴恶性肿瘤以外阴鳞状细胞癌为主，约占90%，手术是其主要治疗手段，手术方式应根据外阴肿瘤的大小和部位进行选择。对于≤2 cm的肿瘤，可行外阴局部扩大切除；对于＞2 cm的肿瘤，通常需要行广泛性外阴切除。腹股沟淋巴结处理可选择前哨淋巴结切除、单侧或双侧腹股沟淋巴结清扫及肿大转移的淋巴结切除随后放疗等。放疗通常作为晚期外阴癌的姑息治疗方式。外阴正常组织对放射线十分敏感，患者通常不能耐受全剂量放疗，导致外阴癌的放疗效果受到限制。此外，外阴癌多是高分化鳞癌，对放射线敏感性低，故外阴癌放疗效果不佳，不应作为首选治疗。

本例患者初次发现外阴癌时病变较早，手术只进行单纯性外阴切除，患者无肿瘤生存长达20年。20年后复发时本应首选手术切除，但当地医院给予放疗，且放疗剂量高达到70 Gy，放疗后出现局部溃疡，4个月后溃疡未愈合，肿瘤复发。这4个月中患者外阴疼痛、流水、恶臭，肿瘤进展侵及肛门，大便困难。此时进行手术治疗是成功的，但代价很大，选择"广泛性外阴切除＋阴道后壁切除＋肛门及部分直肠切除＋乙状结肠造口＋腹直肌皮瓣移植"，手术创伤很大，但伤口I期愈合，术后生活质量明显改善，且获得了3年无瘤生存。最终，患者因肿瘤再次复发，侵及阴道、尿道、膀胱，无法手术，采用"紫杉醇＋顺铂"方案化疗，疾病未控。

本例患者的治疗过程中可以体现出外阴癌手术治疗的重要性。对于外阴病变广泛、切除范围大、接受过放疗的患者，可选择同期皮瓣移植，这样有利于创面I期愈合。

目前，对于晚期外阴癌可采用综合治疗，同步放化疗也有成功的案例，在术前应用可缩小肿瘤、减少手术切除脏器的可能。借鉴于宫颈癌的治疗方法，临床已开始对外阴癌患者进行靶向治疗和免疫治疗，但仍需要积累更多的临床经验。

另外，我们可以看到主管医师的手术记录图文并茂，值得学习和借鉴。

【指南背景】

根据《外阴恶性肿瘤诊断和治疗指南（2021年版）》及《2023 NCCN外阴癌临床实践指南》，外阴癌以手术为首选治疗方法。外阴肿瘤手术切除术式包括单纯外阴切除术和广泛性外阴切除术。手术切缘＞1.0 cm，以保证镜下0.8 cm以上的安全切缘。除ⅠA期外阴癌外，其他各期患者均需行腹股沟淋巴结切除。对于放疗，指南指出，因外阴潮湿、皮肤黏膜对放射线的耐受较差、外阴肿瘤较大或已转移至淋巴结等因素，放疗难以得到满意的剂量分布，上述因素使外阴癌难以接受达到根治性治疗效果的照射剂量，因此，外阴癌单纯放疗的效果较差，局部复发率高。对于局限于外阴的肿瘤临床复发，无放疗史患者可选择进行放疗，有放疗史患者应行广泛性部分或全外阴切除术±皮瓣移植。

【循证背景】

章文华等于1995年发表关于放疗与手术综合治疗晚期外阴癌的文章，强调手术的彻底性及术前、术后辅助放疗的剂量。王淑珍等于2000年回顾性分析了中国医学科学院肿瘤医院309例外阴癌临床治疗病例，这是迄今为止国内单中心发表的最大数量病例，文章指出，309例外阴癌患者的5年生存率为67.9%，其中Ⅰ期、Ⅱ期、Ⅲ期、Ⅳ期患者的5年生存率分别为86.9%、82.5%、59.2%和43.6%。Ⅰ期患者各种治疗方法的生存率和治疗失败率差异无显著性。Ⅱ期患者行广泛性外阴切除＋腹股沟淋巴结清扫术的生存率较高（$P < 0.05$）。结果提示，早期外阴癌应施行广泛性外阴切除术＋淋巴结清扫或腹股沟足量放疗；而对中、晚期患者，争取切除外阴原发肿瘤，辅以术前、术后放疗。

孙东宝探讨了外阴癌患者行广泛性外阴切除术后创面修复、外阴重建的手术治疗方法。回顾性分析了2003年3月至2005年10月北京协和医院收治的14例外阴癌患者的临床资料。14例患者均行广泛性外阴局部扩大切除术，采用带蒂股前外侧皮瓣或下蒂腹直肌皮瓣修复外阴缺损创面，并行外阴重建术。结果显示，在14例行外阴重建术的患者中，有13例患者的皮瓣全部成活，获得外阴解剖学外观及部分功能的恢复，具有临床应用价值。

【核心体会】

从本病例中得到的经验是：①手术治疗对于外阴癌应是首选的、最重要的、最有效的治疗手段。对于早期外阴病变，进行较小范围的手术，即单纯性外阴切除、外阴局部扩大切除就可达到治愈肿瘤的目的，这种手术创伤小且安全有效，可使患者获得长期生存，还可很好地保留外阴的生理形状，对患者的生活质量和心理健康均十分有益。②腹股沟淋巴结应根据不同情况进行相应处理。③对于放疗后复发的外阴癌，手术选择是最好的治疗手段。

本例患者20年后复发，但未进行手术而首选放疗。高剂量的放疗使外阴局部溃疡、坏死、流水、恶臭、疼痛，患者痛苦不堪。放疗后4个月就再次出现肿瘤，此时肿瘤已经扩散至阴道后壁、肛门及直肠，导致患者大便困难，外阴、会阴大面积溃疡，表面灰白色坏死组织覆盖，周围皮肤放射性改变，色素沉着，僵硬无弹性。此时手术难度大，手术范围大，且肛门等器官无法保留，在妇科肿瘤专家与结直肠外科、整形外科、麻醉科医师联合手术下，手术十分成功，患者术后恢复良好，创面Ⅰ期愈合，并获得3年无瘤生存。在此过程中，整形外科的作用十分重要，在经历放疗的皮肤上进行如此大范围的切除，如无带蒂皮瓣转移Ⅰ期成形的技术支持，手术则难以完成。

【参考文献】

［1］谢玲玲，林荣春，林仲秋.FIGO 2021癌症报告——外阴癌诊治指南解读［J］.中国实用妇科与产科杂志，2022，38（1）：85-91.

［2］王淑珍，孙建衡.外阴癌临床治疗309例报告［J］.中华肿瘤学杂志，2000，22（2）：170-173.

［3］章文华，孙建衡.放疗与手术综合治疗晚期外阴癌［J］.中华肿瘤杂志，1992，14（5）：375-377.

［4］孙东宝，吴鸣，沈铿，等.外阴癌广泛切除患者外阴重建术的临床分析［J］.中华妇产科杂志，2006（8）：540-543.

［5］闫密，张嘉峻，杨彪炳.股薄肌带蒂皮瓣成形术在外阴癌术后修复重建中的应用［J］.临床肿瘤学杂志，2023，28（6）：545-548.

病例34 阴道恶性黑色素瘤手术联合免疫治疗1例

作者 潘玉英 王桂香
点评 盛修贵

【关键词】

阴道恶性黑色素瘤；手术；免疫治疗；干扰素

【病史及治疗】

➢ 患者，44岁，既往史及家族史无特殊。

➢ 2018-08-03因"下腹部及腰部不适"在外院妇科就诊，妇科检查发现阴道黏膜病变。

➢ 2018-08-13就诊于中国医学科学院肿瘤医院深圳医院（以下简称"我院"）。TCT检查显示，少数异型细胞，胞浆见色素，考虑为黑色素瘤。

➢ 阴道镜检查（图34-1）发现，阴道中、下1/3处环状黑色素沉着（前壁、左侧壁、后壁），宽度约1.5 cm。阴道黏膜活检病理显示，（阴道左侧壁下段3点、阴道后壁下段6点）见黏膜内异型细胞浸润，伴色素沉着，结合免疫表型，提示恶性黑色素瘤，主要局限于黏膜内（部分黏膜组织平切）。免疫组化结果显示，AE1/AE3（－）、HMB-45（＋＋＋）、Ki-67（30%＋）、melan-A（＋＋＋）、S-100（＋＋＋）、vimentin（＋＋＋）。

➢ 妇科体格检查显示，外阴已婚已育型；阴道中、下1/3可见环形分布黑色素沉着，触诊无增厚及结节感，质地与周围黏膜无明显差异；宫颈光滑，子宫饱满。三合诊显示，双侧子宫旁软，直肠黏膜光滑，退指指套无血染。查肿瘤标志物显示，CA125、CA15-3、CEA、NSE水平均正常。

➢ 2018-09-11胸部、腹部、盆腔CT显示，子宫壁多发结节，较大者位于右后侧壁，大小约3.0 cm×3.0 cm，考虑子宫肌瘤；双侧卵巢囊肿，较大者位于左侧卵巢，边界清晰，大小约1.1 cm×0.9 cm。

➢ 2018-09-13盆腔MRI显示：①阴道未见异常信号影；②子宫肌层见多发结节，较大者约3.4 cm×2.9 cm，考虑子宫肌瘤；③左侧附件区见多发囊性影，较大者约1.5 cm×1.2 cm，考虑卵巢囊肿。

➢ 2018-09-14胃镜检查显示胃多发息肉摘除。病理显示，胃底腺息肉。

➢ 2018-09-19行"腹腔镜改良根治性子宫切除＋双输卵管切除＋全阴道切除及部分外阴切除＋双侧腹股沟淋巴结清扫＋盆腔淋巴结切除＋盆腔粘连松解＋腹膜代阴道成形术"。术前于阴道病灶下缘3、6、9点位注射亚甲蓝各0.5 ml，术中探查未发现肿大淋巴结及蓝染淋巴结。术中剖视全阴道标本，见阴道下段黏膜黑色素沉着范围累及阴道中、下1/3全段，纵深宽度约4.0 cm，环行阴道

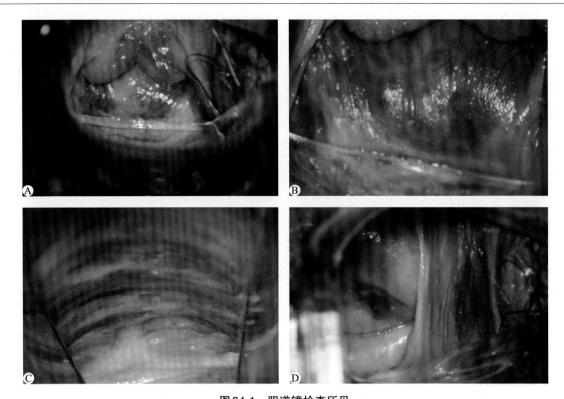

图34-1　阴道镜检查所见

注：A.病灶近阴道口；B.阴道壁黏膜见弥漫性病灶；C.病灶呈环状分布；D.阴道上段及宫颈未见黑色素沉着。

1周，下缘邻近处女膜缘。病灶边界距离切缘1.2 cm。术后病理显示，阴道恶性黑色素瘤，肿瘤主要位于鳞状上皮内，呈派杰样水平播散，小灶基底膜不连续，此处瘤细胞分布较紊乱，疑有微小黏膜下间质浸润，肿瘤未累及阴道穹窿、宫颈及外阴，未见明确脉管瘤栓神经侵犯；双侧子宫旁组织、阴道下切缘12点及阴道后壁肿瘤基底均未见肿瘤；子宫多发平滑肌瘤，部分富于细胞；（双侧输卵管组织）左侧可见泡状附件；淋巴结未见转移性肿瘤（0/38），多枚淋巴结中可见少许色素沉着。淋巴结具体情况为，左侧髂总1枚、左侧髂外1枚、左侧髂内1枚、左侧腹股沟浅10枚、左侧腹股沟深0枚、右侧腹股沟浅7枚、右侧腹股沟深3枚、左侧盆腔淋巴结7枚、右侧盆腔淋巴结9枚，均未见肿瘤转移。免疫组化显示（图34-2），AE1/AE3（-）、S-100（+++）、melan-A（+++）、HMB-45（+++）、Ki-67（30%+）、PD-1（-）。

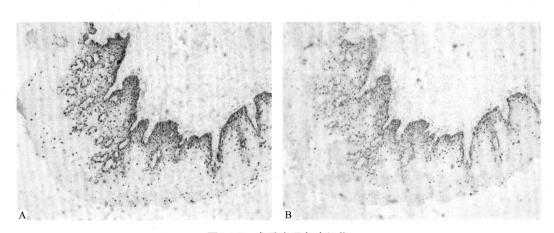

图34-2　术后病理免疫组化

注：A.HMB-45（50×）；B.melan-A（50×）。

➤ 2018-10-10基因检测结果显示，共检出2个体细胞相关基因突变，分别是*KIT*和*ARHGAP35*；未检出遗传性肿瘤相关的致病突变。潜在临床获益靶向药物为达沙替尼，无潜在临床获益的免疫治疗药物。MSS，TMB 1.03 Muts/Mb。

➤ 2018-11在外院入"阴道恶性黑色素瘤相关临床研究"—IFN组治疗，6个月后出组，终止治疗。

➤ 此后定期复查，未见肿瘤复发征象，妇科检查均显示，外阴皮肤、阴道残端黏膜光滑，未见色素沉着；盆腔空虚；直肠黏膜光滑。阴道镜检查均未见异常（图34-3）。

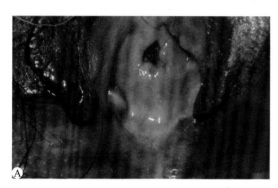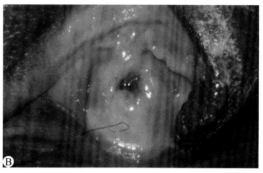

图34-3　阴道镜检查所见
注：A.2019-08-13（术后1年）；B.2023-04-27（术后5年）。

【本阶段小结】

本例患者为44岁未绝经女性，初次因"下腹部及腰部不适"在外院就诊发现阴道病变。来我院检查发现阴道黏膜病变，经活检病理确诊为阴道恶性黑色素瘤。行"腹腔镜改良根治性子宫切除＋双输卵管切除＋全阴道切除及部分外阴切除＋双侧腹股沟淋巴结清扫＋盆腔淋巴结切除＋腹膜代阴道成形术"，结合术后病理结果，根据阴道癌FIGO 2012分期及美国癌症联合会（American Joint Committee on Cancer，AJCC）分期（第8版），术后诊断为阴道恶性黑色素瘤ⅠA期。该患者完善了基因检测，共检出*KIT*和*ARHGAP35* 2个体细胞相关基因突变，未检出遗传性肿瘤相关的致病突变。潜在临床获益靶向药物为达沙替尼，无潜在临床获益的免疫治疗药物。MSS，TMB：1.03 Muts/Mb。

《黑色素瘤诊疗规范（2018年版）》指出，辅助治疗泛指除外科手术以外的各种辅助治疗方法，其主要目的是降低患者复发、转移等风险。目前，高剂量干扰素（interferon，IFN）-α2b辅助治疗的证据较多，建议患者尽快进行术后辅助治疗。患者在外院入组进行6个月的IFN免疫治疗，治疗结束后定期随访至2023-09，患者无瘤生存期（OS）已达52个月。

【专家点评】

对于阴道恶性黑色素瘤的诊断、分期和治疗要求早发现、早诊断。然而，阴道恶性黑色素瘤是罕见的妇科恶性肿瘤，其发病率极低，缺乏前瞻性临床试验依据，尚无标准治疗方案；并且目前为止，暂无明确的推荐分期系统。根据本例患者的体格检查、辅助检查及术后病理等结果，若依据阴道癌FIGO 2012年分期，该患者为ⅠA期，首选手术，手术范围应根据患者具体情况而定，并在指南推荐的基础上制定个体化的手术方式，行"腹腔镜改良根治性子宫切除＋双侧输卵管切除＋全阴道切除及部分外阴切除＋双侧腹股沟淋巴结清扫＋盆腔淋巴结切除＋腹膜代阴道成形术"，在达到治疗目的的基础上，为患者后续的生活质量提高奠定了基础。《黑色素瘤诊疗规范（2018年版）》指出，采用高剂量IFN-α2b进行辅助治疗的证据较多，因此，患者在术后进行为期6个月的IFN治疗，治疗结束后定期复查。截至2023-09，患者无瘤生存期已达52个月，且一般情况可，大小便正常，生活质量较好。从该患者的治疗过程可以看出，部分患者可以从IFN辅助治疗中获益，并达到治愈的结果。

【指南背景】

《阴道恶性肿瘤诊断与治疗指南》（2021年版）及《外阴、阴道黑色素瘤诊断与治疗的专家推荐意见》（2021年版）均指出，手术是早期阴道恶性黑色素瘤的首选治疗方式，Ⅰ～Ⅲ期手术可有效延长患者的生存时间。手术方式应结合肿瘤大小、浸润深度、单灶还是多灶，以及有无肿大淋巴结而制定个体化方案。对于病灶广泛、弥散的阴道黑色素瘤，推荐行全阴道±全子宫（±双侧附件）切除术。该患者的肿瘤为多灶且肿瘤较大，因此，根据患者情况制定个体化的手术方案，进行"腹腔镜改良根治性子宫切除＋双侧输卵管切除＋全阴道切除及部分外阴切除＋双侧腹股沟淋巴结清扫＋盆腔淋巴结切除＋腹膜代阴道成形术"。

《黑色素瘤诊疗规范》（2018年版）及《外阴、阴道黑色素瘤诊断与治疗的专家推荐意见》（2021年版）中对阴道黑色素瘤尚无推荐的分期系统，后者建议可参考阴道癌FIGO 2012分期及AJCC黑色素瘤2种分期系统。根据上述2种分期系统，该患者分期为ⅠA期。

《阴道恶性肿瘤诊断与治疗指南（第四版）》（2018年版）指出，免疫治疗是首选的术后辅助治疗，可选用IFN-α、白介素-2（interleukin-2，IL-2）等。

【循证背景】

夷恬进等的研究表明，与原发于外阴部位者相比，原发于阴道部位的恶性黑色素瘤患者的无瘤生存期及OS更短。此外，淋巴结转移、肿瘤期别、浸润深度及手术切缘有无肿瘤累及均可影响患者预后。对于外阴、阴道恶性黑色素瘤的治疗方式的选择，国内外研究均表明，手术是恶性黑色素瘤的首选治疗方案。对于手术范围，既往观念认为，不考虑肿瘤浸润深度、淋巴结转移情况、肿瘤大小及部位，均采用广泛性手术切除；而越来越多的研究者认为广泛性手术并不能改善患者预后。夷恬进等的研究也表明，局部病灶切除术与广泛性切除术患者的生存时间无明显差异，但仍应保证切缘无肿瘤侵犯。手术方式应考虑肿瘤浸润深度：如肿瘤浸润深度≤0.1 cm，无瘤切缘至少为1.0 cm；如肿瘤深度为0.1～0.4 cm，无瘤切缘应≥2.0 cm；如肿瘤深度>0.4 cm，则应先行放、化疗再手术。目前，推荐采用前哨淋巴结显影对可切除的恶性黑色素瘤进行分期，且对于前哨淋巴结阳性的淋巴结立即进行手术切除，可使患者临床获益。此外，对于阴道恶性黑色素瘤，手术应为部分或全部阴道切除术、广泛性子宫切除术、盆腔淋巴结清扫术及盆腔廓清术等。基于现有研究结果，医师对该患者进行分析，并制定个体化手术方式，术后病理明确切缘阴性且无淋巴结转移。对于早期恶性黑色素瘤，辅助放、化疗均无法使患者临床获益。有研究表明，应用IFN-α可延长患者的无瘤生存期，但对患者OS的影响及其不良反应仍需要更多的研究支持，故IFN-α应个体化用药。

【核心体会】

从本例患者的诊治过程中得出以下3点经验：①术前充分、全面评估，如阴道镜检查评估病变范围，病理评估浸润深度，均有助于指导手术方式及范围；②手术切缘阴性是决定阴道恶性黑色素瘤患者预后的关键因素，对于肿瘤浸润深度≤0.1 cm的患者，无瘤切缘至少为1.0 cm；③术后根据分期给予必要的辅助治疗，考虑早期恶性黑色素瘤，辅助放、化疗均无法使患者临床获益。有研究表明，应用IFN-α可延长患者的无瘤生存期。

因此，该患者术前进行了充分、全面的评估，结合多个指南、诊疗规范及研究，制定个体化手术方案，在保证切缘阴性的同时，行腹膜代阴道成形术，为患者后续生活质量的提高奠定了基础。术后使用IFN-α进行辅助治疗，截至2023-09，患者无瘤生存期已达52个月，并具有较高的生活质量。但阴道恶性黑色素瘤患者的5年生存率低，文献报道为0～25%，后续仍需继续进行严密的局部复发监测随访。

【参考文献】

［1］Guidelines Working Committee of Chinese Society of Clinical Oncology. Guidelines for diagnosis and treatment of melanoma of Chinese Society of Clinical Oncology（CSCO）-2020［M］. Beijing：People's Health Publishing House，2020.

［2］Soft Tissue Sarcoma and Malignant Melanoma Group of Sarcoma Professional Committee of China Anti-Cancer Association. Chinese expert consensus on the surgical treatment of cutaneous/ acral melanoma V1. 0［J］. Chin J Oncol，2020，42（2）：81-93.

［3］夷恬进，王平，江炜，等. 29例原发性外阴、阴道恶性黑色素瘤诊治及预后影响因素分析. 四川大学学报（医学版），2014，45（4）：724-727.

［4］安菊生，吴令英，李宁，等. 生殖系统原发性恶性黑色素瘤42例临床分析［J］. 中华妇产科杂志，2007，42（5）：320-324.

［5］MARIO M L，CHENG X，HAMILTON A L，et al. Gynecologic Cancer InterGroup（GCIG）consensus review for vulvovaginal melanomas［J］. Int J Gynecol Cancer，2014，24（9 Suppl 3）：S117-22.

第五部分
特殊病例篇

病例35　儿童卵巢畸胎瘤经脐单孔腹腔镜手术1例

作者　罗素娟　孙　力

点评　李晓光

【关键词】

儿童；卵巢畸胎瘤；经脐单孔腹腔镜

【病史及治疗】

➢ 患者，11岁，月经未来潮。

➢ 2020-05无明显诱因出现腹部逐渐增大，无腹胀、腹痛、食欲下降、便秘等不适。

➢ 2020-07-05于外院就诊，查盆腹腔彩色多普勒超声显示，盆腹腔巨大囊性包块，上界达剑突，包块内可见2个囊中囊，囊壁旁可见多个如乳突状高回声凸起，倾向附件来源。

➢ 2020-07-09就诊于中国医学科学院肿瘤医院深圳医院（以下简称"我院"）。体格检查显示，患者一般情况好，心肺查体无特殊；腹部膨隆，腹围66 cm，张力大，可扪及巨大肿块占据整个盆腹腔，上界达剑突；浅表淋巴结未扪及异常肿大。妇科检查显示，外阴幼女型，未内诊。

➢ 2020-07-14查肿瘤标志物显示，CA125 31.9 U/ml，AFP 0.99 ng/ml，HE4 35.28 pmol/L，hCG＜0.10 U/L，CA199 71.17 U/ml，CEA 2.70 ng/ml。盆腹腔彩色多普勒超声显示，盆腔、腹部巨大囊实性肿物（囊性为主），考虑卵巢来源，畸胎瘤？双侧肾盂轻度积水。肝胆脾胰未见异常。

➢ 2020-07-15腹部、盆腔MRI（图35-1）显示，腹盆腔偏右侧囊实性肿物，边界清晰，范围约11.8 cm×18.0 cm×25.0 cm，囊外壁光整，内表面可见多发内生性囊实性结构，实性成分有轻至中度斑片条索状强化，病灶与左卵巢关系最为密切；扫描范围内右肾盂及右输尿管上段轻微扩张；盆底少量积液；肝、胆囊、胰腺、脾、双肾上腺、左肾未见明确异常；扫描范围内腹腔及腹膜后未见肿大淋巴结。考虑诊断：①左卵巢畸胎瘤可能性较大，建议进行腹部、盆腔CT平扫进一步明确是否含脂肪成分和/或钙化灶。②右肾盂、扫描范围内右输尿管上段轻微扩张积液，右输尿管中段折叠所致？右输尿管骨结石？请结合CT及B超考虑。③盆底少量积液。

➢ 2020-07-22行"经脐单孔腹腔镜患侧卵巢肿物剥除术"（图35-2）。术中见，盆腹腔一巨大囊实混合性肿物，直径约25.0 cm，来源于左侧卵巢，肿瘤表面光滑。子宫幼女型，右侧附件及左侧输卵管外观未见异常，大网膜及腹膜、肝、脾、胃肠等可见之处未发现肿瘤结节。穿刺针吸取囊内液，囊内液色淡黄、清亮，共2800 ml。囊内液送细胞学检查，回报（术中-囊内液）成熟上皮细胞，以鳞状上皮为主，无明显异型，提示畸胎瘤。经脐孔取出标本，台下剖视肿瘤（图35-3）见，肿物囊壁较厚，无明显菜花样结构；囊内实性部分色黄，伴少许毛发，似头皮组织样改变；另可见

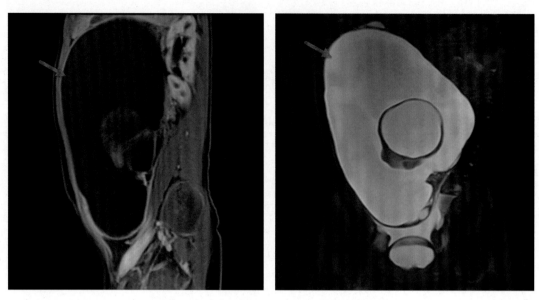

图35-1　腹部、盆腔MRI见巨大囊实性肿物

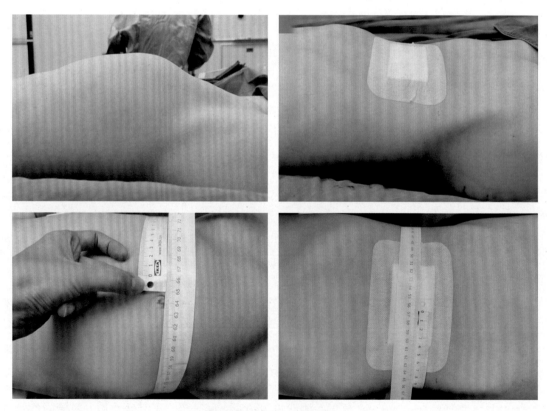

图35-2　术前、术后对比

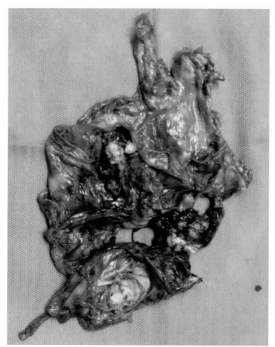
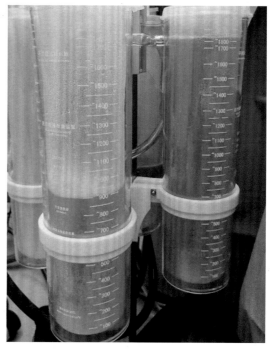

图35-3　手术标本及囊内液

软骨样组织、牙齿。术中送快速冰冻病理检查，结果回报，左侧卵巢肿瘤符合畸胎瘤，可见多量脑组织，未见明确未成熟神经管组织，肿瘤较大，需待石蜡充分取材进一步明确。术后石蜡病理检查，结果回报，左侧卵巢成熟性囊性畸胎瘤，可见多量脑组织，伴砂砾体样钙化，未见明确未成熟神经管成分。

➤ 术后诊断为左侧卵巢成熟性囊性畸胎瘤。术后1个月伤口愈合好（图35-4），后续定期随诊。

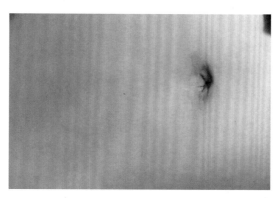

图35-4　术后1个月脐部伤口

【本阶段小结】

该患儿肿瘤直径约为25 cm，针对如此巨大的肿瘤，传统多孔腹腔镜手术存在操作空间有限、肿瘤剥除困难、标本取出困难、无法控制肿瘤外溢等问题，首先考虑经腹手术。但患者年仅11岁，术后腹部长瘢痕很有可能导致患儿出现自卑等心理障碍,因此,我们在术前反复与影像科沟通,明确肿瘤良性,结合家属意见,为其实施了经脐单孔腹腔镜下卵巢肿瘤剥除术。术后病理证实为卵巢成熟畸胎瘤。患儿脐部切口仅2 cm,术后1个月伤口愈合良好,此后3年定期随诊,肿瘤未复发。

【专家点评】

卵巢畸胎瘤是临床常见的卵巢生殖细胞肿瘤,其中95%为良性,多为单侧发病。多数患者早期无明显症状,少数表现为腹痛、腹部包块及腹胀等症状。成熟畸胎瘤好发于20～40岁育龄期女性,儿童时期发病者并不常见,发病率仅为卵巢肿瘤的5%～10%,手术是其主要的治疗方式。

随着经自然通道的内镜手术的发展,经脐单孔腹腔镜手术已广泛应用于临床。中华医学会妇产科学分会妇科单孔腹腔镜手术技术协助组于2016年提出附件良性肿瘤是单孔腹腔镜手术的适应证。

该患者虽然肿瘤巨大,但肿瘤为良性,经脐单孔腹腔镜手术很大程度上避免了患者出现术后心理创伤,体现了对患者和家属的人文关怀。

【指南背景】

中国优生科学协会肿瘤生殖学分会、中国医师协会微无创医学专业委员会妇科肿瘤学组及中国医院协会妇产医院分会妇科肿瘤专业学组发布的《卵巢生殖细胞肿瘤诊治的中国专家共识》(2022年版)推荐,成熟畸胎瘤的主要治疗方案是手术治疗。多数患者经肿瘤剥除术或患侧输卵管卵巢切除术后达到治愈。针对卵巢成熟畸胎瘤育龄期患者,微创手术创伤小、术后恢复快、并发症少,是首选的治疗方法。但手术过程中需严格遵守无瘤防御原则,避免肿瘤内容物溢出,减少病灶种植和复发风险。

【循证背景】

沈刚等通过对比研究发现,对于小儿卵巢良性囊性肿物,经脐单孔腹腔镜手术不仅安全可行,在手术时间、术后功能恢复、切口美容效果方面也具备明显优势,而且此术式学习曲线短,易掌握。

张晓童等对卵巢良性肿瘤微创手术进行荟萃分析。结果证实,与传统腹腔镜手术相比,单孔腹腔镜用于卵巢良性肿瘤剥除术是安全、可行的,具有缩短住院时间、减少术后疼痛、切口美观等优点,且不增加术中出血量及术后并发症。

【核心体会】

附件巨大良性肿瘤的治疗常规考虑经腹手术,但术后瘢痕影响患者生活,尤其是对于年轻的未婚女性患者。随着单孔腹腔镜技术的发展,国内外学者逐渐尝试采用单孔腹腔镜治疗附件良性肿瘤。中华医学会妇产科学分会妇科单孔腹腔镜手术技术协助组于2016年提出附件良性肿瘤是单孔腹腔镜手术的适应证。但截至目前,国内外有学者报道的单孔腹腔镜治疗附件肿瘤直径大多＜10 cm。我们采用经脐单孔腹腔镜治疗直径＞10 cm的巨大附件良性肿瘤,单孔孔径大,可将巨大肿瘤提至脐孔,体外抽吸内容物后完整取出标本,融合了经腹手术和腔镜手术的优势,避免了肿瘤外溢风险。患者术后恢复快、疼痛轻,瘢痕藏于患者脐部,达到美容的效果,更避免患者了术后心理创伤,是单孔腹腔镜手术技术的发展的新方向。

【参考文献】

［1］张自辉，李爽，刘刚，等. 经脐单孔腹腔镜与传统腹腔镜治疗卵巢成熟畸胎瘤的疗效对比研究［J］. 中国妇产科临床杂志，2020，21（2）：141-144.

［2］梁栩芝，叶元，黄建邕，等. 卵巢生殖细胞肿瘤诊治的中国专家共识（2022年版）［J］. 癌症进展，2022，20（20）：2054-2064.

［3］孙力，张旋，杨萌，等. 经脐单孔腹腔镜手术治疗巨大附件良性肿瘤30例［J］. 中国微创外科杂志，2019，19（4）：308-310.

［4］沈刚，李功俊，周立军，等. 单孔腹腔镜与多孔腹腔镜手术治疗小儿卵巢囊肿的对比研究［J］. 腹腔镜外科杂志，2016，21（9）：711-713.

［5］中华医学会妇产科学分会妇科单孔腹腔镜手术技术协助组. 妇科单孔腹腔镜技术的专家意见［J］. 中华妇产科杂志，2016，51（10）：724-726.

病例36 巨大腹壁韧带样纤维瘤病1例

作者 邓少琼 白 萍

点评 孙 力

【关键词】

巨大腹壁韧带样纤维瘤病；根治性切除；腹壁重建

【病史及治疗】

➢ 患者，42岁，孕1产1，为剖宫产。否认肿瘤家族史。

➢ 2021-07起自觉腹部发硬，2021-08起出现食欲欠佳、消瘦、腹围增大，未予重视及处理。

➢ 2021-12-18于当地医院就诊，查CA125 130 U/ml。盆腔彩色多普勒超声显示，巨大实性占位病变，性质待定。腹部、盆腔CT显示，腹腔巨大肿块，大小约28.6 cm×16.0 cm×26.0 cm。PET/CT显示，盆腹腔巨大稍低密度灶，大小约30.8 cm×27.1 cm×20.7 cm，SUV 3.8。考虑子宫来源的良性或低度恶性肿瘤可能。

➢ 2022-02-23因"腹部不适6个月，发现盆腹腔肿物2个月"于中国医学科学院肿瘤医院深圳医院（以下简称"我院"）住院。查肿瘤标志物显示，CA125 119.5 U/ml，CA19-9、CEA、CA15-3、AFP、HE4正常。

➢ 腹部、盆腔彩色多普勒超声显示，腹盆腔内见一实性为主的混合性肿物，大小约30.0 cm×27.0 cm×20.0 cm，实性部分可见明显血流信号，性质待定。腹部、盆腔MRI显示，腹盆腔巨大软组织肿物影，充填腹腔，上界未包全，下达膀胱上方，分别向下、向后推压膀胱、子宫，与右侧卵巢关系密切，向两侧推压升降结肠，可见肿物内多发迂曲血管汇入右前腹壁皮下，并多发条索状强化灶，呈日光照射状，考虑良性或低度恶性肿瘤，腹壁韧带样纤维瘤？肌瘤？其他间质性肿瘤？头颈部、胸部、腹部、盆腔CT显示（图36-1）：①腹盆腔巨大囊实性肿物，充填腹盆腔，向前、向两侧至腹前壁、侧腹壁，向上达$T_{10\sim11}$椎体水平，向下达股骨头水平，分别向上、向下、向后推压小肠、膀胱和子宫，与右侧卵巢关系密切，肿物内见迂曲血管影汇入右前腹壁皮下，考虑腹盆腔巨大软组织肿物，考虑良性或低度恶性肿瘤，腹壁韧带样纤维瘤？肌瘤？其他间质性肿瘤？余颈部、胆囊、胰腺、脾、双肾、膀胱未见明显异常。右前腹膜及网膜絮状增厚。②颈部、胸腔、腹腔及腹膜后、盆腔及双侧腹股沟未见短径＞1.0 cm的淋巴结。

【病史及治疗续一】

➢ 2022-03-10我院行"右侧腹壁下动脉介入栓塞术"。

➢ 2022-03-11行"开腹探查＋盆腹腔巨大肿物切除＋腹壁病损切除＋腹壁修补＋脐疝修补＋腹腔粘连松解术"。术中探查所见，盆腹腔见一囊实性肿物，大小约35.0 cm×30.0 cm×25.0 cm，以

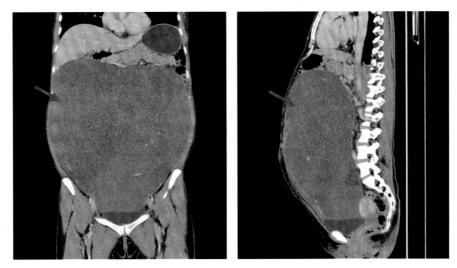

图36-1 CT显示腹盆腔巨大囊实性肿物

实性为主，表面光滑，包膜完整，部分与肠系膜、大网膜粘连；肿物来源于右侧前腹壁，蒂部面积约8.0 cm×7.0 cm，深达腹直肌，与腹直肌、筋膜分解不清。手术情况见图36-2。

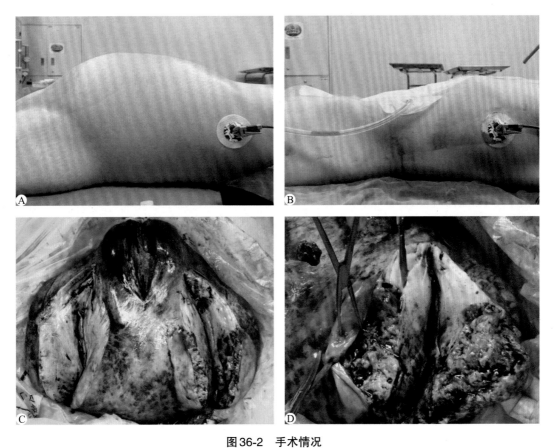

图36-2 手术情况

注：A.手术前腹部；B.手术后腹部；C.手术标本（盆腹腔肿物）；D.盆腹腔肿物局部呈囊实性。

➢ 术后病理显示，（腹壁巨大肿物）梭形细胞间叶来源的肿瘤，细胞无明显异型，排列较疏松，核分裂象罕见，间质伴出血、水肿，结合形态及免疫组化结果，符合韧带样纤维瘤病。肿瘤最大径为35.0 cm，局部侵犯腹壁纤维结缔组织。肿瘤基底均未见明确肿瘤。免疫组化结果显示，CD34（-）、S-100（-）、SAT6（-）、desmin（-）、Ki-67（+<1%）、MyoD1（-）、SMA（+）、B-catenin（+）。

【本阶段小结】

本例患者为42岁女性，经手术-病理诊断为韧带样纤维瘤病，属临床罕见病例。根据文献报道统计，本病常呈浸润性生长，复发率高。其治疗方式包括手术、放疗及化疗，以手术治疗为主。本例患者的治疗难点主要包括：①根治性手术，肿瘤直径大，手术需完整切除肿瘤至切缘阴性，难度极大；②由于肿瘤组织的局部侵袭性，手术切除范围常大于肉眼所见，肿瘤完整切除后极大可能遗留腹壁缺损，需重建腹壁或进行人工补片修补。

该患者术前肿瘤巨大，直径为20.0～30.0 cm，进行根治性切除手术，术中冰冻病理提示肿瘤基底切缘未见明确肿瘤累及。术中行腹壁重建，术后恢复良好。随访至2023-09，患者无瘤生存期为17个月，无复发征象。

【专家点评】

腹壁韧带样纤维瘤病临床较为罕见，发病率仅为（2～5）/100万，是一类具有局部侵袭潜能的成纤维细胞/肌成纤维细胞肿瘤。主要来源于肌肉结缔组织及其被覆的筋膜，好发于前腹壁，以腹直肌、腹内斜肌及其筋膜组织较为常见。该病病因目前尚不明确，可能相关的高危因素包括：①创伤因素，包括手术或妊娠，好发于原手术切口及邻近区域，易在术后1～3年内发病；②遗传因素，好发于家族性腺瘤性息肉病患者；③内分泌因素，可能与女性激素平衡失调相关，常见于育龄期女性，发病年龄为20～44岁。本例患者发病时42岁，与有关报道相吻合。临床根据其发生的解剖部位可分为腹部外韧带样纤维瘤病、腹壁韧带样纤维瘤病及腹内韧带样纤维瘤病。其临床表现通常为无痛性肿块，可逐渐增大，质地硬，边界不清，活动度差；当肿块增大侵及或包绕周围神经时，可伴疼痛、麻木感或感觉异常。彩色多普勒超声、CT及MRI检查可协助诊断，并判断浸润深度，但确诊仍需依靠病理诊断。

对于腹壁韧带样纤维瘤病的治疗，手术切除是首选方式，放疗仅作为辅助治疗。该病仍极易复发，复发率文献报道不一，为20%～70%。由于该病具有侵袭性生长和术后易复发的特点，故应尽量扩大手术范围，多数学者认为切缘需距肿瘤边缘3.0 cm以上，必要时术中送冰冻病理检查以确定切缘情况，手术需完整切除至切缘阴性以降低局部复发率。少数肿瘤会侵及腹腔脏器，应手术同期切除。肿瘤完整切除后可能遗留腹壁缺损，因此，手术治疗的另一重要挑战就是重建腹壁结构或应用人工补片以降低切口疝的发生风险，改善患者生存质量。对于肿瘤切缘阳性的患者，有学者认为术后辅助放疗可降低局部复发率，但目前尚无统一定论。对于难以手术或多次复发后难以再次手术的患者，可选用放疗或其他系统性治疗，如化疗、内分泌治疗等，以提高患者生存率，但目前尚无充分的循证医学证据。

【指南背景】

腹壁韧带样纤维瘤病为罕见病，目前尚无相关指南。

【循证背景】

腹壁韧带样纤维瘤病的病例数少，临床对该病的认识多局限在国内外文献的个案报道中。

【核心体会】

腹壁韧带样纤维瘤病临床罕见，多见于育龄期女性，常以无痛性腹部包块为首诊症状，广泛性手术切除是其主要治疗方式，但易复发。对于肿瘤直径较大、血供丰富的患者，可在术前选用介入栓塞以降低术中出血风险，并同时行腹壁重建术，重塑腹壁功能。

【参考文献】

［1］PENEL N，COINDRE J M，BONVALOT S，et al. Management of desmoid tumours：a nationwide survey of labelled reference centre networks in France［J］. Eur J Cancer，2016，58：90-96.

［2］RASTRELLI M，TROPEA S，BASSO U，et al. Soft tissue limb and trunk sarcomas：diagnosis，treatment and follow-up［J］. Anticancer Res，2014，34（10）：5251-5262.

［3］COLOMBO C，MICELI R，LAZAR A J，et al. CTNNB1 45F mutation is a molecular prognosticator of increased postoperative primary desmoid tumor recurrence：an independent，multicenter validation study［J］. Cancer，2013：3696-3702.

［4］KASPER B，BAUMGARTEN C，BONVALOT S，et al. Management of sporadic desmoid-type fibromatosis：a European consensus approach based on patients' and professionals' expertise – a sarcoma patients euronet and european organisation for research and treatment of cancer/soft tissue and bone sarcoma group initiative［J］. Eur J Cancer，2015，51（2）：127-136.

［5］JO V Y，FLETCHER C D. WHO classification of soft tissue tumors：an update based on the 2013（4th ）editon［J］. Pathology，2014，46（2）：95-104.

病例37 低级别阑尾黏液性肿瘤伴腹膜假黏液瘤多次复发治疗1例

作者 罗素娟 李 华

点评 孙 力

【关键词】

低级别阑尾黏液性肿瘤；腹膜假黏液瘤；复发；手术；腹腔热灌注

【病史及治疗】

➢ 患者，54岁，孕3产3。既往史、家族史无特殊。

➢ 2012-10-10因"卵巢黏液性囊腺瘤"于外院行"子宫全切＋双侧附件切除＋大网膜切除＋盆腹腔肿物切除＋阑尾切除术"。外院术后病理显示，卵巢多房性黏液性囊腺瘤，大网膜等组织见腺瘤及黏液样物种植，呈假黏液瘤改变；双输卵管积水。血清学肿瘤标志物结果不详，术后定期复查未发现复发迹象。

➢ 2017-07-12外院复查腹部CT显示，腹腔腹膜多发转移瘤，上腹部为著，并腹盆腔少中量积液，不排除假黏液瘤，考虑复发。转至中国医学科学院肿瘤医院深圳医院（以下简称"我院"）就诊。

➢ 2017-08-08我院行全麻下"剖腹探查＋肠粘连松解＋减瘤术"。术后病理显示，黏液性肿瘤，倾向于黏液腺癌；免疫组化结果提示低级别黏液性肿瘤，结合免疫组化结果，考虑消化道来源的肿瘤转移，请重点检查结直肠和阑尾。免疫组化显示，CK7（－）、CK20（＋）、Villin（＋）、CDX2（＋）、PAXS（－）。手术为满意减瘤（R0切除）。术后患者未定期复查。

➢ 2019-07-29因"腹胀"再次于我院门诊就诊。查肿瘤标志物显示，CA125 45.7 U/ml、CA19-9 76 U/ml、CA72-4 21.88 U/ml、CEA 14.35 ng/ml、HE4正常。

➢ 2019-07-29腹部、盆腔增强CT显示：①腹盆腔内见囊性病灶，内多发分隔，边缘多发钙化，病灶与胃、肝、胆、脾、胰、大网膜、阴道分界欠清，肝、胃、脾、胰及阴道周围多发囊性病灶并受压、形态失常，与双肾分界尚清，双肾受压，大小密度正常，增强扫描病灶呈分隔样强化，腹腔干及其分支血管、肠系膜血管受压移位，可疑肿瘤复发恶变；②腹水并腹膜转移？考虑肿瘤复发。

➢ 2019-08-12再次行"剖腹探查＋减瘤术＋HIPEC"。术中探查见，盆腹腔充满淡黄色胶冻状黏液，直肠子宫陷凹封闭，阴道残端处可扪及约7 cm×8 cm的多囊状黏液性肿物；肠管表面遍布胶冻状黏液，散在直径2～4 cm的黏液性结节；肠系膜根部包裹成团，小网膜囊、横结肠肝区、横结肠脾区、肝肾隐窝、胃表面、膈顶等处遍布包裹性胶冻状黏液囊肿。术后病理显示，（胃周肿物、肿瘤囊壁内生乳头、盆腹腔种植灶）大量黏液湖中见部分呈轻－中度异型的黏液性上皮，结合形态及病史，符合低级别黏液性肿瘤伴腹膜假黏液瘤（pseudomyxoma peritonei，PMP）。免疫组化结果支持肿瘤来源于阑尾。免疫组化结果显示，CK7（－）、CK20（＋＋＋）、CDX-2（＋＋＋）、villin（＋＋＋）、SATB2（＋＋＋）、PAX8（－）、Ki-67（20%＋）。

➢ 2019-08-12至2019-08-18给予"10%葡萄糖注射液（HIPEC，每天1次）"共7天。

➢ 2019-08-19给予"奥沙利铂（150 mg，HIPEC）"1次。

➢ 2019-08-27给予"紫杉醇脂质体（180 mg）"静脉化疗1次。

➢ 2019-09-19至2019-12-11给予"紫杉醇脂质体［180 mg（均量135 mg/m^2），第1天］＋奥沙利铂［150 mg（均量130 mg/m^2），第2天］"方案静脉化疗5个周期。

➢ 2019-12-09复查肿瘤标志物显示，CA125 25.7 U/ml，CA19-9 66.18 U/ml，CA72-4 24.17 U/ml，CEA和HE4均正常。

【本阶段小结】

低级别阑尾黏液性肿瘤（low-grade appendiceal mucinous neoplasm，LAMN）是阑尾上皮性肿瘤的主要病理类型之一，而后者占全部阑尾肿瘤的90%以上。LAMN的形成是由于粪石或慢性炎症导致阑尾管腔狭窄，黏液物质聚集引起管腔扩张，黏液呈"推挤式"进入阑尾壁内或壁外。国内外多数研究已证实，阑尾黏液性肿瘤是导致PMP的主要病因。

目前，手术是公认的治疗LAMN的首选方案，术后可行其他辅助治疗。当LAMN导致自发性或医源性破裂穿孔时，黏液聚集于阑尾周围，或可引起最严重的并发症——PMP。PMP是一种罕见的腹部黏液性肿瘤并发症，其特点是黏液上皮细胞穿透阑尾壁并以腹膜植入物的形式扩散至阑尾外，通过腹膜黏液沉积物扩散，腹膜腔转变为黏性的半固体黏蛋白，其中可发现腺癌细胞。当黏液上皮细胞穿透阑尾壁植入腹膜表面时，这些肿瘤性黏液上皮细胞可填充腹腔并引起周围组织和器官纤维化。如不及时处理，最终肿瘤和黏蛋白会积聚，并开始压迫结肠、小肠或肾等腹部脏器；也可形成粘连，导致肠梗阻的发生。黏液的直接侵犯可增加结肠癌、直肠癌及卵巢上皮性癌的发生概率。

本例患者经3次手术后，病理考虑LAMN伴PMP，不能除外是LAMN导致PMP的可能。在治疗方面，除扩大切除范围及清除腹腔黏液外，还应同时放置腹腔区域热循环灌注化疗管，术后行区域热循环灌注治疗。

【病史及治疗续一】

➢ 2021-10-18因"腹部渐增大10个月，伴阴道内排出血性黏液样分泌物"再次入我院治疗。体格检查显示，腹部膨隆，触诊不清；叩诊浊音，移动性浊音可疑。妇科检查显示，外阴已婚已产型；阴道壁稍僵硬，弹性差；阴道内见黏液样分泌物，阴道残端左侧角可见一直径约2 cm的黏液样肿物；冰冻骨盆，腹部张力大。直肠指诊显示，直肠前方可扪及质硬包块，边界欠清，活动差，直肠黏膜光滑。

➢ 2021-10-19颈部、胸部、腹部、盆腔CT显示：①子宫及双侧附件区术后缺如。腹盆腔内见囊性病灶，内多发分隔，边缘多发钙化，病灶与胃、肝、胆、脾、胰、大网膜、阴道分界欠清，肝、胃、脾、胰及阴道周围多发囊性病灶并受压、形态失常；与双肾分界尚清，双肾受压，大小密度正常；增强扫描病灶呈分隔样强化，腹腔干及其分支血管、肠系膜血管受压移位；大部分病灶范围较前缩小，余同前大致相仿；边缘钙化较前明显增多，可符合治疗后改变，腹水较前增多。②双肺上叶多发结节状稍高密度影伴部分钙化，考虑陈旧性病灶。③心包、左侧胸腔少量积液。

➢ 2021-10-20盆腔增强MRI显示：①子宫及双侧附件区术后缺如；阴道残端、盆腔内见多发囊性病灶，部分内多发分隔，增强扫描分隔见明显强化，符合低级别黏液性肿瘤复发，直肠及膀胱受压。②腹膜弥漫增厚，部分呈结节状改变，增强扫描呈明显强化，考虑腹膜转移；腹盆腔大量积液。③双侧竖脊肌肿胀、增厚，并见弥漫多发 T_2WI-FS 高信号影，倾向炎性病变；广泛皮下水肿。

➤ 2021-10-22 肠镜检查显示，所见直肠及结肠表面黏膜光滑，见外压性改变。

➤ 2021-10-27 行"剖腹探查＋减瘤术＋腹腔置管术"。术中探查所见，盆腹腔充满淡黄色胶冻状黏液，直肠子宫陷凹封闭，阴道残端与直肠前壁间可扪及约 7 cm×8 cm 大小的多囊状黏液性肿物；肠管表面遍布胶冻状黏液，散在直径 2～4 cm 的黏液性结节；肠系膜根部包裹成团，小网膜囊、横结肠肝区、横结肠脾区、肝肾隐窝、胃表面及膈顶等处遍布包裹性胶冻状黏液囊肿。术中进行"子宫全切＋双侧附件及肿物切除＋大网膜切除＋盆腹腔肿物切除＋盆腔淋巴结清扫＋肝、脾肿物切除＋阑尾切除＋部分乙状结肠切除"，达到满意减瘤（R0 切除）。

➤ 术后病理结果显示，（盆腹腔种植灶）低级别黏液性肿瘤，结合免疫组化结果，符合消化道来源；（囊壁结节）纤维结缔组织内见少量低级别黏液性肿瘤；（前腹壁结节）肝组织，伴重度灼烧退变，未见明确肿瘤。免疫组化结果显示，BRAF-V600E（－）、HER2（＋）、MLH1（＋）、MSH2（＋）、MSH6（＋）、PMS2（＋）、CK7（－）、CK20（＋＋）、SATB2（＋＋＋）。

➤ 2021-10-28 至 2021-11-04 给予"10% 葡萄糖注射液（HIPEC，每天 1 次）"共 8 天。

➤ 术后患者未定期复查，末次随诊时间为 2023-06-20，患者未诉不适，同意尽快返院复诊。

【本阶段小结】

PMP 的整体发病率为（1～2）/100 万，虽然属于低度恶性的少见病范畴，但生物学行为偏向于恶性程度较高的肿瘤。其原因主要是 PMP 腹腔内分布广泛，术中难以彻底清除，而且这些肿瘤细胞具有无限生长的特点，极易复发。PMP 主要表现为黏液性腹水、持续性腹胀、进行性肠梗阻、腹膜种植、腹腔脏器粘连、网膜及卵巢受累等，导致患者进行性消瘦和腹部膨隆，生活质量较差。对于术前影像学检查已提示 PMP 典型征象的患者，临床医师应首先考虑 PMP 的可能性，具体包括：①病变范围极广，可上至剑突下，下达耻骨联合，充满整个腹腔的液性暗区，几乎无移动性；②呈现"见缝就钻"的特点，液性暗区可包绕在肝、脾、子宫等周边呈锯齿样或扇贝样改变；③内部回声不均，可见多数分隔光带呈多房样、网隔状，隔上有时见乳头状回声。腹腔穿刺的胶冻样物有其特征性，病理可明确诊断。术前明确诊断有利于外科医师制定手术方案并在术前做好充分的准备。

本例患者为 LAMN 伴 PMP，3 次减瘤术后辅以 HIPEC 及化疗。不到 2 年再次复发，盆腹腔多发转移，手术困难。基于减瘤术联合术后早期 HIPEC 为主的综合治疗策略的推广，"减瘤术＋HIPEC"已成为 PMP 的首选治疗方案，可大大提高患者的生存率。腹膜表面肿瘤协作组国际联盟（Peritoneal Surface Oncology Group International，PSOGI）在 2014 年《阿姆斯特丹共识》中就已正式将"减瘤术＋HIPEC"作为 PMP 的标准治疗，这亦是目前 PMP 的规范治疗模式。

本例患者已行 3 次手术，再次复发，既往手术难度大，对化疗不敏感。经 MDT 会诊后，决定尽可能行减瘤术，并在术后辅以 HIPEC。

【专家点评】

阑尾黏液性肿瘤是一种罕见的肿瘤，在所有癌症中的占比不到 1%。阑尾黏液性肿瘤包括一组异质性疾病，其恶性潜能不同，由不同的分类系统反映出来。其中 LAMN 最为常见，其为阑尾黏膜的腺瘤样改变；而 PMP 不常见，其特征为腹腔弥漫性胶冻样积液伴腹膜表面和网膜上黏液种植。有关 PMP 的病理学起源和恰当的治疗方案目前仍无定论。现在大多数人认为，该病是一种肿瘤性疾病，大多起源于阑尾原发性肿瘤。两者均无特异性临床表现，常延误诊断。部分患者由于腹膜中黏液性腹水的积聚，晚期疾病表现为腹围增加。20世纪80年代，Spratt等证明在传统减瘤术中增加腹腔内化疗可改善疾病控制持续时间；20世纪90年代，Sugarbaker通过数次宏观腹膜切除术引入单阶段积极减瘤术的概念，并在术中进行HIPEC。阑尾黏液性肿瘤的治疗基于其所处阶段和组织学，低级别肿瘤可通过手术治疗早期疾病的原发部位，晚期患者则进行腹膜减瘤术和HIPEC。但无论采取哪种治疗方式，复发风险仍相对较高。伴低级别肿瘤性黏液上皮的LAMN的复发风险为36%。患者术后需长期密切随访，并进行周期性腹部和盆腔影像学检查。

【指南背景】

对于LAMN的治疗目前仍存在争议。目前基本统一的治疗方案是完整手术切除，杜绝其转变为PMP的可能性。而针对PMP的治疗，PSOGI在2014年《阿姆斯特丹共识》中推荐的"减瘤术＋HIPEC"已成为首选治疗方案，该方案大大提高了患者的生存率。

【核心体会】

LAMN的发病率低，起病隐匿。其临床表现个体差异大，且症状无特异性，术前通过临床症状诊断较为困难。对于LAMN的治疗方案为完整手术切除。在已考虑LAMN的前提下，应尽可能避免行肿瘤穿刺和取样做细胞学检查，因常规腹腔穿刺除大量黏液外仅见少量细胞，且无法肯定肿瘤细胞，对诊断本病意义不大，反而可由于穿刺增加肿瘤破溃及腹膜种植的概率。LAMN自发性或医源性破裂穿孔可引起最严重的并发症——PMP，导致肠梗阻的发生，甚至增加结肠癌、直肠癌及卵巢上皮性癌的发生概率。PMP易复发，其治疗方案有限，极大影响患者的生活质量。

【参考文献】

［1］MISDRAJI J. Mucinous epithelial neoplasms of the appendix and pseudomyxoma peritonei［J］. Mod Pathol, 2015, 28（Suppl 1）: S67-S79.

［2］MCVEIGHG, SHAHV, LONGACRETA, et al. Endometrial involvement in pseudomyxoma peritonei secondary to low-grade appendiceal mucinous neoplasm: report of 2 cases［J］. Int J Gynecol Pathol, 2015, 34（3）: 232-238.

［3］YILMAZ M, AKBULUT S, KUTLUTURK K, et al. Unusual histopathological findings in appendectomy specimens from patients with suspected acute appendicitis［J］. World J Gastroenterol, 2013, 19（25）: 4015-4022.

［4］PEREZ M D, ARISPE A K, CANTÚ-DE LEÓN D, et al. The value of SATB2 in the differential diagnosis of intestinal-type mucinous tumors of the ovary: primary vs metastatic［J］. Ann Diagn Pathol, 2015, 19（4）: 249-252.

［5］BEVAN K E, MOHAMED F, MORAN B J. Pseudomyxoma peritonei［J］. World J Gastrointest Oncol, 2010, 2（1）: 44-50.

［6］SHAIKH R, SAMO K A, ALI A, et al. Mucinous adenocarcinoma of the appendix［J］. J Pak Med Assoc, 2011, 61（12）: 1233-1235.

［7］RUDLOFF U, MALHOTRA S. Volvulus of an appendiceal mucocele: report of a case［J］. Surg Today, 2007, 37（6）: 514-517.

病例38　卵巢癌肉瘤Ⅳ期复发化疗诱发脑病1例

作者　邓少琼　王桂香

点评　孙　力

【关键词】

卵巢癌肉瘤；异环磷酰胺；贝伐珠单抗；脑病

【病史及治疗】

➤ 患者，64岁，孕4产1，人工流产3次。否认肿瘤家族史、精神疾病史。

➤ 2019-09-04无明显诱因出现腹胀至外院就诊，给予中药理疗。

➤ 2019-09-15查肿瘤标志物显示，CA125 629.20 U/ml、HE4＞1500 pmol/L、CA15-3 161.40 U/ml、CA199 11.53 U/ml、NSE 68.71 U/ml、CEA 2.49 ng/ml。肝功能5项显示，白蛋白计数27 g/L。

➤ 2019-09-15胸部、腹部、盆腔CT（图38-1）显示：①腹盆腔多发结节、肿块影，以右下腹及盆腔为著，形成巨大肿块，较大者约11.5 cm×7.8 cm×6.6 cm，考虑腹腔多发种植转移，盆腔来源可能，腹盆腔大量积液；②两侧胸腔少量积液。

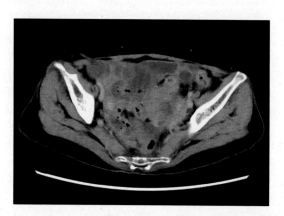

图38-1　2019-09-15胸部、腹部、盆腔CT显示腹盆腔肿物

➤ 2019-09-16胃镜显示，食管未见异常，慢性非萎缩性胃炎，胃多发息肉，十二指肠未见异常。肠镜显示，进镜距肛门18.0 cm，难以进镜，所见直肠黏膜未见器质性病变，内痔。

➤ 2019-09-17转诊至中国医学科学院肿瘤医院深圳医院（以下简称"我院"），完善PET/CT检查显示：①腹盆腔网膜、腹膜弥漫性增厚，多发肿物及结节，伴代谢增高，首先考虑卵巢来源，卵巢癌较结核性腹膜炎可能大；②双侧髂血管旁、腹膜后、肠系膜根部及左侧内乳区淋巴结，伴代谢增高，考虑性质同上；③腹盆腔大量积液，胸腔少量积液，双肺下叶条索影，考虑为肺压缩性不张；④大脑皮质多发代谢增高灶，建议随诊观察。

➤ 2019-09-26彩色多普勒超声引导下行"盆腔肿物及左侧内乳区淋巴结穿刺术"。穿刺细胞学病理显示，（盆腔肿物、左侧内乳区淋巴结）腺癌细胞，免疫细胞化学检查支持生殖道来源的浆液性腺癌。诊断为卵巢浆液性腺癌Ⅳ期。

➤ 2019-09-28给予"紫杉醇＋卡铂"方案静脉化疗1个周期。化疗后患者出现Ⅲ度骨髓抑制，给予升白治疗后恢复。

➤ 2019-10-24给予"紫杉醇＋卡铂"方案静脉化疗第2个周期。化疗后患者出现Ⅰ度骨髓抑制。

➤ 2019-11-12复查胸部、腹部、盆腔CT显示：①左侧附件区卵巢癌原发灶可能性较大，与周围肠管分界欠清，短径约4.5 cm，较前缩小。②弥漫性腹膜略厚，以大网膜及盆底区明显，部分与子宫分界不清，最大厚度约1.6 cm，较前明显缩小、好转；原大量腹水，现已基本消失。③双肺散在多发微小类结节，较大者约0.7 cm×0.6 cm，性质待定，不能完全除外转移，注意随诊观察；原双肺底压迫性不张，现已基本消失。④双颈部、胸内、腹盆部未见短径＞1.0 cm的淋巴结。⑤余颈部、胆囊、胰腺、双侧肾上腺、右肾、膀胱未见明确异常，双侧胸腔及心包未见积液。

➤ 2019-11-19行"经腹卵巢肿瘤细胞减灭术（全子宫切除＋双侧附件切除＋大网膜切除＋盆腹腔结节切除＋部分乙状结肠及直肠切除＋肠吻合＋盆腔粘连松解术）"。术中探查见，淡红色腹水约200 ml；直肠子宫陷凹封闭；子宫外观正常、萎缩，子宫后壁与直肠前壁致密粘连；左侧附件与乙状结肠、盆侧壁致密粘连，左侧附件区可见一直径约7.0 cm的菜花样肿物，肿物累及部分乙状结肠及直肠表面，局部肠管增厚、变硬；右侧输卵管、卵巢外观无异常；大网膜呈饼状；肠系膜及肠管表面散在粟粒样结节，较大者直径约0.8 cm，主要位于右侧结肠旁沟。探查肝、胆、胰、脾外观无异常，膈肌表面可扪及2～3个直径0.5～1.0 cm的结节。术中切除部分乙状结肠及直肠（图38-2）。手术困难，残余肿瘤直径＜1.0 cm（R1切除），位于膈肌表面。

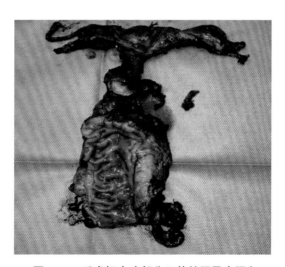

图38-2　手术标本（部分乙状结肠及直肠）

➤ 2019-11-29石蜡病理显示，子宫体浆膜面、直肠周围脂肪、双侧卵巢及输卵管组织、腹膜结节、肠系膜结节、直肠子宫陷凹肿物、大网膜均可见分化差的癌浸润，可见部分区域由软骨及骨肉瘤样分化（占肿瘤比例＜3%），结合免疫组化结果，符合低分化腺癌伴肉瘤样分化（癌肉瘤）；慢性阑尾炎；直肠周围淋巴结未见癌转移（0/4）。结合术后病理，修正诊断为卵巢癌肉瘤Ⅳ期。建议进行基因检测，但患者及其家属拒绝。

➤ 2019-12-25、2020-01-17、2020-03-27、2020-04-20、2020-05-17给予第3～7个周期"紫杉醇＋卡铂"方案静脉化疗。化疗后患者出现Ⅱ度骨髓抑制，给予升白治疗后恢复。建议继续进行抗肿瘤治疗，但患者因自身原因要求停止化疗，严密随访。

【本阶段小结】

晚期卵巢癌的标准治疗模式为以无肉眼可见肿瘤残留（R0切除）为目标的减瘤术，辅以铂类药物为基础的化疗。新辅助化疗是指经评估无法达到满意减瘤效果或无法耐受重大手术的患者先行化疗后再行减瘤术。2种治疗模式的目标均是尽可能达到满意减瘤结果，即R0或R1切除。

本例患者于我院初诊时诊断为卵巢浆液性腺癌Ⅳ期，左乳内区淋巴结转移，合并大量腹水，低蛋白血症，营养状态不良，经评估进行初次肿瘤细胞减灭术无法达到满意减瘤，故给予"紫杉醇脂质体＋卡铂"方案进行新辅助化疗2个周期，疗效评估为PR。后续行间歇性肿瘤细胞减灭术。结合石蜡病理结果诊断为卵巢癌肉瘤Ⅳ期，需尽快补充化疗。由于卵巢癌肉瘤少见，缺乏大型、随机的前瞻性研究，且诊疗方案并未达成共识，其化疗方案多参考卵巢上皮性癌的治疗，包括紫杉醇联合卡铂、异环磷酰胺联合化疗等。本例患者最终选择"紫杉醇＋卡铂"方案化疗6个周期。但因患者自身原因，仅补充化疗5个周期后便停止抗肿瘤治疗。

【病史及治疗续一】

➤ 2020-09-08因"进食后腹胀"于外院住院，查肿瘤标志物显示，CA125 262.1 U/ml，CA15-3 43.2 U/ml。胸部、腹部、盆腔CT显示：①腹盆腔网膜广泛种植转移，左膈下、右侧结肠膀沟、右侧附件区巨大软组织肿块影形成，以右下腹及盆腔为著，形成肿块，较大者位于右侧结肠旁沟，约14.6 cm×7.0 cm；腹盆腔积液，部分与肠管粘连、分界不清。②双侧胸膜腔少至中等量积液。

➤ 2020-09-09外院行"腹腔穿刺引流及置管术"。2020-09-15、2020-09-18分别给予"重组人血管内皮抑制素注射液（60 mg）"腹腔灌注治疗，后续腹胀症状缓解，遂出院。

➤ 2020-10-07患者再次出现腹胀，伴胸闷，食欲减退，转诊至我院。

➤ 2020-10-09复查肿瘤标志物显示，CA125 534.2 U/ml，HE4 803 pmol/L，CA15-3 189.7 U/ml，NSE 38.17 ng/ml，CA19-9、CEA、AFP均正常。

➤ 2020-10-10胸部、腹部、盆腔CT显示：①腹膜及肠系膜多发结节及肿物，呈囊实性，较大者约25.4 cm×12.5 cm×11.8 cm，部分侵及肝、脾实质，部分与邻近肠管、胃、膀胱边界欠清，腹水，考虑腹膜转移；②双侧胸腔新见积液，左侧为甚，双肺下叶膨胀不全；③纵隔（2R、8区）、双侧内乳区、右侧心包横膈组、腹膜后、双侧髂血管旁见多发淋巴结，较大者约1.0 cm，较前增大、增多，不除外淋巴结转移。

➤ 2020-10-12行彩色多普勒超声引导下"腹腔穿刺引流术"。腹水细胞学检查显示，少数非典型细胞。腹水基因检测结果显示，体细胞变异7个（*BRCA1*、*TP53*、*KRAS*、*GNAS*、*AKT3*、*BCL6*、*PDGFRA*）。

➤ 2020-10-19至2020-10-21给予"多柔比星脂质体＋贝伐珠单抗＋异环磷酰胺"方案静脉化疗1个周期，同时给予美司钠预防泌尿系统出血及水化等处理。

➤ 2020-10-22 09：00患者出现反应迟钝、抽搐，浅昏迷状态，急查电解质显示血钾 2.11 mmol/L。急诊头颅CT未见明显出血及占位性病变。后转ICU给予呼吸机辅助呼吸、脱水减轻脑水肿、丙戊酸钠控制癫痫发作等治疗。14:50心电监护显示频发室性早搏、阵发性室性心动过速，给予对症处理后好转。

➢ 2020-10-26患者顺利脱机、拔管，病情稳定，并于2020-10-27转回妇科。

➢ 2020-10-30完善头颅MRI显示，双侧额叶见点状异常信号，考虑缺血灶。未予处理及治疗，病情稳定办理出院。出院后患者自觉腹胀明显好转，无头痛、头晕及抽搐等不适。

➢ 2020-11-19至2020-11-21给予"多柔比星脂质体＋贝伐珠单抗＋异环磷酰胺"方案静脉化疗1个周期，化疗期间及化疗后监测血常规、电解质均正常。

➢ 2020-11-25 20:35患者再次出现视物模糊，余无不适。22:00视物模糊逐渐加重，回答切题，急诊头颅CT未见明显出血灶。23:30视物症状无改善，回答不切题，出现幻觉。体格检查显示病理征阴性。

➢ 2020-11-26 04:00患者视物模糊症状自行好转，回答切题。头颅MRI未见明显异常。

➢ 2020-11-28 22:00患者突发双眼上翻、口吐白沫伴意识丧失，无肢体抽搐，给予地西泮注射后症状缓解，意识转清，急查头颅CT平扫未见明显异常，脑电图显示轻度异常，未予特殊处理，后续病情稳定办理出院。

➢ 2021-01-06复查肿瘤标志物显示，CA125 400.3 U/ml、HE4 514.4 pmol/L、CA15-3 172.4 U/ml、NSE 34.47 U/ml。头部、颈部胸部、腹部、盆腔CT显示：①弥漫性腹膜转移，部分呈肿块样，推压、侵犯肠壁，侵透直肠周围筋膜，较大者位于左膈下区，约10 cm×13 cm×11 cm，较前有所增大；右肝下面及膀胱上方肿块，较大者短径约7 cm，较前明显缩小、好转；其余部分同前大致相仿。②腹水较前明显减少，近乎消失；原双侧胸腔少量积液，现已消失。③左颈深下组、双纵隔、双内乳区、右心包横膈前组、腹膜后、双侧髂血管旁见多发淋巴结，较大者短径约1 cm，部分较前缩小；其余部分大致同前相仿，注意随诊观察。④全子宫、双侧附件、部分直乙状结肠、大网膜切除术后，阴道残端、直乙状结肠吻合口未见明确异常。⑤余颈部、胆囊、胰腺、双肾上腺、右肾、膀胱未见明确异常。⑥双侧基底节区、松果体区散在钙化灶，余颅内未见明确异常，同前相仿。疗效评估为PR。

➢ 2021-01-14全院MDT认为，患者神经系统症状出现原因不明，可能为：①抗肿瘤药物刺激、药物不良反应所致；②脑膜转移可能。提出以下治疗建议：患者卵巢癌肉瘤治疗后3个月未控，根据美国NCCN指南并结合个体化分析，停用异环磷酰胺及贝伐珠单抗，给予"多柔比星脂质体＋卡铂"方案化疗。

➢ 2021-01-14给予"多柔比星脂质体＋卡铂"方案静脉化疗，未再出现神经系统症状。未再行肿瘤疗效评估。

➢ 2021-01-23腹部X线平片提示不全性肠梗阻，予禁食、补液等对症处理。患者一般情况差，患者及家属放弃治疗，要求出院。

【本阶段小结】

本例患者为卵巢癌肉瘤Ⅳ期，经手术及"紫杉醇＋卡铂"方案化疗后3个月未控。根据美国NCCN指南并结合个体化分析，选用"多柔比星脂质体＋异环磷酰胺＋贝伐珠单抗"方案联合治疗，治疗后疗效评估为PR。但2次用药后均出现不明原因的中枢神经系统症状，表现为意识障碍、抽搐、视物障碍等。通过复习文献，患者应用贝伐珠单抗治疗可产生可逆性后部脑病综合征，比较罕见，其表现为癫痫发作、精神状态改变、视觉障碍等；异环磷酰胺用药期间及用药后可导致中枢神经系统毒性，表现为感觉迟钝、唤醒困难、意识模糊、健忘、幻觉及意识障碍、癫痫发作等，停药后可自行缓解，较贝伐珠单抗多见。

本例患者无癫痫病史，3次中枢神经系统症状均发生在抗肿瘤治疗用药后，分别为第1天、第4天及第7天，未予特殊用药，且上述中枢神经系统症状均可自行缓解，考虑为异环磷酰胺导致不良反应可能性大，贝伐珠单抗的不良反应亦不能完全排除，后续予以停用。但由于卵巢癌肉瘤恶性程度高，预后差，患者家属最终放弃治疗，患者于2021-02死亡。

【专家点评】

卵巢癌肉瘤是临床罕见、但恶性程度极高的一类肿瘤，仅占所有卵巢恶性肿瘤的1%～2%，包含恶性上皮和恶性间质2种成分。卵巢癌肉瘤的临床表现与卵巢上皮性癌类似，临床分期采用国际统一使用的FIGO卵巢上皮性癌诊断标准。但由于该病的发病年龄较大，疾病进展快，往往确诊时患者便已处于FIGO Ⅲ～Ⅳ期。目前，针对女性生殖道癌肉瘤并无标准的治疗指南，根据美国NCCN指南推荐，其治疗主要参考卵巢上皮性癌的治疗方案，同时建议加强此类恶性肿瘤的综合治疗。手术是目前治疗女性生殖道癌肉瘤的有效方法之一，早期患者行全面分期手术，晚期患者则行减瘤术。对于初始无法达到满意减瘤效果或无法耐受重大手术的患者，可先行化疗后再行间歇性肿瘤细胞减灭术，可最大程度上达到满意减瘤。化疗作为辅助全身治疗方案，在降低癌肉瘤复发方面具有显著意义。常用的单药化疗药物包括异环磷酰胺、顺铂、多柔比星脂质体及紫杉醇，临床上常以铂类药物为基础进行化疗，化疗方案包括"紫杉醇＋卡铂""异环磷酰胺＋顺铂""异环磷酰胺＋紫杉醇""紫杉醇＋异环磷酰胺＋卡铂"，必要时可联用靶向治疗以改善预后，但患者的总体预后较差、复发率高。

本例患者初治时行间歇性肿瘤细胞减灭术，手术达到R1减瘤，使用"紫杉醇＋卡铂"方案化疗7个周期后，因自身因素停止抗肿瘤治疗，仅获得3个月的PFS。后续盆腔多处复发转移，使用"多柔比星脂质体＋异环磷酰胺＋贝伐珠单抗"方案化疗2个周期，疗效评估为PR，提示该方案治疗有效。但因药物诱发中枢神经系统毒性，调整方案为"多柔比星脂质体＋卡铂"化疗1个周期，后续因患者一般情况差，家属放弃治疗。

结合患者用药方案及时间关系，本例患者卵巢癌肉瘤复发后，应用"多柔比星脂质体＋贝伐珠单抗＋异环磷酰胺"方案治疗期间多次出现中枢神经系统症状，表现为视物模糊、意识丧失、幻觉及癫痫发作等，多次颅脑影像学检查均未见明确异常，考虑为药物相关不良反应可能性大。根据文献报道，多柔比星脂质体无神经毒性，贝伐珠单抗的神经系统毒性亦极为罕见。目前已知异环磷酰胺的不良反应包括血液学毒性、尿路毒性及中枢神经系统毒性等，且国内外存在相关报道，停用相关药物后，患者的神经系统症状未再发生，故考虑为异环磷酰胺诱发中枢性脑病可能性大。目前，异环磷酰胺引起中枢神经系统毒性的具体发病机制尚不清楚，可能与其代谢产物有关，表现为感觉迟钝、唤醒困难，如意识模糊、幻觉、健忘及癫痫发作等，停药后症状可在3天内自行消失。本例患者基本符合。

【指南背景】

女性生殖道癌肉瘤的预后差，目前尚无标准的治疗指南，主要参考卵巢上皮性癌的治疗方案。根据美国NCCN指南推荐，生殖道癌肉瘤的治疗原则以手术为主，辅助化疗，强调综合治疗。对于局限于卵巢或盆腔（评估为ⅠA～ⅡA期）的患者行全面分期手术，对于初治累及盆腔和上腹部（评估≥ⅢB期）的患者则行减瘤术，以最大程度上达到满意减瘤（R0或R1切除）。对于初始手术无法达到满意减瘤的患者，可行新辅助化疗2～3个周期后再行间歇性肿瘤细胞减灭术，尽量切除腹部、盆腔和腹膜肉眼可见病灶。所有患者术后须接受化疗，首选"紫杉醇＋卡铂"方案静脉化疗，或参考其他卵巢上皮性癌的化疗方案。辅助放疗对局部控制有较好的效果。靶向治疗相关研究目前正在进行。治疗后的监测和随访与卵巢上皮性癌相同。

【循证背景】

GOG-0261研究纳入536例子宫癌肉瘤患者和101例卵巢癌肉瘤患者，随机分为"紫杉醇＋卡铂"组（PC组）或"紫杉醇＋异环磷酰胺"组（PI组），每3周为1个周期，共治疗6～10个周期。研究的主要终点是OS，次要终点包括中位PFS、药物不良反应、患者生活质量和神经毒性。对于符合条件的子宫癌肉瘤患者，PC组纳入228例，PI组纳入221例，结果显示，PC组和PI组患者的OS分别为37个月和29个月（$HR=0.87$，$90\%CI\,0.70\sim1.075$），PFS为16个月和12个月（$HR=0.735$，$95\%CI\,0.58\sim0.93$）。对于符合条件的卵巢癌肉瘤患者，PC组患者的OS（30个月 *vs.* 25个月）和PFS（15个月 *vs.* 10个月）均高于PI组，但差异无统计学意义。在药物不良反应方面，PC组患者多为血液毒性，而PI组多表现为神经系统毒性和泌尿系统出血。此项开放标签、随机、Ⅲ期治疗性非劣效性临床试验表明，应用"紫杉醇＋卡铂"方案的患者在OS和PFS方面并不逊于应用"紫杉醇＋异环磷酰胺"方案，并且前者显著增加子宫癌肉瘤患者的PFS持续时间。在卵巢癌肉瘤队列中也有相似发现，但差异无统计学意义。结果表明，"紫杉醇＋卡铂"应作为子宫癌肉瘤的标准治疗方案，并应考虑用于治疗卵巢癌肉瘤。

关于异环磷酰胺、贝伐珠单抗诱发中枢神经系统毒性的病例多为个案报道，目前尚无循证背景。

【核心体会】

本例患者为卵巢癌肉瘤Ⅳ期，经满意减瘤术及"紫杉醇＋卡铂"方案化疗7个周期后，PFS仅维持3个月，提示癌肉瘤恶性程度高，预后差。复发后，经"多柔比星脂质体＋异环磷酰胺＋贝伐珠单抗"方案治疗2个周期后，肿瘤较前缩小，疗效评估为PR。但由于异环磷酰胺所诱发的中枢神经系统毒性而停用异环磷酰胺，改为"多柔比星脂质体＋卡铂"方案化疗1个周期，患者最终因病情加重而死亡。虽然异环磷酰胺诱发的中枢神经系统毒性反应少见，但一旦发生，在临床中仍需引起重视。在使用含有异环磷酰胺的化疗方案时，除常规预防其泌尿系统毒性外，亦不能忽视其中枢神经毒性，同时需重视尽量避免或消除那些可能诱发脑病的危险因素。

【参考文献】

[1] WEINBERG L E, RODRIGUEZ G, HURTEAU J A. The role of neoadjuvant chemotherapy in treating advanced epithelial ovarian cancer[J]. J Surg Oncol, 2010, 101（4）: 334-343.

[2] STONE J B, DEANGELIS L M. Cancer-treatment-induced neurotoxicity—focus on newer treatments[J]. Nat Rev Clin Oncol, 2016, 13（2）: 92-105.

[3] BOUSSIOS S, KARATHANASI A, ZAKYNTHINAKIS-KYRIAKOU N, et al. Ovarian carcinosarcoma: current developments and future perspectives[J]. Crit Rev Oncol Hematol, 2019, 134: 46-55.

[4] CANTRELL L E, VAN LE L. Carcinosarcoma of the ovary: a review[J]. Obstet Gynecol Surv, 2009, 64: 673-680.

[5] POWELL M A, FILIACI V L, HENSLEY M L, et al. Randomized phase Ⅲ trial of paclitaxel and carboplatin versus paclitaxel and ifosfamide in patients with carcinosarcoma of the uterus or ovary: an NRG oncology trial[J]. J Clin Oncol, 2022, 40（9）: 968-977.

病例39 卵巢癌化疗后应用重组人粒细胞刺激因子导致继发性白血病1例

作者　邓少琼　王桂香

点评　盛修贵

【关键词】

卵巢癌化疗；继发性白血病

【病史及治疗】

➢ 患者，67岁，孕3产2。否认肿瘤家族史。

➢ 2015-06因"腹胀"就诊于外院，诊断为"卵巢癌"，一般情况欠佳。

➢ 2015-06-25查肿瘤标志物显示，CA125 210.30 U/ml、CA15-3 102.2 U/ml。

➢ 2015-07-09、2015-07-30外院给予"紫杉醇＋卡铂"方案静脉化疗2个周期，患者发生Ⅱ度骨髓抑制，给予"重组人粒细胞刺激因子"进行升白治疗。

➢ 2015-08-31外院行"经腹女性生殖系统肿瘤细胞减灭术（经腹子宫全切＋双侧附件切除＋盆腔淋巴结清扫＋腹主动脉旁淋巴结活检＋大网膜切除＋盆底腹膜结节切除术）"。术中见，少量淡黄色腹水，探查膈下、肝、胆、胰、脾、胃、双肾、小肠未扪及明显异常，盆腔及腹膜后淋巴结未扪及明显肿大；直肠周围腹膜可见种植病灶，范围约2.0 cm×3.0 cm；大网膜可见肿物约4.0 cm×5.0 cm；双侧卵巢均见结节样肿物，大小约1.0 cm×2.0 cm×2.0 cm，表面凹凸不平。手术达到满意减瘤。

➢ 2015-09-10外院石蜡病理结果显示，双侧卵巢高级别浆液性癌，癌组织累及右侧输卵管壁及子宫浆膜层，左侧输卵管黏膜慢性炎，宫颈黏膜慢性炎，萎缩性宫内膜，（大网膜）腺癌浸润；（盆腔淋巴结）0/18；（腹主动脉旁淋巴结）2/5见腺癌转移；（盆腹膜肿物）未见癌；（直肠周围肿物）少量腺癌浸润；（腹水）腺癌细胞。诊断为"双侧卵巢高级别浆液性癌ⅢC期"。

➢ 2015-09-24至2016-02-01外院给予"紫杉醇＋卡铂"方案静脉化疗6个周期。术后第1个周期治疗前复查肿瘤标志物均正常。化疗期间患者多次发生Ⅱ度骨髓抑制，给予"重组人粒细胞刺激因子"进行升白治疗。

➢ 2017-08-01外院复查肿瘤标志物显示，CA125 19.64 U/ml、CA15-3 43.5 U/ml、HE4 105.9 pmol/L。胸部、腹部、盆腔CT显示，阴道残端右后方异常密度灶，大小约2.1 cm×1.9 cm，考虑复发；肝S4边缘新发小结节，大小约1.3 cm×1.1 cm，考虑肝包膜种植转移可能性大；腹主动脉旁淋巴结，大小约1.0 cm，考虑转移可能。考虑第1次复发。

【本阶段小结】

本例患者初治时确诊为卵巢癌，最初因身体状态不适合立即手术，故先行新辅助化疗2个周期，待疾病缓解后行间歇性肿瘤细胞减灭术，术后继续完成6个周期化疗，疗效评估为CR。当时尚无维持治疗的相关指南推荐。患者后续PFS持续18个月。

【病史及治疗续一】

➤ 2017-08-02至2018-01-05外院给予"紫杉醇＋卡铂"方案化疗6个周期。治疗期间患者多次发生Ⅱ度骨髓抑制，给予"重组人粒细胞刺激因子"进行升白治疗。

➤ 2018-01-24外院复查肿瘤标志物显示，CA125 10.00 U/ml、CA15-3 14.89 U/ml、HE4 60.81 pmol/L。胸部、腹部、盆腔CT显示，阴道残端右后方结节，大小约0.9 cm×0.4 cm；腹主动脉淋巴结，大小约0.4 cm。余未见明确异常。疗效评估为PR。

➤ 2018-10-24外院复查肿瘤标志物显示，CA125 58.40 U/ml、CA15-3 95.93 U/ml、HE4 204.50 pmol/L。胸部、腹部、盆腔CT显示，肝S1/8新发低密度结节，大小约1.3 cm×0.9 cm；剑突下方、心膈角处与右侧第7肋骨后方数个结节，较大者约2.2 cm×1.5 cm。余未见明确异常。考虑第2次复发。

【本阶段小结】

参考GOG标准，复发性卵巢癌根据PFI的长短进行分型。铂敏感型复发是指对初期以铂类药物为基础的治疗有明确反应，且已经达到临床缓解，前次含铂化疗停用6个月及以上出现进展或复发。对于铂敏感型复发性卵巢癌，经评估筛选，手术能达到满意减瘤的患者，推荐行再次肿瘤细胞减灭术；对于无法手术者，可考虑全身治疗，首选以铂类药物为基础的联合化疗或联合贝伐珠单抗（卡铂＋紫杉醇±贝伐珠单抗、卡铂＋多柔比星脂质体±贝伐珠单抗）等，再给予PARPi或贝伐珠单抗维持治疗。本例患者为铂敏感型复发，根据美国NCCN指南推荐采取"紫杉醇＋卡铂"方案化疗6个周期。一线治疗后，患者PFS持续9个月。

【病史及治疗续二】

➤ 2018-11-01至2019-03-08外院给予"紫杉醇＋卡铂"方案静脉化疗5个周期，患者出现重度骨髓抑制，给予"重组人粒细胞刺激因子"进行升白治疗。

➤ 2019-03-08至2019-04-02改用"紫杉醇＋洛铂"方案静脉化疗2个周期，患者再次出现重度骨髓抑制，给予"重组人粒细胞刺激因子"进行升白治疗。

➤ 2019-04外院腹部、盆腔CT显示，腹主动脉旁及肠系膜可见多个淋巴结，直径约0.7 cm，数目较前新增；剑突下方、心膈角处与右侧第7肋骨后方数个结节，较大者约1.8 cm×1.2 cm，考虑转移。

➤ 2019-04-23至2019-08-26外院给予"多柔比星脂质体"化疗6个周期。治疗期间患者多次出现重度骨髓抑制，给予"重组人粒细胞刺激因子"升白及"重组人血小板生成素注射液"升血小板治疗。基因检测显示，BRCA1/2未见突变。

➤ 2019-08-29外院复查肿瘤标志物显示，CA125 15.47 U/ml，CA15-3 30.70 U/ml，HE4 83.60 pmol/L。颈部、胸部、腹部、盆腔CT显示，肝包膜、腹膜增厚已不明显，剑突下方、心膈角数个结节较前缩小，原右侧第7肋后方结节已不明显；腹主动脉旁及肠系膜可见多个淋巴结，直径约0.7 cm。余未见明确异常。

➢ 2020-05-12初次就诊中国医学科学院肿瘤医院深圳医院（以下简称"我院"）。查肿瘤标志物显示，CA125 119.0 U/ml、CA15-3 269.4 U/ml、HE4 454.40 pmol/L。CT显示：①胃左区、腹腔内及腹膜后新见多发淋巴结，大小约1.8 cm×1.8 cm；②肝尾状叶新见不规则肿物影，大小约2.4 cm×1.8 cm。余未见明确异常。考虑第3次复发。

【本阶段小结】

卵巢癌患者的初次复发通常出现在结束治疗后1年左右。复发后，卵巢癌患者就进入了"治疗-等待-复发-治疗"的循环。随着复发次数的增加，循环频率也在不断加快，治疗效果也越来越差，逐渐从铂敏感型转化为铂耐药型。

本例患者一线治疗后18个月复发，二线治疗后间隔9个月复发。第3次复发仍为铂敏感型复发，选用铂类药物联合紫杉醇化疗7个周期后，疗效评估为PD，判定为铂耐药型。铂耐药型复发性卵巢癌患者通常不能从再次肿瘤细胞减灭术中获益，故首选非铂类药物单药化疗（如多柔比星脂质体）或联合抗血管生成靶向药物的联合化疗。本例患者经评估后选用"多柔比星脂质体"治疗6个周期后再次达到临床缓解，并维持约9个月。因*BRCA1/2*未检测出突变，且由于患者自身经济因素，未行PARPi维持治疗。

【病史及治疗续三】

➢ 2020-05-29给予"白蛋白紫杉醇（400 mg，第1天）＋奈达铂（100 mg，第2天）"方案静脉化疗1个周期，白细胞Ⅳ度减少，血小板Ⅲ度减少，分别给予"重组人粒细胞刺激因子"升白及"重组人血小板生成素注射液"升血小板治疗。

➢ 2020-07-09、2020-08-04、2020-08-31给予"白蛋白紫杉醇＋奈达铂"方案静脉化疗3个周期。第3个周期后患者出现重度骨髓抑制，伴发热、贫血、肺部感染。

➢ 2020-10-01复查肿瘤标志物显示，CA125 87.8 U/ml、CA15-3 62.1 U/ml、HE4 93.68 pmol/L。

➢ 2020-10-13颈部、胸部、腹部、盆腔CT显示：①纵隔（2、4、5、6、7区）、双侧腋窝、右侧心包横膈组、胃左区、腹腔及腹膜后、双侧腹股沟区见多发淋巴结，部分边缘稍模糊，较大者短径约1.2 cm，其中纵隔（5、6区）、双侧腋窝、腹腔、腹膜后、双侧腹股沟淋巴结较前增大，胃左区、腹腔部分淋巴结较前稍缩小，余淋巴结同前大致相仿；②肝尾状叶转移瘤，大小约1.9 cm×1.4 cm，较前稍缩小；③双侧胸膜不规则稍增厚，同前相仿，胸膜转移？④L₃椎体前下缘新现结节状高密度灶，倾向成骨转移。疗效评估为PD。

➢ 2020-10-16给予"多柔比星脂质体＋安罗替尼（12 mg，口服）"方案治疗1个周期。

➢ 2020-10-26患者再次出现发热，体温最高38.4℃，感染指标高，给予抗感染、补液等对症治疗。后续定期监测血常规提示，白细胞计数呈上升趋势，最高达51.72×10⁹/L，且外周血可见异常细胞增多。

➢ 2020-10-27行骨髓穿刺，骨髓涂片细胞学及流式细胞分析（CD40）结果提示，急性髓系白血病（图39-1）。

细胞名称		血片	骨髓片		骨髓共数有核细胞：200
		%	正常范围%	%	血片共数有核细胞：100
	原始血细胞				粒细胞系统：红细胞系统　1：1
粒细胞系统	原始粒细胞		0～2.5	0.5	
	早幼粒细胞		0.5～5	2.5	
	中性　中幼	5.0	2～8	7.5	
	晚幼	13.0	2.5～12	4.5	
	杆状核	13.0	9.5～28.5	5.5	
	分叶核	4.0	6.5～34.5	1.5	
	嗜酸　中幼		0～1		
	晚幼		0～5	0.5	
	杆状核		0～2.5	1.5	
	分叶核	3.0	0～4	1.0	
	嗜碱　中幼				
	晚幼				
	杆状核		0～1		
	分叶核	3.0	0～1	1.0	

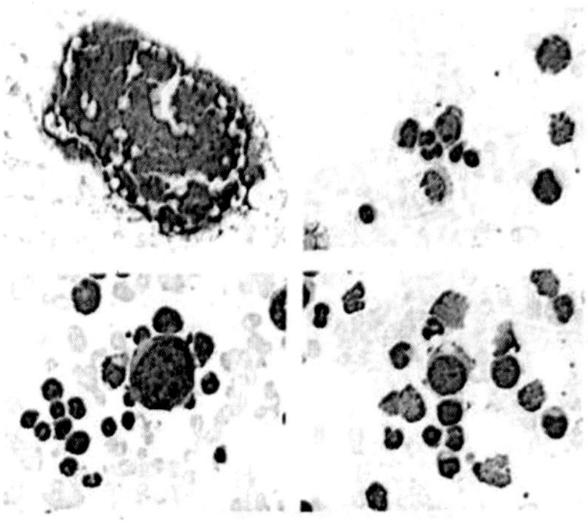

特征描述：

（一）骨髓片

骨髓取材、涂片、染色良好。

有核细胞增生明显活跃，粒红比为1：1。

查见分类不明细胞35.5%，其胞体大小不一，呈类圆形或不规则形，核浆比例不一，部分胞浆边缘可见瘤状凸起或呈破絮样，胞浆深蓝，无颗粒，胞核圆形，偶见不规则，胞核染色质疏松细致，部分核仁1～2个清晰可见。

粒系比例减少占26%，各阶段细胞均查见，可见双核、核Pelger畸形。

红系点25.5%，各阶段细胞均查见，以中幼红细胞为主，形态异常，可见巨幼样改变，双核、三核红细胞。成熟红细胞大小不一，可见大、小红细胞、嗜多色、刺形、点彩红细胞，中央淡染区扩大。

成熟淋巴细胞点7%。

全片查见巨核细胞约30个，散在血小板可见，查见大、巨大血小板。

（二）血片

有核细胞数量明显增多，分类不明细胞占26%，胞体稍大，圆形或类圆形，胞核染色质疏松，部分核仁可见。中性粒细胞形态大致同骨髓。成熟红细胞同骨髓，查见裂片红细胞，分类100个白细胞查见2个晚幼红细胞。散在血小板可见，查见大、巨大血小板。

意见：

目前骨髓增生明显活跃，查见分类不明细胞35.5%，伴粒系、红系形态异常，请结合流式及病理，明确不明细胞性质。

细胞名称		血片	骨髓片	
红细胞系统	原始红细胞	个	0～4	0.5
	早幼红细胞	个	1～5	2.0
	中幼红细胞	个	12～20	14.0
	晚幼红细胞	2个	6～20	9.0
	巨原始红细胞	个		
	巨早幼红细胞	个		
	巨中幼红细胞	个		
	巨晚幼红细胞	个		
淋巴细胞	原始淋巴细胞			
	幼稚淋巴细胞			
	成熟淋巴细胞	28.0	5～20	7.0
	反应性淋巴细胞			
单核	原始单核细胞			
	幼稚单核细胞			
	成熟单核细胞	5.0	0～5	5.5
浆细胞	原始浆细胞			
	幼稚浆细胞			
	成熟浆细胞			0.5
巨核细胞	原始巨核细胞		>7个	个
	幼稚巨核细胞		1.5 cm×2.5 cm	个
	颗粒巨核细胞			个
	产板巨核细胞			个
	裸核巨核细胞			个
其他细胞	异常淋巴细胞			
	骨髓瘤细胞			
	吞噬			
	不明	26.0		35.5
化学染色	NAP积分值		细胞内铁	
	NAP阳性率%		细胞外铁	
	POX		PAS	
	NBE		NAE	
	NBE+NaF		ACP	

图39-1　骨髓涂片细胞学及流式细胞分析结果

【本阶段小结】

本例患者卵巢癌多次复发，先后给予紫杉醇、铂类、多柔比星脂质体化疗共32个周期，治疗期间因反复发生严重骨髓抑制给予"重组人粒细胞刺激因子"进行升白治疗，最终因诱发治疗相关性急性髓系白血病（therapy-related acutemyeloid leukemia，t-AML）而终止卵巢癌治疗。

【病史及治疗续四】

➢ 2020-11-03转肿瘤内科行t-AML相关治疗。治疗期间出现严重骨髓抑制，持续发热感染，多器官功能衰竭，最终于2021-03-01死亡。

【专家点评】

卵巢癌是女性常见的生殖系统恶性肿瘤之一，其发病率在女性生殖系统恶性肿瘤中位居第3，病死率却居首位。由于早期缺乏典型临床特征，超过70%患者在确诊时已处于Ⅲ期或Ⅳ期，5年生存率分别仅为43%和26%。美国NCCN及中国CSCO指南均推荐，卵巢癌初治原则以手术为主，辅以化疗，强调综合治疗。对于早期患者行全面分期术，晚期患者则行减瘤术，尽最大能力达到满意减瘤。Ⅱ～Ⅲ期患者推荐6个周期化疗。紫杉醇联合卡铂仍是卵巢上皮性癌一线化疗的首选方案。在此方案中，加入第3种化疗药或改为其他三药联合的化疗方案，不仅不能提高疗效，还会增加毒性。对于复发性卵巢上皮性癌，首先根据PFI或无治疗间期对患者进行分型，从而采取相应的治疗措施，如进行再次肿瘤细胞减灭术或全身治疗。对于铂敏感型复发且不宜手术的患者，首选以铂类药物为基础的联合化疗或联合贝伐珠单抗，再予以PARPi或贝伐珠单抗维持治疗；对于铂耐药型或难治型复发性卵巢癌患者，则首选非铂类单药化疗或联合抗血管生成靶向药物的联合化疗。

本例患者初治时为卵巢癌Ⅲ期，共经历3次复发，最终因药物诱发治疗相关性白血病而死亡，OS为5年。治疗过程相对规范，但可考虑在复发后加用贝伐珠单抗等相关抗血管生成治疗。

t-AML是白血病的分型亚组之一，是指接受烷化剂和/或放疗及拓扑异构酶Ⅱ抑制剂等抗肿瘤治疗后发生的白血病。t-AML的发生率低，其发生原因可能与抗肿瘤药物相关应用，同时机体抵抗力降低相关。对于化疗后粒细胞低下患者，临床上常应用重组人粒细胞刺激因子，导致患者骨髓中出现反应性中性粒细胞的某个阶段不成比例地增多，但这种变化只是反应性、暂时性的，在停止用药后，这种变化会随之消失。本例患者在先后经历了紫杉醇、铂类、多柔比星脂质体等抗肿瘤药物相关治疗共30余周期后，反复出现骨髓抑制并给予"重组人粒细胞刺激因子"刺激骨髓造血，最终诱发t-AML。这可能与药物破坏细胞DNA结构、使DNA链断裂、引起基因重排相关。同时，有研究显示，给药方式、给药剂量、给药周期等均会影响t-AML的发病风险。

【指南背景】

2022年美国NCCN指南认为，卵巢癌的初始治疗包括规范的手术分期和减瘤术，大部分患者术后需要进行化疗。Ⅰ期高级别浆液性癌推荐进行6个周期的化疗，Ⅰ期其他组织类型癌推荐进行3～6个周期的化疗，Ⅱ～Ⅳ期则推荐6个周期化疗。对于Ⅱ～Ⅳ期初始治疗后达到CR/PR的患者、初始化疗未联合贝伐珠单抗者及有BRCA1/2胚系或体细胞突变者可选择应用奥拉帕利（1类证据）、尼拉帕利（1类证据）或进行观察（Ⅱ期患者）；对于无BRCA1/2突变或未知者，可选择观察或应用尼拉帕利。对于达到CR而停化疗时间≥6个月时复发的患者，如影像学和/或临床复发者，可选择合适的患者考虑行再次肿瘤细胞减灭术。术后首选以铂类药物为基础的联合化疗（1类证据）或参加临床试验，或者按复发进行治疗和/或进行支持治疗。贝伐珠单抗是复发患者的首选药物（特别是合并腹水者）。

【循证背景】

1.Gordon 等的研究 该研究对复发性卵巢癌患者进行Ⅲ期临床试验。共有474例患者参与该研究，其中239例接受"多柔比星脂质体"治疗和235例接受"拓扑替康"治疗。将复发性卵巢癌患者随机分配至"多柔比星脂质体"单药组（50 mg/m^2，1 h输注，每4周1次）或"拓扑替康"单药组［1.5 mg/（m^2·d），连续5天，每3周1个疗程］中发现，多柔比星脂质体单药治疗复发性卵巢癌的有效率为19.7%，与拓扑替康相比，其OS延长37周以上。

2.ICON7研究 该研究发现贝伐珠单抗的联合化疗及维持治疗对所有患者的生存并无获益，仅对有疾病进展风险的高危患者（FIOG Ⅲ期或Ⅳ期且术后残留病灶直径＞1 cm者）有益，其对患者的PFS可改善5.5个月，OS可改善9.4个月。

【核心体会】

卵巢癌易复发，且随着复发次数增加，患者对化疗的响应率降低，PFS逐渐缩短。对于复发性卵巢癌，治疗过程中的全程、规范化管理至关重要。在临床工作中，骨髓抑制是抗肿瘤治疗中常见的不良事件，及时区别骨髓抑制与t-AML具有重要意义。在抗肿瘤治疗过程中或治疗结束后遇到血细胞异常时，应仔细检查外周血涂片，必要实行骨髓穿刺活检以排除t-AML，进而帮助患者选择更为合适的治疗方案，以期改善预后。

【参考文献】

［1］GORDON A N, FLEAGLE J T, GUTHRIE D, et al. Recurrent epithelial ovarian carcinoma：a randomized phase III study of pegylated liposomal doxorubicin versus topotecan［J］. J Clin Oncol，2001，19（14）：3312-3322.

［2］OZA A M, COOK A D, PFISTERER J, et al. Standard chemotherapy with or without bevacizumab for women with newly diagnosed ovarian cancer（ICON7）：overall survival results of a phase 3 randomised trial［J］. Lancet Oncol，2015，16（8）：928-936.

病例40　盆腔恶性血管周上皮样细胞肿瘤治疗1例

作者　刘燕娜　孙　力

点评　李　华

【关键词】

恶性血管周上皮样细胞肿瘤；mTOR抑制剂

【病史及治疗】

➤ 患者，47岁，孕1产1，为顺产。

➤ 2019-07无明显诱因出现右下腹疼痛，扪及右下腹肿块，于外院就诊。CT显示盆腔肿块，具体不详，考虑盆腔恶性肿瘤。

➤ 2019-07-31外院行"经腹全子宫切除＋双侧附件切除＋大网膜活检术"。术中见，盆腔血性腹水70 ml；盆壁及腹壁充血水肿增厚，整个盆腔可见一分叶状实性肿物，大小约16 cm×12 cm，暗褐色，表面血管走行丰富，与膀胱后壁粘连致密，肿物将子宫及双侧附件包裹，子宫及双侧附件不可见；探查腹腔内肝、胆、脾、胰、胃、大网膜等脏器表面未见明显异常。术中冰冻病理显示，盆腔恶性肿瘤，腺癌。手术为非满意减瘤，残留病灶位于膀胱后壁，大小不详。术后病理显示，盆腔肿物为恶性肿瘤，根据免疫组化结果，考虑为恶性血管周上皮样细胞肿瘤（perivascular epithelioid cell tumor，PEcoma），大网膜未见肿瘤累及。

➤ 2019-08-20至2019-12-15外院给予"吡柔比星（40 mg，第1～2天）＋异环磷酰胺（2 g，第1～5天）"方案静脉化疗6个周期，每3周重复1次。化疗期间患者无明显骨髓抑制及肝、肾功能损伤，曾出现下肢肌间静脉血栓，未进行抗凝治疗。

➤ 化疗后，外院CT疗效评估为CR，未见报告。其后定期复查。

【本阶段小结】

恶性PEcoma是罕见的恶性肿瘤，好发于实质脏器和腹腔，多发生于女性，无特异性肿瘤标志物。其治疗方式以手术为主，术后辅助化疗。本例患者初始治疗规范，因恶性PEcoma常呈浸润性生长，很难达到满意减瘤。术后经过6个周期的化疗，外院疗效评估为CR（未见明确影像学资料），后进入随访阶段。

【病史及治疗续一】

➤ 2020-04-10患者自觉下腹隐痛。

➢ 2020-04-20外院PET/CT提示：①盆腔内囊实性肿块，大小为7.1 cm×8.6 cm×8.9 cm，SUV_{max} 8.6，考虑肿瘤复发，病灶与阴道残端分界不清，压迫邻近肠管，周围脂肪间隙模糊；②右侧髂外血管旁转移1.4 cm×1.8 cm，SUV_{max} 5.1。

➢ 2020-04-21就诊于中国医学科学院肿瘤医院深圳医院（以下简称"我院"）。我院会诊2019-07-31手术病理，符合恶性PEcoma。查血清肿瘤标志物CA125、CA19-9、HE4、NSE未见异常升高。

➢ 2020-04-27盆腔MRI显示：①左侧髂窝囊实性肿物，大小为9.0 cm×7.0 cm×5.0 cm（图40-1A），考虑肿瘤复发，肿物与左髂血管及邻近肠管边界欠清；②右髂血管旁多发肿大淋巴结，较大者约2.6 cm×2.2 cm，考虑淋巴结转移（图40-1B）。

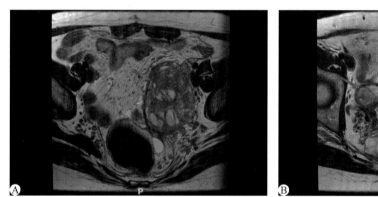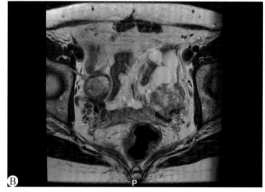

图40-1　盆腔MRI

注：A.左侧盆腔复发肿瘤；B.右髂血管旁转移淋巴结。

【病史及治疗续二】

➢ 2020-05-11行"经股动脉穿刺介入髂血管造影＋左侧髂内动脉栓塞术"。

➢ 2020-05-13行"经腹盆腔肿物切除＋盆腔粘连松解＋肠粘连松解＋膀胱镜双侧输尿管支架置入术"。术中见，小肠与腹壁粘连，其中一段小肠折叠成角，大网膜部分残留，表面未见明显异常，腹膜、肠管表面、双侧结肠旁沟、膈面、肝和脾表面光滑。盆腔左侧可见大小约9.0 cm×7.0 cm×7.0 cm实性肿物（图40-2），肿物与膀胱、乙状结肠、左侧盆腔、直肠前壁紧密粘连；右侧髂血管旁可见4.0 cm×3.0 cm及2.5cm×2.0 cm转移淋巴结，与膀胱右侧壁粘连；膀胱表面可见直径

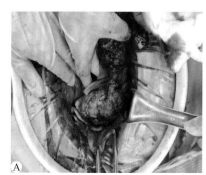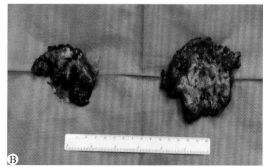

图40-2　术中所见及手术标本

注：A.盆腔左侧肿瘤；B.手术标本。

为0.5 cm的灰白色结节；直肠前壁见多个粟粒样灰白色结节；盆腔、腹主动脉旁无肿大淋巴结。

➤ 术后病理（图40-3）显示，送检组织符合恶性PEcoma。免疫组化结果（图40-4）显示，AE1/AE3（＋）、CD34（血管＋）、desmin（局灶＋）、Ki-67（＋30%）、S-100（＋）、SMA（－）、vimentin（＋＋＋）、HMB-45（＋＋＋）、melan-A（＋＋）。

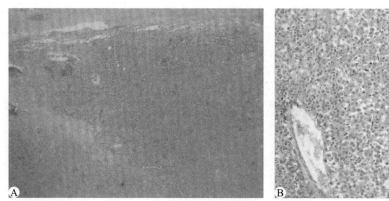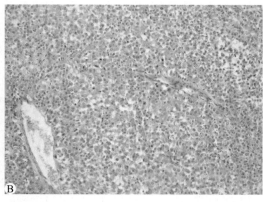

图40-3 术后病理

注：A.HE，25倍镜所见；B.HE，100倍镜所见。

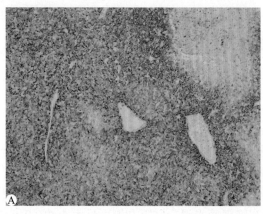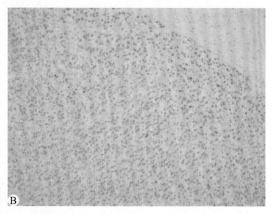

图40-4 免疫组化结果

注：A.免疫组化HMB45（＋）；B.免疫组化TFE3（＋）。

➤ 2020-05-14至2020-05-15给予HIPEC盐水治疗。

➤ 2020-05-16给予"顺铂（120 mg）"HIPEC治疗。

➤ 2020-05-26给予"紫杉醇（240 mg）"静脉治疗1个周期。

➤ 2020-06-18给予"紫杉醇＋卡铂"方案静脉治疗1个周期。患者发生Ⅱ度骨髓抑制。

➤ 2020-07-09至2020-09-11给予"紫杉醇＋卡铂"方案静脉治疗，每3周重复1次，共4个周期。化疗后患者发生Ⅰ度骨髓抑制。

➤ 2020-07-29腹部、盆腔CT（图40-5）显示，阴道残端未见异常肿物，腹腔、腹膜后、盆腔未见异常肿大淋巴结。疗效评估为CR。

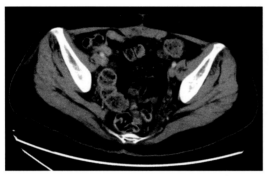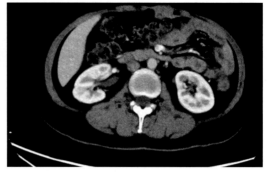

图40-5　腹部、盆腔CT未见肿瘤残留

【本阶段小结】

患者为恶性PeComa初始手术后间隔5个月复发，在我院评估后行再次肿瘤细胞减灭术，术后共化疗6个周期，在第4个周期化疗前进行CT疗效评估为CR。因该疾病罕见，暂无维持治疗推荐，遂随后进入随访阶段。

【病史及治疗续三】

➤ 2020-12出现尿频、排尿不尽。

➤ 2020-12-11复查肿瘤标志物CA125升高至42.0 U/ml。盆腔CT提示（图40-6），盆腔偏右低回声肿物，大小约3.9 cm×3.5 cm×3.9 cm，考虑肿瘤盆腔复发。

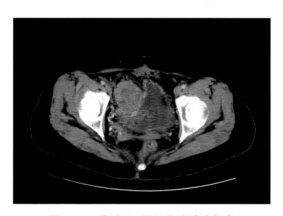

图40-6　盆腔CT显示盆腔肿瘤复发

➤ 2021-03-11至2021-04-07口服"依维莫司（10 mg，每天1次）"，患者因腹痛而暂停用药。

➤ 2021-04-19颈部、胸部、腹部、盆腔CT显示，大网膜、小肠及结肠系膜、前腹壁及腹壁下切口多发转移瘤，较大者直径约2.0 cm，余未见明确肿瘤病灶。疗效评估为PR。

➤ 2021-04-20继续口服"依维莫司（10 mg，每天1次）"。

➤ 2021-07-14颈部、胸部、腹部、盆腔CT显示，大网膜、小肠及结肠系膜、前腹壁及腹壁下切口多发转移瘤，较大者约1.4 cm×1.4 cm，余未见明确肿瘤病灶。

➤ 2021-10-12颈部、胸部、腹部、盆腔CT显示，大网膜、小肠及结肠系膜、前腹壁及腹壁下切口多发转移瘤，较大者约1.8 cm×1.5 cm。疗效评估为PR。

➤ 2022-08患者于外院检查影像学提示肿瘤进展，停用"依维莫司"，更换治疗方案，具体不详，未再复诊。

➤ 2023-09电话随访患者存活，外院抗肿瘤治疗中。

【本阶段小结】

本例患者经历2次复发、3次手术（含介入栓塞术），均未获得超过6个月的缓解期，其肿瘤侵袭性可见一斑。短期复发提示减瘤手术的获益非常有限。化疗反应通常持续时间较短，患者难以获得长期缓解。后期改用哺乳动物雷帕霉素靶蛋白（mammalian target of rapamycin，mTOR）抑制剂——依维莫司，使肿瘤处于PR状态近2年。

【专家点评】

PEComa是由表达黑色素细胞和平滑肌标志物的血管周上皮样细胞（perivascular epithelioid cells，PEC）组成的间叶性肿瘤家族成员之一。《第4版WHO女性生殖器官肿瘤分类》中提到了PEcoma，在2020年更新的第5版中增加了基因和良性、恶性、恶性潜能PEcoma的诊断标准。PEComas最常见于子宫体，而较少见于宫颈、阴道、卵巢和阔韧带。PEComas患者通常表现为盆腔肿块、异常出血或腹部疼痛。患病年龄为16～77岁（平均51岁）。在病因方面，大多数患者为偶发性，但约10%的患者发病与结节性硬化症有关。在发病机制方面，可能是由于*TSC1/TSC2*的失活突变导致mTOR信号传导上调所致。也有文献表明，PEcoma是一种遗传学异质性的肿瘤，不同遗传学特征的肿瘤具有明显不同的临床病理特点和预后，目前PEcoma主要分为3种类型：①结节性硬化复合体（*TSC*）异常；②*TFE3*基因重排；③*RAD51B*基因重排及其他罕见的基因融合。一些肿瘤具有*TFE3*、*RAD51B*或*HTR4-ST3GAL1*融合。*TSC*突变和*TFE3*融合是互斥的，具有*TFE3*基因重排和*RAD51B*基因重排的PEcoma，无论何种组织学类型，均倾向于显示侵袭性的生物学行为。

盆腔恶性PEcoma的分期参考子宫肉瘤的分期。其治疗方法包括手术、放疗、化疗、免疫治疗及靶向治疗等。化疗适用于复发灶为多处或手术不可切除者；一线化疗推荐以铂类药物为基础的联合化疗，但化疗反应通常持续时间较短，患者难以获得长期缓解。

本例患者经历3次（含介入栓塞术）手术，均未获得超过6个月的缓解期，可见其侵袭性。短期复发亦提示减瘤手术的获益非常有限。因恶性PEcoma通常是由于mTOR信号通路的激活，故可使用mTOR抑制剂治疗。本例患者应用mTOR抑制剂——依维莫司至2022年08月，获得了17个月的缓解期，提示治疗有效。

【指南背景】

2020年《第5版WHO女性生殖器官肿瘤分类》提出，预测PEcoma生物学行为的临床病理变量主要有5个：①肿瘤直径≥5 cm；②高级别核；③核分裂＞1个/50高倍视野；④存在肿瘤性坏死；⑤存在淋巴管和血管浸润。当肿瘤存在3个或3个以上的上述特征时，生物学行为为恶性；当肿瘤仅有2个或2个以下的上述特征时，生物学行为为恶性潜能未定。

由于目前缺乏恶性PEcoma的治疗指南，手术完整切除、术后定期随访是本病目前的主要治疗手段。对于恶性及潜在恶性子宫PEcoma是否进行相关辅助治疗目前争议较大，尚无明显证据表明术前及术后辅助治疗有明显的临床效果。

【核心体会】

恶性PEcoma是罕见的恶性肿瘤。尤其对于多个病灶转移且不能手术的患者，目前尚无推荐的有效治疗方案。本例患者合并多个病灶转移，进行了多次减瘤手术，尽管初始治疗后疗效评估达到CR（不可考），但在无任何维持治疗的情况下并未得到长期缓解，治疗效果不理想。鉴于恶性PEcoma可能存在mTOR通路信号传导上调，因此，患者口服依维莫司后获得了17个月的缓解期，治疗效果满意，患者耐受性也较好，截至2023-09，患者带瘤生存34个月。

【参考文献】

［1］WHO Classification of Tumours Editorial Board ed. World Health Organization classification of tumours［M］. 5th ed. Female genitatumours. Lyon：IARC Press，2020.

［2］SCHMIESTER M，DOLNIK A，KORNAK U，et al. TFE3 activation in a TSC1-altered malignant PEComa：challenging the dichotomy of the underlying pathogenic mechanisms［J］. The Journal of Pathology. Clinical Res，2021，7（1）：3-9.

［3］CHEN Z，HAN S，WU J，et al. A systematic review：perivascular epithelioid cell tumor of gastrointestinal tract［J］. Medicine，2016，95（28）：e3890.

［4］BENNETT J A，BRAGA A C，PINTO A，et al. Uterine PEComas：a Morphologic，Immunohistochemical，and Molecular Analysis of 32 Tumors［J］. Am J Surg Pathol，2018，42（10）：1370-1383.

［5］ACOSTA A M，ADLEY B P. Predicting the behavior of perivascular epithelioid cell tumors of the uterine corpus［J］. Arch Pathol Lab Med，2017，141（3）：463-469.

［6］BENNETT J A，OLIVA E. Perivascular epithelioid cell tumors（PEComa）of the gynecologic tract［J］. Genes Chromosomes Cancer，2021，60（3）：168-179.

病例41 宫颈癌、乙状结肠癌、腹膜后肌肿瘤 三原发肿瘤1例

作者 陈珂瑶 盛修贵

点评 王桂香

【关键词】

三原发肿瘤；多学科手术

【病史及治疗】

➤ 患者，60岁，孕4产3，人工流产1次，顺产3次。

➤ 患者绝经5年，于2018-01无明显诱因出现1次"阴道流血"，同既往月经量，暗红色，有血块，数分钟后自行停止。2018-02无明显诱因出现"排便、排尿困难，进行性加重"，无腹胀、恶心、呕吐等症状，无便血。2018-06再次出现"阴道流血"，流血量较前次增多，无头晕、乏力等症状。2018-07-20就诊于外院，彩色多普勒超声检查显示：①宫颈处实性肿块，大小约14.4 cm×11.4 cm，宫颈癌？②子宫实性病灶，大小为2.9 cm×2.4 cm。胃镜检查显示：①慢性浅表性胃炎并局部糜烂；②幽门螺杆菌感染。建议转入上级医院进一步治疗。

➤ 2018-07-25就诊于中国医学科学院肿瘤医院深圳医院（以下简称"我院"）。妇科体格检查显示，外阴无异常，阴道黏膜光，后壁呈外压性改变，向阴道腔突出致阴道上段完全封闭、宫颈无法暴露且未能触及，子宫体扪及不清。直肠指检显示，直肠右后方扪及直径约15.0 cm的不规则肿物，固定，下界距离肛门约2.0 cm；阴道后壁及直肠前壁受压，直肠黏膜光滑。

➤ 2018-07-25查肿瘤标志物显示，NSE 30.8 ng/ml，HE4 81.26 pmol/L，SCCA 5.24 ng/ml，CEA 0.8 ng/ml。HPV-16阳性，阴道壁液基细胞学检查显示，未见上皮内病变细胞或恶性细胞。颈部、胸部、腹部、盆腔CT显示：①宫颈可见不规则肿物，最大截面约7.2 cm×5.4 cm，增强扫描不均匀强化，内部可见坏死灶，病变累及宫颈基质；②直肠子宫陷凹可见不规则肿物，最大截面约13.1 cm×9.4 cm，增强扫描不均匀强化，内见钙化灶，病变向前推挤阴道，向左后推挤直肠；③腹膜后及盆腔多发淋巴结，较大者约1.1 cm×0.8 cm；④子宫左侧壁类圆形结节，约2.9 cm×2.6 cm，腹盆腔未见积液。CT诊断意见：①宫颈肿物，考虑恶性，宫颈癌？宫颈肉瘤？腹膜后及盆腔多发淋巴结，倾向淋巴结转移；②直肠子宫陷凹肿物，转移较盆腔原发恶性肿瘤可能大；③子宫结节，倾向肌瘤。

➤ 盆腔MRI（图41-1）显示：①宫颈增大，右侧壁及后壁明显增厚，伴肿物影，最大截面约6.8 cm×4.8 cm；宫颈肌层环尚完整，周围脂肪间隙清晰，肿物累及后穹隆。②直肠子宫陷凹见异常信号肿物，边界清楚，约11.4 cm×7.0 cm，邻近直肠呈受压推移改变。③子宫左侧壁及后壁见结节灶，边界清楚，较大者约2.9 cm×2.7 cm。④双侧附件未见明显异常。⑤双侧髂血管旁多发淋巴

结，较大者约0.8 cm×0.9 cm。⑥盆腔少许积液。诊断意见：①宫颈肿物，考虑恶性肿瘤；②盆底肿物，倾向转移；③子宫多发肌瘤；④双侧髂血管旁多发淋巴结，建议随访。

➢ 肠镜检查（图41-2）显示：①距肛门缘18.0～20.0 cm乙状结肠可见一隆起性肿物，累及肠腔1/3周，肿物宽基无活动性，表面黏膜粗糙、糜烂；②退镜至距肛门缘2.0～8.0 cm直肠前壁可见一局限性隆起，隆起处表面黏膜充血、粗糙，未见明显破溃；③余直肠黏膜充血、略粗糙。内镜诊断：①乙状结肠隆起性肿物（性质待病理，距肛门缘18.0～20.0 cm），考虑为癌；②直肠局限性隆起（距肛门缘2.0～8.0 cm），结合病史，考虑为壁外占位压迫，侵及待除外。

➢ 乙状结肠肿物活检病理显示为腺癌。

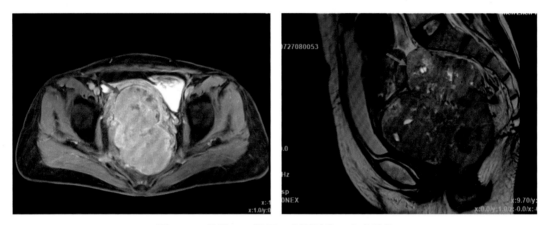

图41-1 盆腔MRI显示，宫颈肿物、盆底肿物

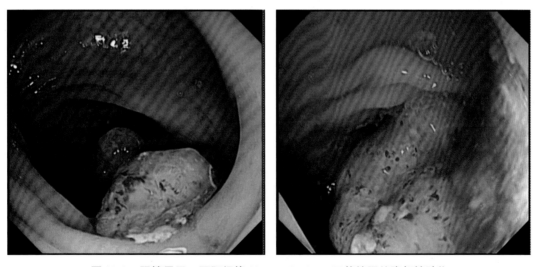

图41-2 肠镜显示，距肛门缘18.0～20.0 cm乙状结肠处隆起性肿物

➢ 2018-08-02由妇科、胃肠外科、影像科、病理科及介入科进行MDT，建议进行介入栓塞后妇科和胃肠外科联合手术。

➢ 2018-08-03行"经皮右股动脉穿刺腹主动脉造影＋肠系膜上动脉造影＋肠系膜下动脉造影＋肠系膜下动脉肿瘤动脉分支超选择性造影＋栓塞＋左髂内动脉造影＋右髂内动脉造影＋右侧髂内动脉肿瘤动脉分支超选择性造影＋栓塞术"。

➢ 2018-08-06行"剖腹探查＋广泛性子宫切除＋双侧附件切除＋盆底肿物切除＋盆腔淋巴结清扫＋

腹主动脉旁淋巴结活检＋乙状结肠癌根治＋肠造口＋盆腔粘连松解术"（图41-3）。术中探查显示，盆底有一直径约18.0 cm的实性肿物，位于直肠左后方，来源于后腹膜；肿瘤底部距离肛门约2.0 cm，肿瘤将子宫推挤到盆腔右上方；子宫体饱满，左侧壁有一直径约4.0 cm的肌瘤样凸起；宫颈增粗，直径约7.0 cm；乙状结肠内扪及一直径约4.0 cm的质硬肿块。切除子宫后发现宫颈外形消失，呈菜花状，阴道壁上1/3受侵；剖视子宫，子宫腔肉眼未见病灶；术后阴道后壁剩余2.0 cm，前壁剩余4.0 cm。

➢ 术中冰冻病理显示，（宫颈）鳞癌。术中出血约1000 ml。

➢ 术后石蜡病理显示，（全子宫、双侧附件、宫颈后唇肿物）宫颈后唇及阴道上段低分化鳞状细胞癌，局部呈高分化乳头状鳞状细胞癌结构，侵透宫颈及阴道壁肌层达外膜，肿瘤最大径为7.5 cm，未累及子宫体下段，可见神经侵犯，未见明确脉管内瘤栓；（右侧子宫旁）纤维组织内见局灶癌浸润；（左侧子宫旁组织）未见癌。子宫肌壁间多发性平滑肌瘤。子宫内膜呈萎缩性改变。宫颈管息肉。（双侧卵巢及输卵管组织）淋巴结转移性鳞状细胞癌（2/28）；（右盆腔淋巴结）0/6，（右髂总淋巴结）0/2，（腹主动脉旁淋巴结）0/7，（左盆腔淋巴结）1/9，（左髂总淋巴结）1/4。免疫组化结果显示，P16（＋＋＋）、P40（＋＋＋）、CK7（－）、Syno（－）、ChrA（－）、P53（＋＋＋）、Ki-67（90%＋）。（盆底肿物）富于细胞性平滑肌瘤，细胞生长活跃，有轻度异型，核分裂象3～5个/10高倍视野，可见出血，局部坏死，不除外恶性潜能未定的平滑肌肿瘤，建议随诊观察；肿瘤表面附着部分阴道壁组织，未见癌瘤。（直肠及部分乙状结肠）乙状结肠中分化腺癌，侵及黏膜下层，可见脉管瘤栓，未见明确神经侵犯；上切缘、下切缘及环周切缘未见癌。淋巴结未见转移癌（0/36）。肠系膜淋巴结（0/11），肠壁淋巴结（0/25）。

➢ 术后诊断：①宫颈低分化鳞状细胞癌ⅢC1期；②乙状结肠中分化腺癌pT$_1$N$_0$M$_0$；③盆底富于细胞性平滑肌瘤（未除外恶性潜能未定的平滑肌肿瘤）。

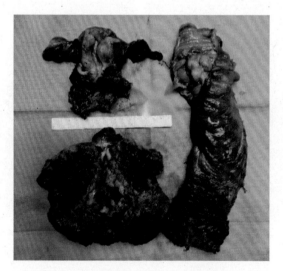

图41-3　手术标本（全子宫、双侧附件、盆底肿物、直肠及部分乙状结肠）

➢ 2018-08-21给予"紫杉醇＋顺铂"方案静脉化疗1个周期。

➢ 2018-09-03在外院行同步放化疗。结束治疗时间2018-10-25。之后定期随诊。

➢ 末次随诊时间为2023-09。体格检查显示，患者一般情况好，结肠造口黏膜红润，排气、排便通畅。妇科检查显示，外阴无异常，阴道通畅，残余阴道长约2.0 cm，残端光滑。直肠指检显示，距离肛门1.0 cm处肠腔狭窄，手指无法通过。颈部、胸部、腹部、盆腔CT结果未见明显肿瘤复发征象。HPV阴性。TCT结果未见上皮内病变细胞或恶性细胞。肿瘤标志物显示，NSE 10.3 ng/ml、SCCA 1.33 ng/ml。

【本阶段小结】

患者入院后逐步完善相关检查，先后发现宫颈恶性肿瘤、盆腔腹膜后巨大肿瘤及乙状结肠恶性肿瘤，因病情特殊，治疗过程进行多学科讨论，为患者制定了个体化的手术方案：①盆底肿瘤巨大，术中大出血风险较高，术前行介入栓塞术减少出血；②术中联合胃肠外科，同时进行宫颈癌、腹膜后肿瘤、乙状结肠癌根治手术；③根据术后病理结果，针对宫颈癌进行补充放疗。目前，患者无瘤生存期已达4年。

【专家点评】

本例患者为宫颈、盆底、乙状结肠三原发肿瘤，其中，宫颈和乙状结肠明确为恶性肿瘤。术前检查时，因盆底肿物巨大，压迫并封闭阴道，无法暴露宫颈，肿物将子宫向腹腔右上方推挤并超出盆腔，妇科检查无法评估子宫旁受侵情况。盆底肿物巨大，除手术外，亦无其他更有效的治疗手段。根据既往治疗经验及影像科会诊意见，盆底肿物倾向为肉瘤。该肿瘤位于盆底，术中、术后出血风险较高，在进行全面影像学评估后进行MDT，并执行讨论意见，术前行介入栓塞术，将患者大出血风险降至最低，并联合胃肠外科进行三原发肿瘤切除。根据术后病理，针对宫颈癌进行补充治疗，并得到很好的疗效。在该患者身上充分体现了恶性肿瘤MDT的价值。

【指南背景】

宫颈癌的治疗手段主要包括手术和放疗。中国抗癌协会妇科肿瘤专业委员会发布的《宫颈癌诊断与治疗指南（第4版）》[以下简称"宫颈癌指南（第4版）"]推荐，手术治疗适合ⅠA期、ⅠB1期、ⅠB2期、ⅡA1期宫颈癌患者，ⅠB3期及ⅡA2期患者则首选同步放化疗。本例患者妇科查体显示阴道受压封闭，无法暴露宫颈肿瘤；盆底被巨大实性肿瘤占据，无法通过双合诊及三合诊进行临床分期，仅能通过影像学结果，考虑术前分期为ⅡA2期（FIGO 2018）。因其合并盆腔腹膜后肿瘤、乙状结肠癌而选择多学科手术治疗。根据术后病理结果，患者宫颈癌合并盆腔淋巴结转移，调整分期为ⅢC1期（FIGO 2018），宫颈癌指南（第4版）及2018年美国NCCN指南（第1版）指出盆腔淋巴结转移为复发高危因素，术后需补充放疗。

中国抗癌协会多原发和不明原发肿瘤专业委员会发布的《中国抗癌协会多原发和不明原发肿瘤诊治指南》（2023年版）指出，对于原发灶不明肿瘤和多原发肿瘤，因其临床异质性高、发病率低、循证医学证据的相对匮乏及临床疾病认识的相对局限，目前诊疗仍面临巨大挑战。推荐对同时性多原发肿瘤，应首先评估2种或2种以上原发肿瘤的分期，若均为早期，且无手术禁忌证，可评估患者是否可耐受同期或分期手术。

【循证背景】

Zhai等回顾性分析了2006年3月至2016年6月浙江大学医学院附属邵逸夫医院收治的15 321例恶性肿瘤患者。多原发肿瘤的患病率为1.09%（167/15 321），男女比例为2.34∶1。其中，98例患者存在同时性多原发肿瘤，69例患者存在异时性多原发肿瘤。最常见的恶性肿瘤是消化消化肿瘤（43例，25.75%）、消化肺癌（32例，19.16%）和头颈部消化肿瘤（11例，6.59%）。在81例同时性和异时性第一原发癌患者中，65.86%的患者接受了手术，33.33%的同时性患者接受同时切除。

在69例异时性多原发肿瘤患者中，31.88%的患者单独接受了手术治疗，62.32%的患者因第一原发肿瘤接受了化疗和/或放疗，44.93%的患者因其他原发肿瘤接受了手术治疗。患者的总体2年和5年生存率分别为54.3%和31.4%，中位生存时间为28个月。

【核心体会】

本例患者术前影像学提示为宫颈恶性肿瘤，合并腹膜后肿瘤及乙状结肠癌，为多原发肿瘤。关于多原发肿瘤的治疗目前尚无相应指南，其治疗方式与传统的转移癌、复发癌大不相同，治疗方式的选择、手术方式及手术时机尤为重要，关系着患者生存及康复情况。根据宫颈癌指南，应首选同步放化疗。然而，该患者同时合并盆底巨大肿物和乙状结肠癌，入院时已影响其排便。医师对患者进行全面影像学评估后未见明显远处转移征象，且宫颈恶性肿瘤无明显子宫旁侵犯。故经多学科讨论后，为患者制定个体化治疗方案，在介入栓塞后进行"广泛性子宫切除＋双侧附件切除＋盆底巨大肿物切除＋乙状结肠癌根治＋肠造口术"，并根据术后病理进行补充治疗。虽然患者病情复杂，但进行个体化治疗后的预后良好。

【参考文献】

［1］中国抗癌协会多原发和不明原发肿瘤专业委员会. 中国抗癌协会多原发和不明原发肿瘤诊治指南（2023年版）［J］. 中国癌症杂志，2023，33（04）：403-422.

［2］MURPHY C C, GERBER D E, PRUITT S L. Prevalence of prior cancer among personsnewly diagnosed with cancer: an initial report from the surveillance, epidemiology, and end results program［J］. JAMA Oncol, 2018, 4（6）：832-836.

［3］Zhai C Y, Cai Y L, Lou F, et al. Multiple primary malignant tumors-a clinical analysis of 15, 321 patients with malignancies at a single center in China［J］. J Cancer, 2018, 9（16），2795-801.

［4］何敏，蔡依玲，王坚. 多原发恶性肿瘤的研究进展［J］. 癌症进展，2023，21（10）：1054-1056.

病例42 盆底腹膜外硬纤维瘤1例

作者 李 华 孙 力

点评 盛修贵

【关键词】

硬纤维瘤；侵袭性纤维瘤病；多学科讨论；手术

【病史及治疗】

➢ 患者，28岁，已婚，孕1产1。

➢ 患者于2019-02-27行剖宫产产下一子，产后出现"咳嗽时溢尿"。产后42天（2019-04）复查彩色多普勒超声发现，阴道左侧壁、肛提肌内侧缘与肛门外括约肌之间见一低回声区，大小约3.2 cm×1.9 cm，未进一步诊治。

➢ 2020-05出现"骶尾部疼痛"。2020-06于外院就诊，彩色多普勒超声检查发现肿物较2019-04增大，遂于中国医学科学院肿瘤医院深圳医院（以下简称"我院"）妇科门诊就诊。

➢ 2020-06-29经腹及经阴道彩色多普勒超声检查显示，充盈膀胱左侧见一"胶冻"样结构，范围约8.4 cm×3.7 cm×4.9 cm，边界欠清晰，其下端达阴道左侧壁，内部回声不均。

➢ 2020-08-07盆腔MRI（图42-1）显示，盆底左侧见较大不规则肿物影，范围较广，位于闭孔内肌内侧、肛提肌外侧，沿泌尿生殖膈向前向上走行，信号不均，边界欠清晰，呈塑性生长，向右后方推压膀胱，最大截面为9.5 cm×6.4 cm。妇科检查显示，左侧大阴唇中段皮肤略隆起，直径约2.0 cm；

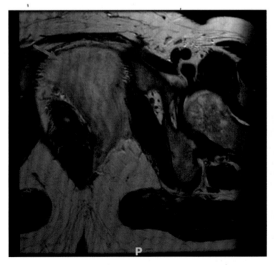
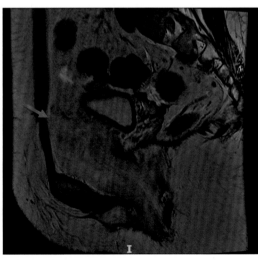

图42-1 盆腔MRI显示盆底左侧不规则肿物影

皮下触及质软肿物，边界欠清晰；沿阴道左后侧壁可触及条索状物，质地软，可移动，无压痛。

➤ 2020-08-11行彩色多普勒超声引导下"盆腔偏左侧肿物穿刺术"。术后病理显示，皮肤组织及纤维结缔组织，其中少许纤维组织增生伴黏液变性，结合免疫组化不除外硬纤维瘤（又称"侵袭性纤维瘤病"）可能，因病变组织过少，请结合临床分析。免疫组化结果显示，B-catenin（个别细胞弱＋）、CD34（-）、vimentin（＋）、SMA（-）、CD117（-）、Ki-67（1%＋）、S-100（-）。盆腔计算机断层血管摄影术（computed tomography angiography，CTA）（图42-2）结果显示，盆底左侧不规则肿物，由双侧髂内动脉供血。盆腔CT三维重建（图42-3）结果显示，肿物位于腹膜外，膀胱左前方、耻骨后方，紧邻膀胱与直肠及髂血管。

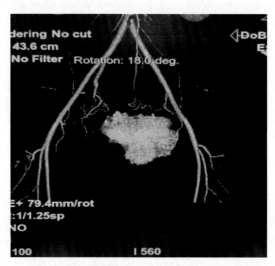

图 42-2　盆腔CTA

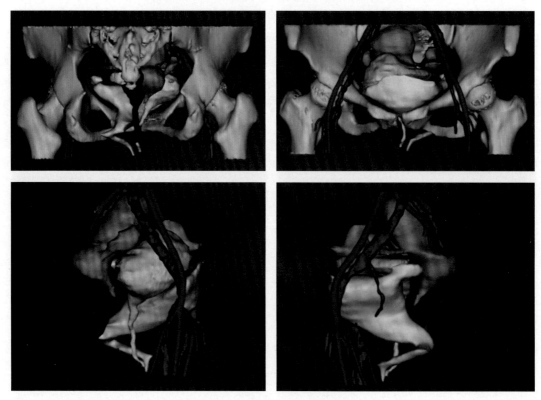

图 42-3　盆腔CT三维重建

➢ 经MDT认为，肿物范围广，位于腹膜外，主要瘤体位于耻骨后间隙与膀胱前壁之间，向下紧贴尿生殖膈，穿过盆底肌肉群至左侧会阴部皮下。诊断考虑为盆腔硬纤维瘤。患者手术意愿强烈，手术适应证明确，但手术风险大，需多学科协作，采取"会师式"手术，即经左侧腹膜外入路，左下腹旁正中纵切口，左侧会阴部大阴唇纵切口，行"阴腹联合盆底巨大后腹膜肿物切除术"；术前1天行"介入栓塞术"，术前大量备血，手术开始前行"经膀胱镜左输尿管支架置入术"。

➢ 2020-09-10行"经皮右股动脉穿刺＋左髂内动脉造影＋肠系膜下动脉造影＋左阴部内动脉栓塞术"。2020-09-11行"阴腹联合盆底巨大后腹膜肿物切除术"，术前经膀胱镜放置左侧输尿管支架。术中所见，肿物位于腹膜外，膀胱左前方、耻骨后方，大小约18.0 cm×8.0 cm，形态不规则，质地软，边界欠清晰；肿物下方沿耻骨下行达左侧大阴唇皮下，与髂内血管、闭孔内肌、膀胱、子宫、阴道及直肠关系密切。术毕取出左侧输尿管支架，手术达到满意减瘤（R0切除），无肿瘤残留（图42-4）。

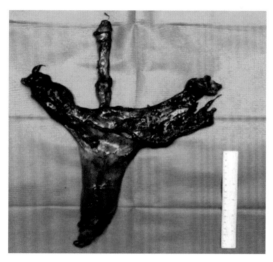

图42-4　手术标本

➢ 术后给予预防性抗感染、补液、营养及支持治疗。患者术后15 h排气，术后第1天清晨流质饮食，术后恢复良好，手术切口甲级愈合。

➢ 术后病理显示，（盆腔肿物）间叶来源的肿瘤，肿瘤细胞呈梭形、星芒状，核分裂象罕见；间质胶原纤维丰富，伴水肿及黏液变性，可见较多增生的血管；肿瘤与周围脂肪及横纹肌组织分界不清，结合形态及免疫组化结果，符合盆腔硬纤维瘤。免疫组化结果显示，AE1/AE3（－）、ALK（－）、B-catenin（－）、Bcl-2（＋＋＋）、CD34（＋）、CD99（－）、desmin（＋＋＋）、S-100（－）、SMA（－）、STAT6（－）、vimentin（＋＋＋）、EMA（－）、Ki-67（＜1%＋）。

➢ 手术为R0切除，无肿瘤残留，根据2020年美国NCCN指南建议，进行随访观察，术后13天出院。

【病史及治疗续一】

➢ 患者术后1个月门诊随访，一般情况好。

➢ 2020-10-12复查盆腔彩色多普勒超声显示，未发现异常。

➢ 2020-10-27复查盆腔MRI显示，无复发征象。

➢ 定期随诊至2023-06未发现肿瘤复发。

【本阶段小结】

本例患者为28岁女性，产后1年余。盆底肿物位于膀胱与耻骨之间，肿物范围较广，形态不规则，边界欠清晰，位于闭孔内肌内侧、肛提肌外侧，沿尿生殖膈向前向上走行，信号不均，向右后方推压膀胱，肿物上界位于耻骨联合上方5 cm，下界达左侧大阴唇皮下，诊断疑难。术前为明确诊断行超声引导下肿物穿刺，病理显示，结合免疫组化结果，不除外硬纤维瘤可能。对于此种诊断，治疗方案的选择、手术入路的选择、手术野的暴露均是难点，行三维重建，肿物位于腹膜外，膀胱左前方、耻骨后方，紧邻膀胱与直肠及髂血管。术前经MDT会诊诊断及治疗方案，制定"会师式"手术方案，即上方经左侧腹膜外入路，左下腹旁正中纵切口，下方左侧会阴部大阴唇纵切口，先上后下、上下会师贯通。术前1天介入栓塞肿瘤供血动脉；术中泌尿外科留置左侧输尿管支架做指引，以预防输尿管损伤；妇科、骨科、胃肠外科医师同台手术；术中注重手术野暴露；因手术野狭小且位置深，使用超声刀进行操作，仔细分离，充分止血，最终完整切除肿物，达到R0切除。患者术后恢复良好。术后随访观察至今未发现肿瘤复发。

【专家点评】

本例患者盆底肿物位于膀胱与耻骨之间，肿物范围较广，形态不规则，边界欠清晰，位于闭孔内肌内侧、肛提肌外侧，沿尿生殖膈向前向上走行，向右后方推压膀胱；肿物上界位于耻骨联合上方5 cm，下界达左侧大阴唇皮下，诊断疑难，术前穿刺明确诊断。硬纤维瘤的治疗首选手术，该患者的肿物部位特殊，手术入路的选择、手术野的暴露均是难点，术前MDT会诊制定个体化手术方案，术中多学科协作，手术顺利实施，术后恢复良好。

【指南背景】

参照2020年美国NCCN指南关于硬纤维瘤（侵袭性纤维瘤病）的推荐，对于该病，如经评估后可达到R0切除者，则行手术治疗。

【循证背景】

硬纤维瘤的治疗首选手术。多数学者认为，行根治性切除手术有助于延缓肿瘤的复发，并延长患者PFS。手术切除后的预后影响因素包括肿瘤部位、大小及手术切缘等，年龄大、腹外肿瘤、肿瘤体积大可能是硬纤维瘤患者预后不佳的独立危险因素。硬纤维瘤术后复发率较高，对于非满意R0切除者推荐进行术后放疗。本例患者采取手术治疗，手术达到R0切除，术后随访观察。

硬纤维瘤的其他治疗方法包括应用非甾体抗炎药、内分泌治疗、化疗、靶向治疗及免疫治疗，以及射频消融治疗、"等待观察"等。

【核心体会】

本例患者的治疗成功是MDT综合诊疗的结果。对于盆底腹膜外肿瘤，病变涉及妇科、结直肠、泌尿科，术前进行充分评估、三维重建及MDT，确定合适的手术入路；术中多学科协作，以确保医疗安全，使患者获益。

【参考文献】

［1］王坚. 软组织肿瘤病理学［M］. 北京：人民卫生出版社，2008.

［ 2 ］WOOD T J, QUINN K M, FARROKHYAR F, et al. Local control of ex tra-abdominal desmoid tumors: systematic review and meta-analysis［ J ］. Rare Tumors, 2013, 5（ 1 ）: e2.

［ 3 ］TESHIMA M, IWAE S, HIRAYAMA Y, et al. Nonsteroidal anti - inflammatory drug treatment for desmoid tumor recurrence after surgery［ J ］. Otolaryngol Head Neck Surg, 2012, 147（ 5 ）: 978-979.

［ 4 ］PARK K H, CHOI Y J, KIM K W, et al. Combination chemotherapy with methotrexate and vinblastine for surgically unresectable, aggressive fibromatosis［ J ］. Jpn J Clin Oncol, 2016, 46（ 9 ）: 845-849.

［ 5 ］PENEL N, LE CESNE A, BUI B N, et al. Imatinib for progressive and recurrent aggressive fibromatosis（ desmoid tumors ）: an FNCLCC/French Sarcoma Group phase Ⅱ trial with a long - term follow-up［ J ］. Ann Oncol, 2011, 22（ 2 ）: 452-457.

病例43　左侧耻骨软骨肉瘤术后盆腔复发1例

作者　李　华　孙　力

点评　盛修贵

【关键词】

耻骨软骨肉瘤；多学科讨论；手术；放疗

【病史及治疗】

➢ 患者，62岁，已婚，孕4产2。

➢ 2017-06-20因"左侧耻骨软骨肉瘤"于外院行"左耻骨肿瘤扩大切除＋骨水泥置入内固定＋放射性粒子植入术"。

➢ 外院术前MRI显示，左侧耻骨上支、髋臼前上缘骨质破坏，外侧软组织肿物形成，直径为4.5 cm，考虑恶性病变，软骨肉瘤可能性大。

➢ 术后病理显示，左侧耻骨软骨肉瘤，肿物大小为5.0 cm×4.0 cm×4.5 cm，局部侵及周围软组织，周围淋巴结阴性（0/4），骨切缘及软骨切缘未见肿瘤。术后不定期复查。

【病史及治疗续一】

➢ 2019-11-01初次就诊于中国医学科学院肿瘤医院深圳医院（以下简称"我院"）胸外科。

➢ 2019-11-02 PET/CT显示，左肺下叶基底段肿物，大小为5.7 cm×4.0 cm，SUV 17.0，考虑肺转移瘤；盆腔宫颈左旁肿物，大小为4.7 cm×3.1 cm，SUV 2.2，考虑肿瘤复发。

➢ 2019-11-05行"左肺下叶切除术"。术后病理显示，（左肺下叶）结合病史及免疫组化符合转移性软骨肉瘤（转移瘤的形态符合黏液型），Ⅱ级（局灶呈Ⅲ级），最大径为6.0 cm，未累及段支气管及胸膜，可见脉管瘤栓，未见神经侵犯，支气管及闭锁器切缘未见肿瘤。淋巴结未见转移性肿瘤（0/8）。

➢ 2019-11-14盆腔MRI显示，左侧肛提肌上方、宫颈左旁、膀胱后方腹膜外脂肪间隙内转移瘤可能，大小为5.0 cm×5.2 cm×3.7 cm。胸外科请骨科、妇科会诊，建议出院后在骨科、妇科继续治疗，患者未遵医嘱。

➢ 2020-06于我院妇科门诊就诊，患者诉偶有左下腹部轻度疼痛，可耐受，大小便正常。妇科体格检查显示，左侧腹股沟区见陈旧性手术瘢痕，长约15.0 cm；阴道狭窄，左侧壁被肿物压迫，肿物张力高，阴道黏膜正常；盆腔触及直径约8.0 cm的肿物，质地硬，固定于左侧盆壁，将子宫及直肠向右推挤。直肠指诊显示，直肠受压明显，黏膜光滑，退指指套无血染，肿物下方距肛门约2.0 cm。

➢ 2020-06-23胸部、腹部、盆腔CT显示：①盆腔左侧见不规则囊性肿物影，似多灶融合，边缘可见线样稍高密度影，范围约8.0 cm×7.2 cm，较前增大，增强后边缘见强化，病灶与左侧肛提肌、左侧闭孔内肌、宫颈左缘、膀胱后壁、直肠前壁关系密切，符合转移瘤。②左肺部分切除术后，术区见高密度缝合线影，伴周围少许条索影；左侧胸腔少量积液，同前相仿；以上考虑系术后改变，建议随诊观察。③右肺中叶外侧段见点状钙化灶，右肺中叶内侧段少许慢性炎症，同前相仿。

➤ 2020-06-24盆腔MRI（图43-1）显示，左侧肛提肌上方、宫颈左旁、膀胱后方腹膜外脂肪间隙内转移瘤可能性大，较前明显增大，范围约7.6 cm×6.1 cm×6.2 cm，与宫颈左缘、左肛提肌上缘及闭孔内肌关系最为紧密，呈不规则分叶状或多灶融合状，以黏液成分为主，囊壁及分隔强化明显。

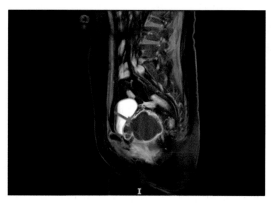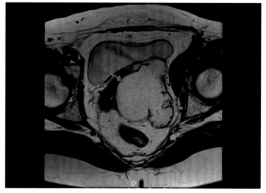

图43-1　盆腔MRI

➤ 妇科、骨科、介入科、泌尿外科、胃肠外科、放疗科、肿瘤内科、影像科、病理科进行MDT认为，该肿瘤化疗不敏感，如能手术切除，术后可辅助放疗。手术预案为：妇科主导，术前1天介入栓塞肿瘤供血动脉，减少术中出血；术前行"经膀胱镜左侧输尿管支架置入术"预防输尿管损伤，取左下腹旁正中切口，腹膜外入路；术中可能切除部分耻骨、部分肛提肌及闭孔内肌，若骨质出血多可行骨蜡止血、骨水泥固定，必要时可能需行"全子宫切除＋全阴道切除＋肠切除＋肠造口＋膀胱输尿管造口术"等；术中有大出血可能，术前需要大量备血，并向患者及家属充分告知手术风险。

➤ 2020-07-07行"经皮右股动脉穿刺双侧髂内动脉分支栓塞术"。2020-07-08由妇科主导，骨科、泌尿外科、胃肠外科协助，行"经膀胱镜左侧输尿管支架置入＋左侧耻骨部分切除＋腹膜外盆底巨大肿物切除＋骨盆修复＋血管神经探查松解＋阴道后壁修补术"。术中所见，左侧耻骨后方直径约7.0 cm囊实性肿物，肿物与周围组织粘连紧密。手术历时5 h，手术过程顺利，达到满意减瘤。手术标本见图43-2。患者术后恢复良好，手术切口愈合良好。术后病理显示，结合形态学及临床病史，符合转移性软骨肉瘤。

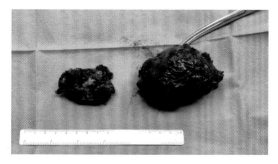

图43-2　手术标本（左侧为切除的耻骨，右侧为肿物）

➤ 2020-08-05 至 09-15 行盆腔放疗。靶区范围为宫颈左缘、左肛提肌上缘、闭孔内肌内侧、宫颈及阴道壁上段左侧、膀胱后壁、直肠前壁，CTV 为在此基础上外扩 1.0 ~ 1.5 cm 并适当修回，PTV 为 CTV 三维外扩 0.5 cm；放疗剂量为 6MV-X 线 VMAT 技术，95% PTV 54 Gy/2 Gy/27 f，序贯 95% PTV_Boost 6 Gy/2 Gy/3 f。

➤ 2021-01-05 我院胸部 CT 显示，双肺新见多发实性结节、肿物，较大者 3.8 cm×1.8 cm，考虑转移瘤。外院给予中医治疗，未行抗肿瘤处理。

➤ 2022-01-20 我院颈部、胸部、腹部、盆腔 CT 显示：①左侧肛提肌上方、宫颈左旁、膀胱后方腹膜外脂肪间隙内转移瘤术后，会阴部软组织略厚，左侧耻骨体切除、假体植入、内固定术后改变，左侧耻骨骨质形态不规整，同前相仿；②双肺多发转移瘤，较大者位于右肺下叶，截面约 18.8 cm×15.8 cm，较前明显增大、增多，侵犯肺内血管。患者及家属放弃治疗。

➤ 2022-03 患者死亡。

【本阶段小结】

本例患者为左侧耻骨软骨肉瘤术后盆腔复发。治疗方案的选择、手术入路的选择、手术野的暴露均是难点。通过 MDT 确定治疗方案，先行手术治疗，术后辅助放疗。术前 1 天介入栓塞肿瘤供血动脉；术中泌尿外科留置左侧输尿管支架做指引预防输尿管损伤，妇科、骨科、胃肠外科同台手术，术中注重手术野暴露，肿物与周围组织粘连紧密，仔细分离，避免邻近脏器损伤，充分止血，手术满意。患者术后恢复良好，术后辅助放疗。

【专家点评】

软骨肉瘤局部复发时，若病变可切除，应行广泛切除术。本例患者的病变邻近女性内生殖器、泌尿道、肠道、骨盆，术前充分评估，进行 MTD，确定治疗方案；术前介入栓塞减少术中出血，确定合适的手术入路；术中多学科协作，手术顺利实施；术后辅助放疗，使患者获益。

【指南背景】

参照 2020 年美国 NCCN 指南软骨肉瘤部分，对于复发性软骨肉瘤，如可切除则行手术治疗，切缘阴性者术后观察，切缘阳性者术后给予放疗；如果再次手术可获得阴性切缘，则可行手术治疗。

【循证背景】

软骨肉瘤约占全部原发恶性骨肿瘤的 9.2%，年发病率约为 1/200 000，可发生于任何年龄阶段，平均发病年龄约为 50 岁，男性多于女性（55% *vs.* 45%）。中轴骨的软骨肉瘤以骨盆最为好发。软骨肉瘤患者的 5 年生存率约为 70%，预后与分级和亚型密切相关。

切缘阴性的广泛切除术是软管肉瘤首选的初始治疗手段，尤其是骨盆/骶骨的软骨肉瘤，无论病理分级如何，首选初始治疗方案均为切缘阴性的广泛切除术。放疗可作为不完全切除术后或缓解症状的治疗方法之一。对于不能整块切除的肿瘤，术前或术后放疗可作为一种辅助治疗手段以减少复发及延长局部复发时间。当软骨肉瘤局部复发时，若病变可切除，应行广泛切除术；若广泛切除术后切缘阳性，应考虑采取放疗，不能切除的复发病灶采取放疗。骨盆软骨肉瘤复发患者接受外科治疗后再次复发的概率较高。

【核心体会】

本例患者复发治疗成功是MDT的结果。术前充分评估，进行MTD，确定治疗方案，确定合适的手术入路，术中多学科协作，术中注重手术野暴露，仔细分离，避免邻近脏器损伤，充分止血，确保医疗安全，术后及时辅助放疗，使患者获益。

【参考文献】

［1］GELDERBLOM H, HOGENDOORN P C, DIJKSTRA S D, et al. The clinical approach towards chondrosarcoma ［J］. Oncologist, 2008, 13（3）: 320-329.

［2］RIEDEL R F, LARRIER N, DODD L, et al. The clinical managementof chondrosarcoma ［J］. Curr Treat Options Oncol, 2009, 10（1-2）: 94-106.

［3］FIORENZA F, ABUDU A, GRIMER R J, et al. Risk factors for survival and local control in chondrosarcoma of bone ［J］. J Bone Joint Surg Br, 2002, 84（1）: 93-99.

［4］FUNOVICS P T, PANOTOPOULOS J, SABETI-ASCHRAF M, et al. Lowgrade chondrosarcoma of bone: experiences from the Vienna Bone and Soft Tissue Tumour Registry ［J］. Int Orthop, 2011, 35（7）: 1049-1056.

［5］MAVROGENIS A F, ANGELINI A, DRAGO G, et al. Survival analysis of patients with chondrosarcomas of the pelvis ［J］. J Surg Oncol, 2013, 108（1）: 19-27.

［6］GODA J S, FERGUSON P C, O'SULLIVAN B, et al. High-risk extracranial chondrosarcoma: long-term results of surgery and radiation therapy ［J］. Cancer, 2011, 117（11）: 2513-2519.

［7］GUO W, LI D, TANG X, et al. Surgical treatment of pelvic chondrosarcoma involving periacetabulum ［J］. J Surg Oncol, 2010, 101（2）: 160-165.

病例44　性腺外卵黄囊瘤1例

作者　梁思思　王桂香

点评　张　蓉

【关键词】

性腺外卵黄囊瘤；多学科手术；化疗

【病史及治疗】

➤ 患者，25岁，未婚未孕，有性生活。

➤ 2020-07因"左下腹痛6天"于外院就诊。妇科体格检查显示，外阴发育正常，阴道通畅；宫颈直径为2.5 cm，光滑；子宫常大；双侧附件区未扪及明显异常。直肠指检显示，直肠黏膜光滑，退指指套无血染。

➤ 2020-07-22外院查AFP 8647.5 ng/ml，CA125 98.5 U/ml。

➤ 2020-07-23外院行PET/CT检查提示：①左下腹降结肠旁见一个混杂密度肿块影，大小约4.5 cm×6.8 cm×6.7 cm，病灶内稍低密度区见异常摄取增高灶，大小约3.0 cm×4.9 cm×4.2 cm，SUV_{max} 10.3，病灶邻近侧后腹膜增厚，多考虑为炎性病变合并出血或子宫内膜异位合并感染，该病灶与降结肠界限不清；②中下腹部部分大网膜及肠系膜、盆腔肠系膜稍增厚，见轻度摄取增高，SUV_{max} 1.4，多考虑为腹膜炎症；③膈下少量积液，盆腔大量积液；④子宫及双侧附件未见明显异常。

➤ 2020-07-27肠镜检查显示，乙状结肠距肛门20.0～25.0 cm可见黏膜明显充血、水肿。行"乙状结肠黏膜活检术"，活检病理显示肠黏膜慢性炎。

➤ 2020-08-04外院行"结肠部分切除＋肠粘连松解术"。术中所见，左、中、上腹大网膜与左侧腹壁及肿瘤粘连，肝、盆腔未见明显转移灶，盆腔中量积液；肿瘤位于降结肠中段系膜，与降结肠浆膜分界不清，大小约8.0 cm×7.0 cm，侵犯左侧侧腹膜；剖视标本见肿瘤内出血，组织呈碎肉样。

➤ 术后复查AFP 4385 ng/ml。

➤ 术后病理显示，（结肠肿物）恶性肿瘤，侵犯肠壁浆膜至肌层，两端切缘（－），结合免疫组化结果，考虑卵黄囊瘤。鉴于本例发生部位特殊，建议肿瘤专科医院会诊进一步明确。免疫组化结果显示，HMB45（－）、CK（＋）、AFP（＋）、SALL4（＋）、CD56（部分＋）、GATA3（少部分＋）、hepatocyte（－）、GPC3（＋）、CDX2（少部分＋）、Arg1（－）、SATB2（部分弱＋）、EMA（－）、STAT6（－）、CD117（－）、SDHB（＋）、S100（－）、DOG1（－）、PAX8（－）、CR（－）、Her-2（－）、MUC6（－）、melanA（－）、desmin（－）、Ki67（65%＋）。

➤ 2020-09-01患者在中山大学肿瘤医院会诊病理，结果显示，（结肠肿物）肠壁浆膜层及肌层深面见肿瘤细胞呈片巢状、微网状或腺样排列，肿瘤细胞胞浆丰富、透亮，核深染，异型性明显，可见核仁，核分裂象易见，部分区域间质伴黏液样变，并可见透明小体，结合原单位免疫组化结果，考虑卵黄囊瘤可能，建议加做免疫组化。原单位免疫组化显示，CK（＋）、AFP（＋）、SALL4（＋）、CD56（部分＋）、GATA3（部分＋）、Hepatocyte（少许＋）、GPC3（＋）、CDX2（少量＋）、Arg1（少许＋）、SATB2（部分＋）、EMA（－）、STAT6（－）、CD117（－）、SDHB（＋）、S100（－）、DOG1（－）、PAX8（－）、CR（－）、Her-2（－）、MUC6（－）、melanA（－）、desmin（－）、Ki67（80%＋）。加做免疫组化显示，CEA（少量＋）、CK20（少许＋）、TTF-1（部分＋）、Oct-4（－）、CD30（－）、SOX2（－）、Muc-2（－）、vimentin（部分＋）。结合免疫组化结果，病变符合卵黄囊瘤，建议临床进一步检查（如卵巢及腹膜后等部位）排除继发后再考虑肠系膜原发。

【病史及治疗续一】

➤ 2020-09-10患者初次就诊于中国医学科学院肿瘤医院深圳医院（以下简称"我院"）。病理会诊显示，分化差的恶性肿瘤，主要呈实性巢片状结构，其间散在稀疏胞浆透亮细胞，伴有透明小体结构；部分肿瘤细胞胞浆透明，可见少量腺样及网状结构排列方式。结合组织学形态及免疫组化结果，首先考虑为内胚窦瘤。肿瘤伴有明显出血坏死，未见明确脉管瘤栓及神经侵犯。肿瘤侵犯肠壁浆膜及固有肌层。结肠两端切缘未见肿瘤。原单位免疫组化结果显示，CK（＋＋）、SALL-4（部分＋）、GATA3（部分＋、表达方式与SALL-4相似）、AFP（＋）、GPC-3（3＋）、CD56（＋）、EMA（－）、CD117（局灶弱＋）、CDX-2（局灶＋）、SATB2（局灶＋）、Ki-67（80%＋）、S-100（－）、MelanA（－）、DOG-1（－）、MUC-6（－）、SDHB（＋＋）、PAX-8（－）、CR（－）、Arg-1（－）、hepatocyte（－）、desmin（－）、STAT6（－）、HER-2（0）。

➤ 2020-09-14查AFP 5437 ng/ml。

➤ 2020-09-11胸部、腹部、盆腔CT（图44-1A）显示：①降结肠走行区周围、左侧腹膜、左腰大肌外后方及盆底腹膜不规则增厚，部分呈结节状、团块状，较大者位于左腰大肌外后方，与侧腹膜关系密切，大小约3.8 cm×2.3 cm×3.4 cm，增强扫描呈明显或不均匀中度强化，考虑转移瘤可能大。②肝左内叶S4段见稍低密度肿块，边缘模糊，大小约3.1 cm×2.2 cm，高度警惕转移瘤；余未见明显异常。腹部MRI显示（图44-2A），肝S4见肿物影，大小约3.0 cm×2.7 cm×2.7 cm，考虑转移瘤。

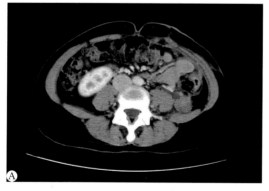
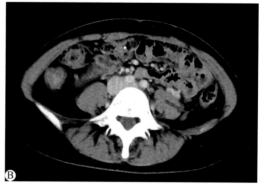

图44-1　治疗前后CT

注：A.2020-09-11 CT显示左侧腰大肌后方转移瘤；B.2021-01-18 CT显示转移瘤明显缩小

➤ 2020-09-17我院进行第1次MDT，由妇科、放射治疗科、病理科、影像科会诊，建议化疗，首选"博来霉素＋依托泊苷＋顺铂"方案。

➤ 2020-09-18至2020-12-12给予"博来霉素＋依托泊苷＋顺铂"方案化疗5个周期，化疗后患者发生Ⅳ度骨髓抑制，中度贫血。

➤ 2021-01-02给予"依托泊苷＋顺铂"方案化疗1个周期。

➤ 2020-12-09第4次化疗后肿瘤标志物AFP降至正常，末次化疗时AFP 4.54 ng/ml。

➤ 2021-01-20复查胸部、腹部、盆腔CT（图44-1B、图44-2B）显示：①原降结肠走行区周围、左侧腹膜、左腰大肌外后方及盆底腹膜多发结节状转移瘤，现较大者约1.4 cm×0.6 cm，部分较前缩小，伴左侧腹膜、大网膜及盆底腹膜稍厚，降结肠周围毛糙；②肝左内叶S4转移瘤，大小约0.7 cm×0.4 cm，较前缩小。疗效评估为PR。

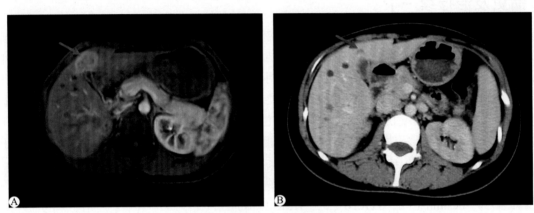

图44-2　治疗前后肝转移瘤对比

注：A.2020-09-11MRI显示肝S4转移瘤；B.2021-01-20 CT显示肝S4转移瘤明显缩小。

【本阶段小结】

本例患者为年轻女性，未婚未孕。2020-07在外院意外发现腹腔肿瘤，结合CT及肿瘤标志物结果，诊断为"结肠原发卵黄囊瘤"，并实施手术。术后病理证实术前诊断，即性腺外卵黄囊瘤。外院术后1个月余，出现盆腹腔多发转移、肝转移。转诊至我院后，通过MDT决定给予"博来霉素＋依托泊苷＋顺铂"方案化疗。末次化疗时间2021-01-02，疗效评估为PR。

【病史及治疗续二】

➤ 2021-01-20我院进行第2次MDT，由妇科、肝胆外科、病理科、影像科会诊，建议行再次肿瘤细胞减灭术。

➤ 2021-02-03行"盆腔病灶切除＋大网膜切除＋肝S4 b段部分、S5段切除＋胆囊切除＋肠粘连松解＋盆腔粘连松解术"。手术达到满意减瘤（R0切除）。术后病理显示，（左肾下极腰大肌旁组织）考虑为重度治疗后反应病灶，未见明确残存肿瘤；（肝S5段）肝组织局部见纤维化结节，不除外重度治疗后反应病灶，未见明确残存肿瘤；（大网膜）未见明确肿瘤。

【本阶段小结】

本例患者外院意外发现结肠原发卵黄囊瘤，未行全面分期手术，术后短时间内复发转移。我院给予"博来霉素＋依托泊苷＋顺铂"方案化疗后疗效评估为PR，再次进行MDT后经评估可行满意减瘤术，最终联合肝胆外科顺利完成手术，达到满意减瘤。近期随访时间为2023-07-06，患者PFS达到3年。

【专家点评】

卵黄囊瘤是一种高度恶性的生殖细胞肿瘤，常发生于青春期前儿童的性腺。性腺外卵黄囊瘤临床上较为罕见，检索文献多为个案报道，可发生于纵隔、骶尾部、腹膜后、宫颈、骨盆、肺、头颈部和胃等部位。性腺外卵黄囊瘤的临床表现因肿瘤发生部位不同而不同，临床诊断常较为困难。

目前，治疗性腺外卵黄囊瘤的主要方法参照卵巢卵黄囊瘤的治疗，仍以手术切除包块为主，术后辅助化疗（"博来霉素＋依托泊苷＋顺铂"方案）。对于肿物较大、无法切除的卵黄囊瘤可尝试术前化疗后行肿物切除。有研究显示，化疗和放疗能减小肿块体积并降低术中播散概率。过去往往认为卵黄囊瘤预后不良，近年随着顺铂等多种化疗药物的应用，患者的存活率已有显著提高。有文献报道，发生于性腺的卵黄囊瘤患者对化疗反应较好，但性腺外卵黄囊瘤患者的预后较差，肿瘤预后与肿瘤是否完全切除有关。

【指南背景】

1.《2020 NCCN卵巢癌包括输卵管癌及原发性腹膜癌临床实践指南（第1版）》 该指南推荐，对于恶性生殖细胞肿瘤不全分期手术者，先行影像学检查和肿瘤标志物检查。如病理类型为卵黄囊瘤，如影像学和肿瘤标志物均阳性，希望保留生育功能者行保留生育功能的全面分期手术，而不希望保留生育功能者行全面分期手术或减瘤术或直接进行化疗。对于影像学阴性、肿瘤标志物阳性或阴性者，按下述方案进行辅助治疗。成人任何期别的卵黄囊瘤术后需化疗，化疗后CR者观察；如影像学有残留病灶、肿瘤标志物阴性，则考虑手术切除或观察；如切除组织为坏死组织可观察。化疗方案选择"博来霉素（30 U/周，静脉滴注）＋依托泊苷（100 mg/m²，静脉滴注，第1～5天）＋顺铂（20 mg/m²，静脉滴注）"，每21天重复1次。

2.《中国常见妇科恶性肿瘤诊治指南（2021年版）》 该指南指出，对于年轻且有生育要求的生殖细胞肿瘤患者，无论期别早晚均可实施保留生育功能的手术。

【核心体会】

本例患者是笔者在临床中遇到的第1例性腺外卵黄囊瘤患者。在相关文献报道中提到，性腺外卵黄囊瘤的恶性程度较高，预后与肿瘤是否完全切除有关，这也是笔者所在的治疗团队选择在该患者进行6个周期化疗后行再次肿瘤细胞减灭术的原因。

【参考文献】

［1］陈月清，陈虹，王行富，等. 性腺外卵黄囊瘤8例临床病理分析［J］. 诊断病理学杂志，2015，22（1）：45-47.

［2］WANG Y, CHU S G, XIONG J, et al. Embryonal tumor with abundant neuropil and true rosettes（ETANTR）with a focal amplification at chromosome 19q13. 42 locus：further evidence of two new instances in China［J］. Neuropathology, 2011, 31（6）：639-647.

［3］WANG Y, CHU S G, XIONG J, et al. Embryonal tumor with abundant neuropil and true rosettes（ETANTR）with a focal amplification at chromosome 19q13. 42 locus：further evidence of two new instances in China［J］. Neuropathology, 2011, 31（6）：639-647.